T12S

MOVE YOUR FIT

PLUS DE 70 MILLIONS DE VUES SUR YOUTUBE

PRÉSENTE >

ALEXANDRE MALLIER
& JESSICA MELLET

W0287028

T12S
TRANSFORMATION 12 SEMAINES

20 MINUTES DE SPORT À LA MAISON 4 FOIS PAR SEMAINE, SANS RÉGIME, POUR PERDRE LE GRAS DÉFINITIVEMENT

80 RECETTES + 12 SEMAINES DE HIIT

LAROUSSE

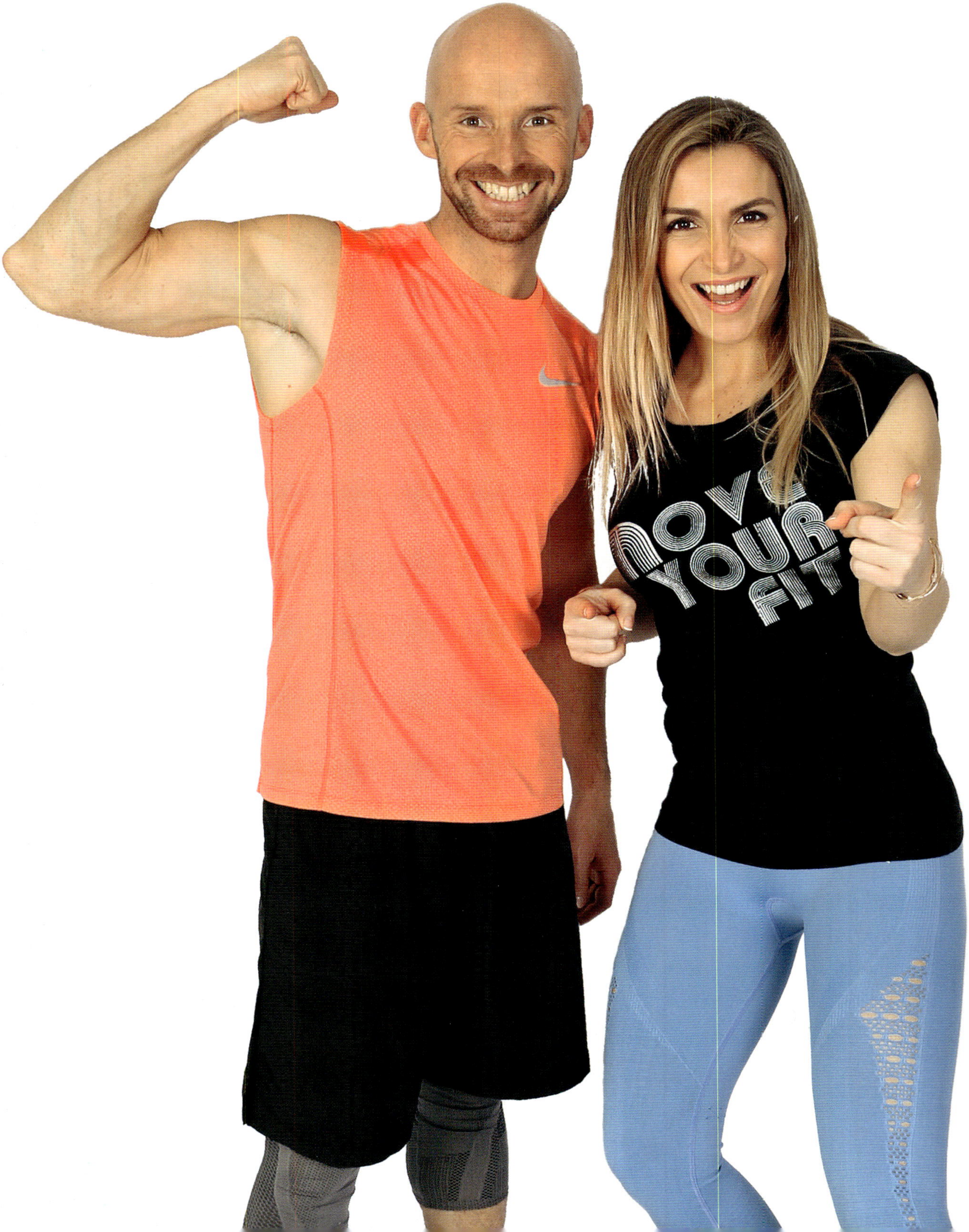
MOVE
YOUR
FIT

BRAVO !

Vous venez de faire un premier pas vers le début d'une nouvelle vie avec ce livre.
Vous l'avez trouvé.
Vous pouvez respirer.

La bonne méthode pour vous transformer définitivement est entre vos mains.
Tout le monde a le droit de se transformer. Pas seulement les autres. Vous aussi. Avec toutes vos particularités, tous vos bobos, et même avec votre emploi du temps surchargé.
Faites un « RESET » sur tout ce que vous savez à propos de la perte de poids, du sport, du bien manger et de la motivation.
À présent, on vous tient la main. On vous coache et on vous emmène vers la réussite.
Perdre le gras définitivement, sans régime et avec moins de 2 heures de sport par semaine, c'est notre méthode T12S, Transformation en 12 semaines, pour tous.
Changez de vie comme plus de 30 000 personnes l'ont fait avant vous.

Regardez les témoignages de nos coachés ici :

Au fil de l'ouvrage, vous trouverez des QR Codes pour visualiser des vidéos de recettes, des informations complémentaires sur les exercices, du stretching... et des bonus en cadeau !

AVANT DE COMMENCER, TÉLÉCHARGEZ NOS 10 CONSEILS POUR ÊTRE AU TOP PHYSIQUEMENT.

COMMENT SCANNER LES QR CODES ?

Le QR Code se lit avec une « application de lecture » qui se trouve le plus souvent dans votre mobile. Sinon vous pouvez en télécharger directement et gratuitement sur votre smartphone. Ouvrez cette application de lecture, « flashez » le QR Code avec l'appareil photo de votre téléphone et vous serez connecté.

Vous pouvez aussi aller sur le site livreT12S.moveyourfit.com

SOMMAIRE

T12S :
UN MODE DE VIE

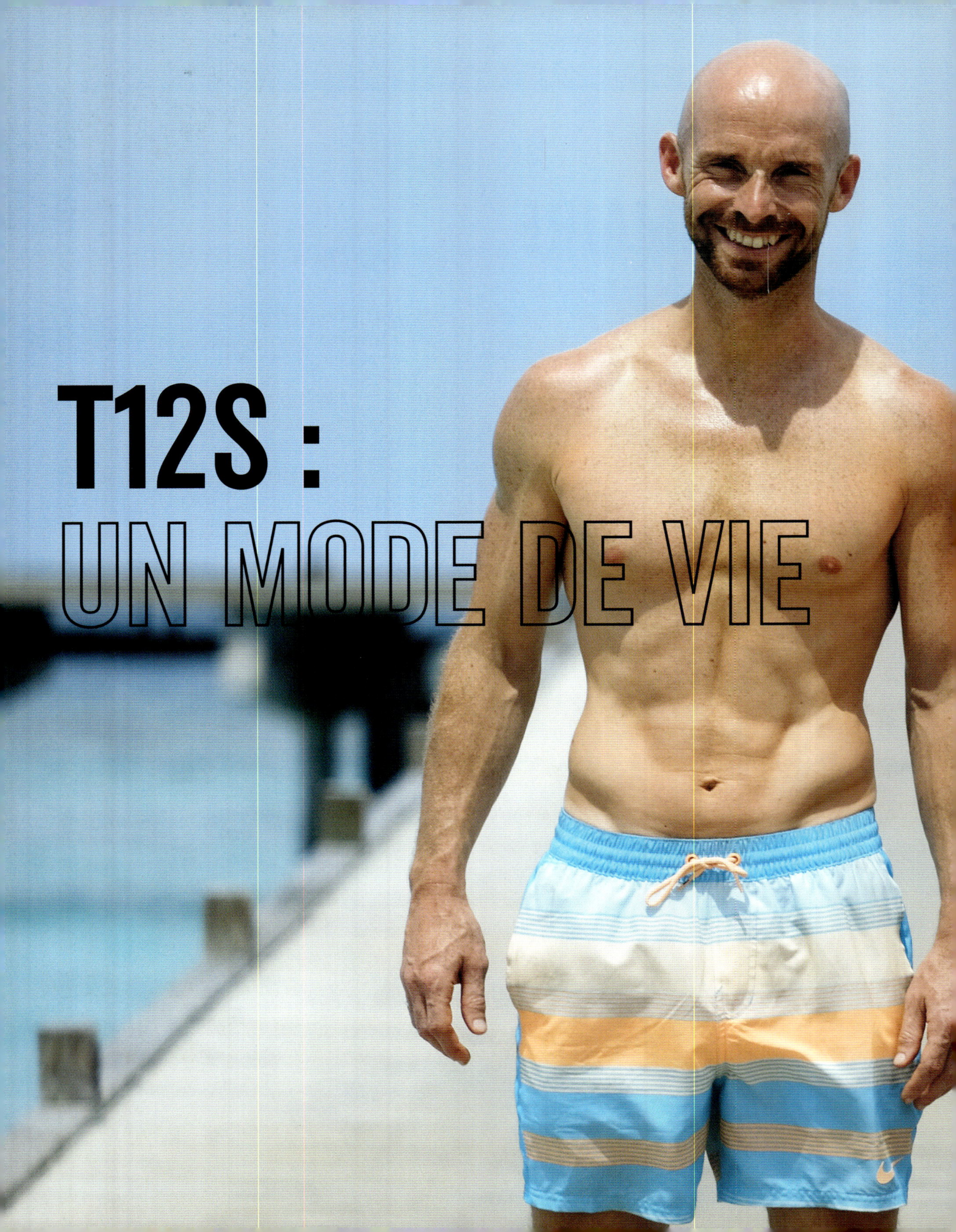

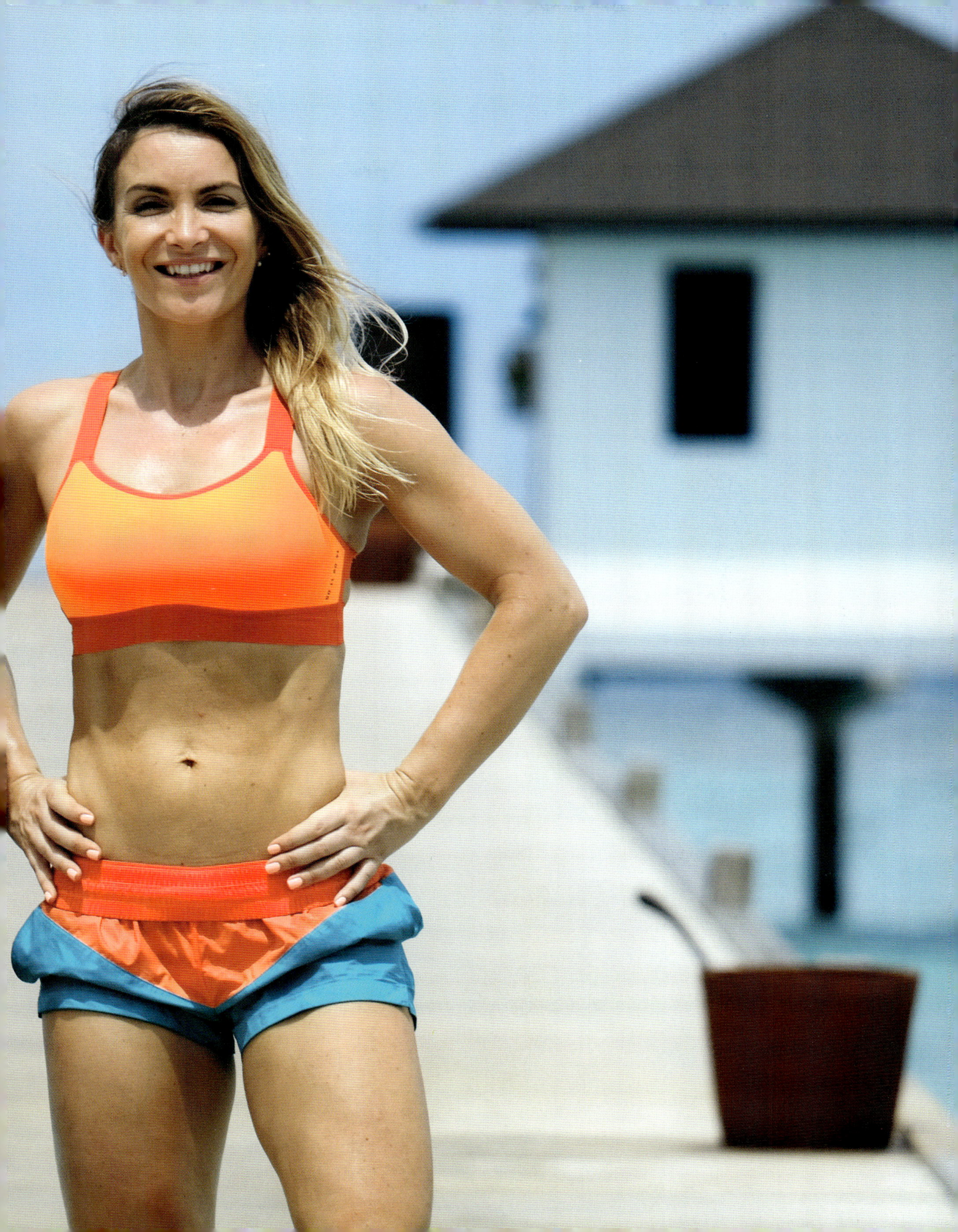

LA PERTE DE GRAS DÉFINITIVE, VOTRE OBJECTIF

On a toujours pensé qu'il fallait faire un régime et des heures de sport pour perdre les kilos en trop. Finalement, cela ne marche pas durablement.

L'ÉPOQUE DES RÉGIMES EST RÉVOLUE

On voulait duper le cerveau. On réfléchissait à l'envers… Au lieu de chercher les aliments qui favorisent la santé, et qui permettent d'avoir un corps sain, on faisait tout le contraire. On se tournait vers les produits « poubelles » les moins caloriques possible, et malgré tout goûteux, auxquels « on avait droit ». On s'efforçait de manger « les moins mauvais ». Et ce, au milieu d'une tonne d'aliments transformés, tous plus néfastes les uns que les autres… On prenait des aliments simulant le gras, le salé ou le sucré, sans que cela n'augmente « trop » les bourrelets de graisse… Du « sans », du « light »… (Oui, mais avec quoi, qui nous apporte quoi ?) « Est-ce que cet aliment ne me fera pas prendre trop de poids ? Est-ce que j'ai le droit de manger ça ? »

POURQUOI VOULEZ-VOUS PERDRE CE GRAS ? POUR ÊTRE PHYSIQUEMENT COMME VOUS LE SOUHAITEZ ? C'EST OK, NE RENONCEZ JAMAIS À VOS RÊVES.

• Réconcilier nos deux cerveaux

On voulait tromper notre corps et notre cerveau en les nourrissant du « plus de vide possible, mais avec du goût », et jouir de nos addictions alimentaires sans les effets négatifs. Et ça ne marchait pas. Pire, ça a rendu notre corps malade, et parfois aussi notre tête. Vous êtes-vous déjà posé la question : « Donneriez-vous "ça" à manger à un bébé ? » Si la réponse est non, alors ne le mangez pas.

Ce raisonnement, consistant à tenter de duper le corps et le cerveau, c'était s'oublier, c'était ne pas se respecter. C'était négliger notre corps, ce corps qui fait partie de nous et qui nous accompagne toute notre vie. Notre corps doit être notre ami.

Nous avons deux cerveaux. Il existe en effet dans le ventre un système nerveux, dit « entérique », riche de millions de neurones. Nos deux cerveaux communiquent entre eux. Ne créez pas de désaccords entre eux. Laissez-les fonctionner en harmonie, faites la paix. Et vous serez alors réceptif de nouveau à tous les signes que vous envoie votre corps pour aller mieux.

POURQUOI VOULEZ-VOUS PERDRE CE GRAS ?

ON PEUT S'AIMER AVEC LE DÉSIR DE SE TRANSFORMER.

Si vous vous rêvez et que vous vous imaginez dans un corps plus mince, plus tonique, alors vous pouvez le faire. On vous encourage à mener les actions pour aller au bout de votre désir. C'est légitime. Que personne ne vous empêche de devenir celle ou celui que vous avez envie d'être. Il n'y a rien d'incongru à vouloir changer physiquement, que ce soit beaucoup ou un peu.
On vous a dit qu'il fallait s'accepter. Qu'il fallait s'aimer tel que l'on était. Tout cela est vrai. Aimez-vous, aimez votre être, votre moi profond. Cependant, vous aimer et vous accepter ne doit pas annihiler votre désir de changement corporel, votre souhait d'améliorer votre santé. On peut s'aimer en ayant le désir de se transformer.
Personne ne peut juger votre envie de modifier l'état et l'apparence de votre corps. Cela vient de vous, de votre moi profond. Vous en avez le droit. On a tous le droit de se métamorphoser. Encore une fois : « Si vous pouvez le rêver, alors vous pouvez le faire », disait Walt Disney. Le jour de mes 18 ans, ma maman m'a écrit cette phrase qui m'a donné de l'élan, m'a motivée et m'a encouragée à croire en moi. Projetez-vous dans votre avenir heureux et réalisez votre rêve de transformation.

• Un désir de longévité

Votre « pourquoi » peut être esthétique, votre « pourquoi » peut concerner votre santé. En tout cas, nous avons tous une raison commune, une nécessité de perdre ce gras : **vivre longtemps, et en bonne santé !**
Parfois, on prend conscience qu'on n'est pas éternel. On ne le réalise pas forcément quand on est vieux. Mais arrive un jour où l'on se rend compte que notre corps est bien plus qu'une enveloppe. C'est lui qui nous maintient en vie.

On a envie de vivre longtemps pour être auprès de ceux que l'on aime et veiller sur eux. On a envie d'être en bonne santé pour profiter de leur présence. Pouvoir jouer et courir le plus tard possible avec ses enfants, ses petits-enfants… Et peut-être, un jour, transmettre à notre descendance comment bien manger, comment faire du sport, pour ne jamais tomber malade, ne jamais souffrir… à cause de la sédentarité, de la malbouffe – pièges presque inévitables de notre siècle.

LA GÉNÉTIQUE ? UN DESTIN ?

Les maladies liées à la malbouffe et à la sédentarité sont nombreuses, et les chiffres grimpent… De plus en plus de personnes sont touchées. Sans prédisposition génétique, et de plus en plus jeunes… Aucun de nous n'est à l'abri. Nous sommes tous « pareils ».
Si l'on ne donne pas à notre corps ce dont il a besoin pour être en bonne santé, alors un jour, il sera en mauvaise santé, il ira très mal. Personne ne vous avertit que tout ce que vous mangez de « transformé » est susceptible de vous rendre très malade. Notre corps n'est pas une poubelle. Et pourtant… On le réalise parfois un peu tard. On pensait savoir bien se nourrir. On supposait que nos repas étaient équilibrés, sains, et en fait, il n'en était rien.

• Prises de conscience et déclics

➡ ***Alexandre, à 37 ans***

« Je me souviens que ma grand-mère, un jour, s'est levée au cours d'un repas. Elle a lancé : "J'ai mal au cœur." Puis s'est écroulée. Elle est décédée d'une crise cardiaque à 77 ans. Elle était obèse. Ma mère est obèse, ma sœur est en surpoids. J'ai peur pour elles. Elles se souviennent de la grand-mère, elles se voient et le savent au fond d'elles.

Mais, sans doute, espèrent-elles qu'elles seront épargnées. Quelle solution à part un régime ? Est-ce un destin ? Comment agir ?

Elles font ce qu'elles peuvent, ce qu'elles connaissent. Je vois ma mère manger des soupes, et chaque année, ma sœur consulte un diététicien. Elle perd 2 ou 3 kg, puis en regagne 4 ou 5. Les habitudes reprennent toujours le dessus, on ne peut pas être au régime toute sa vie. Le sujet est sensible entre nous, car je suis coach sportif et je les préviens du destin qui les attend.

Un jour, une dispute à ce sujet a explosé entre ma sœur et moi. Puis son mari lui a dit : "Anne-Sophie, fais T12S." Ma sœur a perdu 15 kg il y a deux ans. Elle ne les a jamais repris. Elle avait eu son déclic. »

IL NE SUFFIT PAS DE « MANGER ÉQUILIBRÉ », IL FAUT SAVOIR « COMMENT » MANGER !

➡ *Jessica, à 26 ans*

« Ma colère, mon déclic, mon "pourquoi", c'est la maladie de ma maman.

Connaissez-vous ces règles ?

- 5 fruits et légumes par jour.

- 3 produits laitiers par jour.

- Une alimentation "équilibrée ".

- Pas de cigarette, pas d'alcool, pas de pilule.

Oui, maman avait des analyses sanguines impeccables. Elle ne pratiquait pas de sport, mais elle marchait beaucoup, elle était active, dynamique. Telle était l'hygiène de vie de ma maman à 59 ans. Elle a été emportée par un cancer des ovaires en deux ans. La faute à pas de chance ? Je n'en suis pas si sûre.

Apprendre l'existence de la maladie est un coup de massue. Au vu d'une hygiène de vie qu'on suppose quasi impeccable, on imagine que c'est un tout petit cancer qui va guérir avec des médicaments. Mais le stade est avancé, pourtant sans symptôme particulier. Ma maman entame une série de chimiothérapies. Elle est opérée, mais il est déjà trop tard, il n'est plus possible d'agir. Comment cela a-t-il pu lui arriver à elle ? Les sentiments d'injustice et d'impuissance me gagnent.

Je me suis mise à lire. Je voulais comprendre pourquoi ma mère avait un cancer. Comment guérir du cancer ? Comment ne pas avoir le cancer ? Il y avait forcément une raison. J'ai découvert des alternatives naturelles assez extrêmes, trop tard à entreprendre, car ma maman était trop affaiblie. J'ai pris connaissance des chiffres sur la mortalité de la maladie, compris que le combat était perdu d'avance. Certains ouvrages expliquaient comment manger pour se préserver du cancer, et je me suis rendu compte des méthodes des lobbys, des médias. L'art de désinformer sur la façon de s'alimenter. Je me suis sentie tel un "mouton" et j'ai éprouvé de la colère, au bord de l'implosion.

Il ne suffit pas de "manger équilibré" pour vivre en bonne santé. Il faut vraiment savoir "comment manger" pour ne pas tomber malade un jour. On ne l'apprend nulle part. Ni dans les médias, ni à l'école, ni à la maison. J'en parle à mon entourage, mais on me prend pour une illuminée. J'enterre ça au fond de moi.

Je m'occupe de ma maman pour ses derniers mois de vie. Elle nous quitte avec un cœur en excellente santé. Elle voulait vivre. J'avais accompagné ma maman dans la maladie et j'ignorais la leçon de vie que je venais de recevoir. Un nouveau chemin de vie se tracerait un peu plus tard pour moi. »

À CHACUN
SON HISTOIRE ALIMENTAIRE...

La relation de chacun à la nourriture est très intime et elle est souvent conditionnée par des mécanismes qui nous échappent. L'important est de ne pas se juger. La prise de conscience et le changement viendront pour chacun à son heure et à son rythme. Voici le cheminement de Jessica et d'Alexandre...

LES RÉGIMES YO-YO ET L'ADDICTION AU SUCRE

Prendre du poids. Perdre du poids. Reprendre du poids. Reperdre du poids. Ne jamais en finir.

➡ ***Jessica, à 17 ans***

« Je peux manger tout ce que je veux puisque je fais du sport. J'ai quelques notions de diététique pour ne pas trop grossir, mais mon alimentation est un désastre pour ma santé. Une alimentation riche en sucres, boîtes de conserve, aliments transformés, qu'importe, pourvu que je sois "calée".
Un jour, on me propose de participer à une compétition de body fitness (on est jugé sur scène en maillot de bain sur certains critères de musculature et de sèche du corps). Je suis un régime hyperprotéiné et hypocalorique. Je compte les calories, les macros, je perds du poids rapidement, formidable ! Une vraie « sèche » accomplie en quatre semaines. Les abdominaux saillants le jour de la compétition, sur le podium, je pense déjà à dévorer le rayon de gâteaux du supermarché et tous les aliments qui m'avaient été interdits.
Je m'étais privée de tout ce que j'aime, dans le seul but de briller sur scène quelques instants, sans comprendre ni pourquoi je voulais briller ni pourquoi je mangeais maintenant comme un ogre ; tout cela était dénué de sens. J'ai repris 10 kg en deux mois, pour en avoir perdu 4 au départ.
Je ne pensais à présent qu'à manger. J'avais peur d'avoir faim. J'emmenais toujours un truc à grignoter avec moi. Et comme je savais que j'avais cet en-cas dans mon sac, et bien je l'avalais, sans même avoir faim. »

• Entre frustration et excès

On a tous une histoire avec l'alimentation, un rapport très personnel et particulier avec « la bouffe ». C'est une histoire souvent intérieure, dont on ne parle jamais.
Si vous avez déjà fait un régime, alors vous connaissez la frustration d'un aliment interdit, la faim, le besoin de manger tout le temps sans trop savoir de quoi vous avez envie... mais en y songeant sans cesse. Ces pensées vous hantent. Cela peut durer des années.
Que vous ayez beaucoup de poids à perdre ou peu, vous serez sans doute incompris de votre entourage dans votre démarche de transformation. Ils ont peur pour vous, c'est rassurant pour eux que vous ne changiez pas vraiment. De plus, votre transformation peut les renvoyer à leur propre échec après un régime. Ne leur en voulez pas, faites les choses pour vous. Soyez juste prêt à ne pas forcément recevoir d'encouragements de la part des autres, vous trouverez la motivation ailleurs. On le verra un peu plus loin dans la méthode T12S (voir p. 210).

Jessica, à 22 ans

« Je perds mes 10 kg à force de privation et d'heures incalculables de sport. Je suis toujours prise d'envies irrépressibles de sucré. Ça m'empoisonne l'existence, je ne pense qu'à manger. Je suis épuisée, carencée, me blesse régulièrement. Jamais à l'écoute de mon corps, je lui impose une vraie dictature : une alimentation restrictive et du sport punition. Je suis prisonnière de ce tourbillon infernal. Devrais-je être au régime toute ma vie pour ne jamais reprendre de poids ?

Tout cela est invisible au regard des autres, évidemment. Tout a l'air "facile" pour moi. Aux yeux de mon entourage, je n'ai "pas le droit" de me plaindre, puisque je ne suis "même pas grosse". Je me sens seule et incomprise. C'est l'impasse. »

EST-CE QU'ON PEUT SE FAIRE PLAISIR AUTREMENT QU'EN MANGEANT ?

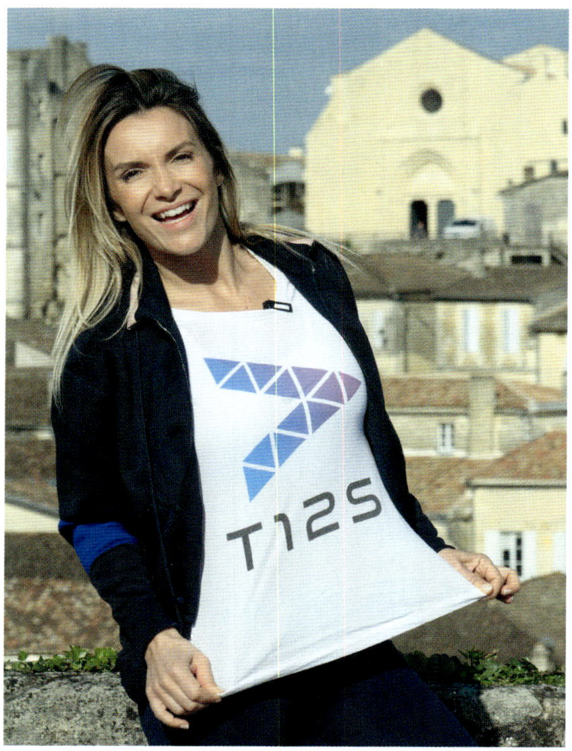

SE FAIRE PLAISIR ?

Une part de soi se révolte souvent à l'idée de modifier sa façon de s'alimenter : « On peut quand même se faire plaisir ! » Nos addictions au sucre, au gras, au sel nous apparaissent tels des plaisirs dont nous ne voulons pas nous priver. Pour certains, cela consistera à prendre un hamburger, « la base » ; pour d'autres, à s'offrir une soirée TV-chips-sodas et pâte à tartiner à la cuillère…

« Où sont les limites ? » se demande-t-on. Mais peut-être peut-on essayer de penser autrement… Est-ce qu'on peut se faire plaisir autrement que par le sucre, le sel et le gras ? Se faire plaisir autrement qu'en mangeant ?

Alexandre, à 38 ans

« En vacances à l'étranger, j'ai croisé un couple avec un bébé qui pleurait fort. Ils lui ont versé du soda dans son biberon. Cela m'a profondément choqué. Puis je me suis souvenu qu'il y a quelques années, je trouvais que mes amis étaient "durs" de priver leurs enfants de jus de fruits et de chips à l'apéritif. Je réalise que je trouve cela normal aujourd'hui. On leur transmet nos mauvaises habitudes d'adultes plutôt que de leur construire des souvenirs en association avec des aliments sains. J'ai changé ma vision à propos de "se faire plaisir". »

• « On mange ses souvenirs »

« Avez-vous déjà entendu que "l'on mange ses émotions" ? J'irai un peu plus loin, en ajoutant : "On mange ses souvenirs."

N'avez-vous jamais recherché à manger quelque chose qui vous rappelle votre enfance, un tendre souvenir ou un aliment qui vous rassure ? Ne vous est-il pas arrivé,

par exemple, d'inviter des amis et de préparer à manger tout ce qui va dans le sens contraire de vos habitudes alimentaires, et ce, simplement pour revivre à l'identique vos bons moments passés avec eux ?
Il nous appartient aujourd'hui de construire de nouveaux souvenirs en les associant à des aliments sains, de relier les émotions positives que nous vivons dans l'instant à des aliments bruts ou préparés à la maison. C'est une étape vers un changement alimentaire pour la vie. »

PREMIERS PAS D'UN CHANGEMENT DÉFINITIF

Il nous faut parfois plusieurs « déclics » ou avertissements dans notre vie pour prendre conscience de l'importance du rôle des aliments sur notre santé. Si l'adage « nous sommes ce que nous mangeons » ne vous parle pas aujourd'hui, vous prendrez sans doute conscience peu à peu de sa véracité, dans un futur proche du point de vue esthétique, dans un futur lointain côté santé… Mais oui, cela vous arrivera.
Vos premiers changements seront de petites actions, que vous jugerez parfois n'être que gouttes d'eau dans un immense désert. Par exemple : remplacer votre baguette de pain blanc par un pain complet. C'est une action. C'est du concret. Soyez toujours heureux de réussir à introduire pour de bon un nouvel aliment dans votre quotidien. Ne minimisez jamais la puissance de ces actes novateurs. Ils sont bien réels, ils vous font avancer.

➡ *Jessica, à 28 ans*
« Voici comment ont eu lieu mes débuts vers une nouvelle alimentation. Je savais comment me nourrir grâce à toutes mes lectures. Mais par où commencer ? Je me suis rendu compte que je ne pouvais pas tout changer du jour au lendemain. J'y suis allée étape par étape. J'ai débuté par ce qui était indispensable à ma santé, puis lorsque chaque petite modification était intégrée et appréciée, je passais à un autre changement alimentaire. Plus le temps passait, plus j'avais de nouvelles habitudes, et moins j'avais le besoin irrépressible de prendre du sucré. Moins j'avais envie de grignoter aussi. Les crises de compulsion s'espaçaient peu à peu. Je constatais une vraie amélioration de ma santé mentale et physique… »

➡ *Alexandre, à 34 ans*
« Je suis le sportif qui a pris 1 kg par an pendant dix ans… Entre le déni et le dégoût… Je ne me reconnaissais plus dans le miroir. Apéros cacahuètes et bière, week-ends pizza… Malgré mon statut de coach sportif, je ne déroge pas à la règle, je suis comme tout le monde. J'ai stocké du gras à cause de la malbouffe et de mon sport inadapté. Je connaissais pourtant une méthode d'entraînement infaillible pour éradiquer tout le gras du corps, et très rapidement. Cette méthode n'est quasi pas pratiquée en salle de sport, et pour cause, elle n'est réservée qu'aux athlètes. Cette méthode, c'est le HIIT, le sport qui déstocke le gras. »

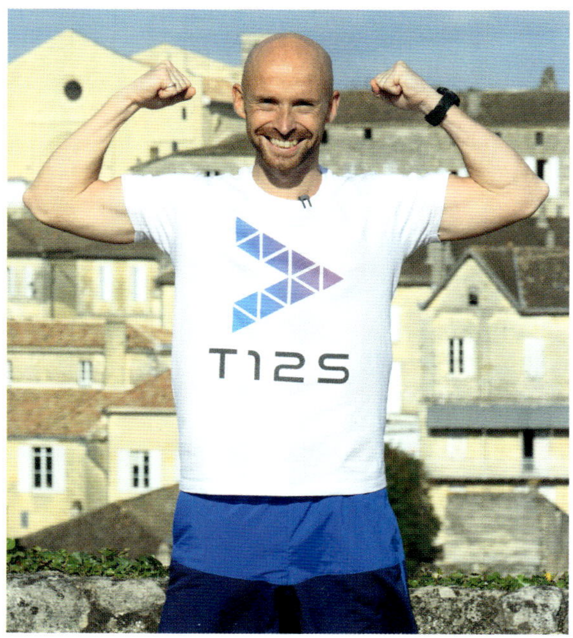

MOVE YOUR FIT
ET LE PROGRAMME T12S

Se transformer définitivement sans régime, et en moins de 2 heures de sport par semaine, tel est le pari d'Alexandre et Jessica. Et les résultats sont là, indéniablement, grâce au programme qu'ils ont élaboré de concert !

L'EXPÉRIENCE D'ALEXANDRE ET DE JESSICA

Nous nous sommes rencontrés quand nous avions une vingtaine d'années. Passionnés et compétiteurs de haut niveau, nous sommes tous deux champions de France de fitness, élus meilleurs enseignants français de cours collectifs de cette discipline. Nous avons enseigné dans plus de trente pays, mais aussi dans les salles de sport parisiennes. Nous avons eu l'expérience du coaching en contact réel, en cours particulier, bien avant d'être connus sur les réseaux sociaux.

MANGER EN PLEINE CONSCIENCE, À CHAQUE BOUCHÉE.

En 2008, nous avons créé la société Move Your Fit. Au départ spécialisés dans la création de vidéos de fitness destinées aux salles de sport, nous avons ensuite étudié comment répondre à une problématique que nous avions rencontrée durant toute notre carrière : comment perdre le gras, définitivement, sans régime et sans passer des heures à la salle de sport ? Ensemble, en associant nos connaissances, nous avons alors imaginé la méthode T12S, Transformation en 12 semaines.

• Un véritable gain pour la santé !

Nous avons testé le programme sur nous-mêmes :
- 8 kg de gras en moins pour Alexandre (accumulés en dix ans) ;
- 4 kg de gras en moins pour Jessica (derniers kilos de grossesse).

Quelle satisfaction, ces kilos perdus !
Nous avions vaincu le gras sans régime. C'est-à-dire sans compter les calories (ni les macros). Sans peser le contenu de nos assiettes. Sans nous interdire aucun aliment. Et en faisant moins de 2 heures de sport par semaine. En plus des kilos perdus, nous profitions de tous les effets santé et bien-être du programme :
- meilleur sommeil ;
- regain d'énergie ;
- vivacité et entrain ;
- goût à entreprendre ;
- ouverture d'esprit ;
- disparition des douleurs articulaires ;
- amélioration de la qualité de la peau.

Bref, une vie meilleure, un vrai bonheur !
La santé… quand on la retrouve au top ou qu'on l'améliore, quelle joie ! Nous avions en main une méthode simple et accessible à tous. Et nous nous réjouissons aujourd'hui d'avoir transformé plus de 30 000 personnes. Nous avons contribué à changer littéralement des vies.
Pour renforcer la « mutation » vers ce nouveau mode de vie sain et aider nos coachés,

nous avons créé un groupe privé de coaching T12S sur Facebook. Là, nous pouvons suivre et accompagner chacun dans les différentes étapes de la transformation de sa vie.

TOUT LE MONDE PEUT SE TRANSFORMER.

• Vers un autre mode de vie

Alexandre, à 7 ans

« Ma maman mettait dans mon cartable une barre chocolatée au caramel pour la récréation de 10 h. Au goûter de 16 h, j'avais mon pain au beurre avec de la pâte à tartiner.
À l'ère de l'apparition des supermarchés et des aliments transformés, nos parents ou grands-parents ne savaient pas qu'ils conditionnaient très mal notre relation aux aliments, que notre microbiote en prenait un sacré coup. Il ne faut pas leur en vouloir. Ils souhaitaient nous faire plaisir en nous donnant des bonbons et des gâteaux industriels en grande quantité, dont ils ignoraient que la qualité était médiocre. Ils croyaient que le sucre aidait à grandir et donnait de l'énergie. Ils ne pensaient pas mal faire. Ils n'y sont pour rien. Nous payons la désinformation de cette époque avec notre santé et des troubles du comportement alimentaire (TCA), certes, mais nous sommes libres de décider de changer nos habitudes et de poser les bases d'une nouvelle santé.
Aujourd'hui, nous savons tous que la qualité des aliments que nous mangeons, ainsi que notre dépense physique déterminent grandement notre santé de demain. Nous ne pouvons plus l'ignorer. Ne l'ignorons pas pour nous, et encore moins pour nos enfants. Enseignons-leur l'art de bien se nourrir, le goût du sport, le vrai mode d'emploi pour construire sa santé. »

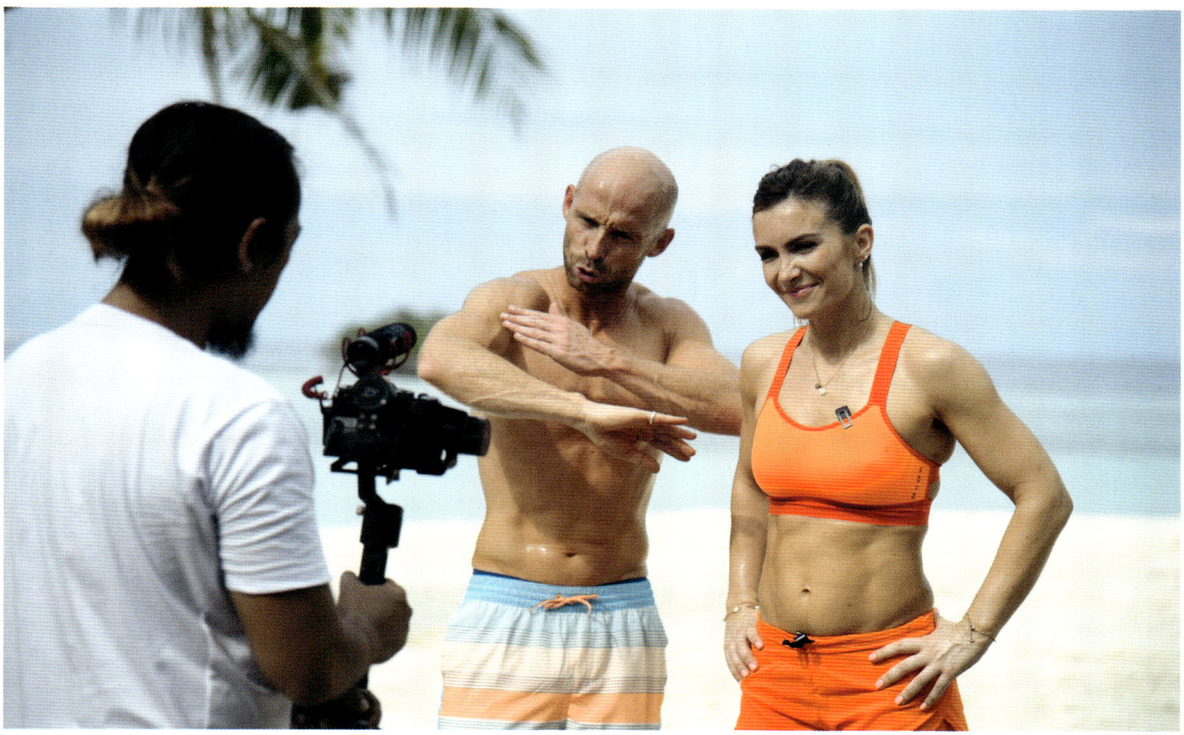

LA PHILOSOPHIE T12S EN PRATIQUE

Peu importe votre âge, que vous soyez sportif ou sédentaire, que vous ayez des bobos, une obésité, des douleurs chroniques… ou que vous rencontriez tel ou tel obstacle : tout le monde a le droit de se transformer.
Si vous disposez de 20 minutes, 4 fois par semaine, alors c'est possible. Nous adaptons tous nos entraînements en trois niveaux d'intensité – niveau sans impact, niveau intermédiaire, niveau avancé – pour que la pratique soit accessible à tous.

• L'entraînement

Êtes-vous prêt à vous lancer et à démarrer vos entraînements T12S ? Vous allez en faire 4 par semaine. Choisissez les jours et les horaires qui vous conviennent et notez-les sur votre agenda, tels des rendez-vous qu'il ne faut pas manquer. Vous devez suivre 4 entraînements : 2 HIIT, 1 HICT et 1 entraînement de votre choix.
Donnez-vous à fond, en étant toujours à l'écoute de votre corps. Un bon repère : vous devez être essoufflé à la fin de chaque série et fatigué à la fin de chaque séance.

• L'alimentation, étape par étape

Posez-vous la question : « De quoi ai-je besoin pour être en forme et en bonne santé ? » (Quand vous aurez mangé tout ce qui est nécessaire pour être en bonne santé, vous n'aurez sans doute plus faim pour les aliments dont on peut se passer !)
Il y a des aliments qui procurent la santé. On n'a pas vraiment appris à les connaître à la maison et à l'école. On n'en parle pas non plus dans les grands médias.
Donc ne culpabilisez pas si, jusqu'à présent, vous ne les mangiez pas fréquemment. Ces « aliments indispensables », au fur et à mesure qu'ils feront partie de vos menus, vous donneront la joie d'être plus en forme, d'avoir un meilleur sommeil, d'être plus efficace au travail, de retrouver goût à la vie, aux aliments naturels, d'être plus patient avec vos enfants, d'avoir envie de faire un milliard de choses, de sortir de la déprime… Vous n'imaginez pas à quel point « on est ce que l'on mange ».
Alors ne voyez surtout pas ces aliments comme un nouveau régime. Vous n'avez aucune obligation de les manger, ni maintenant ni demain. Toute nouvelle habitude doit être acceptée pour s'intégrer durablement dans le quotidien, et c'est ce que nous recherchons. Donc prenez le temps qu'il faut, vous y parviendrez, c'est certain. Commencez par préparer les aliments qui vous plaisent dans les repas de tous les jours. Procédez en douceur, ne vous imposez pas de manger ce qui, d'emblée, vous rebute…

Étape 1 : dans la liste des « indispensables santé » se trouvent sans doute des aliments que vous n'aimez pas. Acceptez le fait que vous ne les appréciez pas pour l'instant, sans culpabiliser. Ce n'est pas votre faute. Tout va bien.
Sachez que les goûts ne sont pas figés, ils évoluent toute notre vie. On peut même s'amuser avec le goût et les plaisirs du palais, faire de ces explorations une vraie gymnastique. Vous vous surprendrez un jour à savourer des aliments que jamais vous n'auriez pensé aimer ; et à l'inverse, à ne plus goûter un mets que vous adoriez étant enfant. Vous avez sûrement des exemples concrets à l'esprit.

Étape 2 : permettez-vous de croire que vous pouvez changer, car vous en avez envie. « Changez vos habitudes pour changer de corps », et de santé, et de vie… Pour une modification en profondeur, soyez ouvert d'esprit et prêt à modifier vos goûts et vos habitudes.

Jessica, à 33 ans

« Je n'aime pas les asperges ; j'en ai mangé 3 ou 4 fois, et non, vraiment, je n'aime pas ça. Je garde à l'esprit que cela peut changer, car je ne me fixe aucune barrière, j'ai de l'espoir. Un jour, alors que je suis au marché, je discute avec une maraîchère qui cultive des asperges dans son petit potager. Elle m'explique comment les cuisiner. J'en achète une botte et je suis sa recette. Je ne peux pas dire que je me suis régalée, mais j'ai apprécié. J'étais étonnée. Mes goûts avaient changé. J'étais fière de moi, car je m'étais permis de croire en moi, de croire que je pouvais moi aussi changer. Il suffit de tenter et de mettre les chances de son côté en achetant de bons produits et en suivant une bonne recette. Une petite victoire.

Croyez en vous, donnez-vous le temps d'aimer les aliments naturels. Cuisinez-les. Cela ne prend que quelques minutes. Vous serez heureux d'apprécier des aliments qui vous permettront de vous délester du gras superflu et d'être en bonne santé ! »

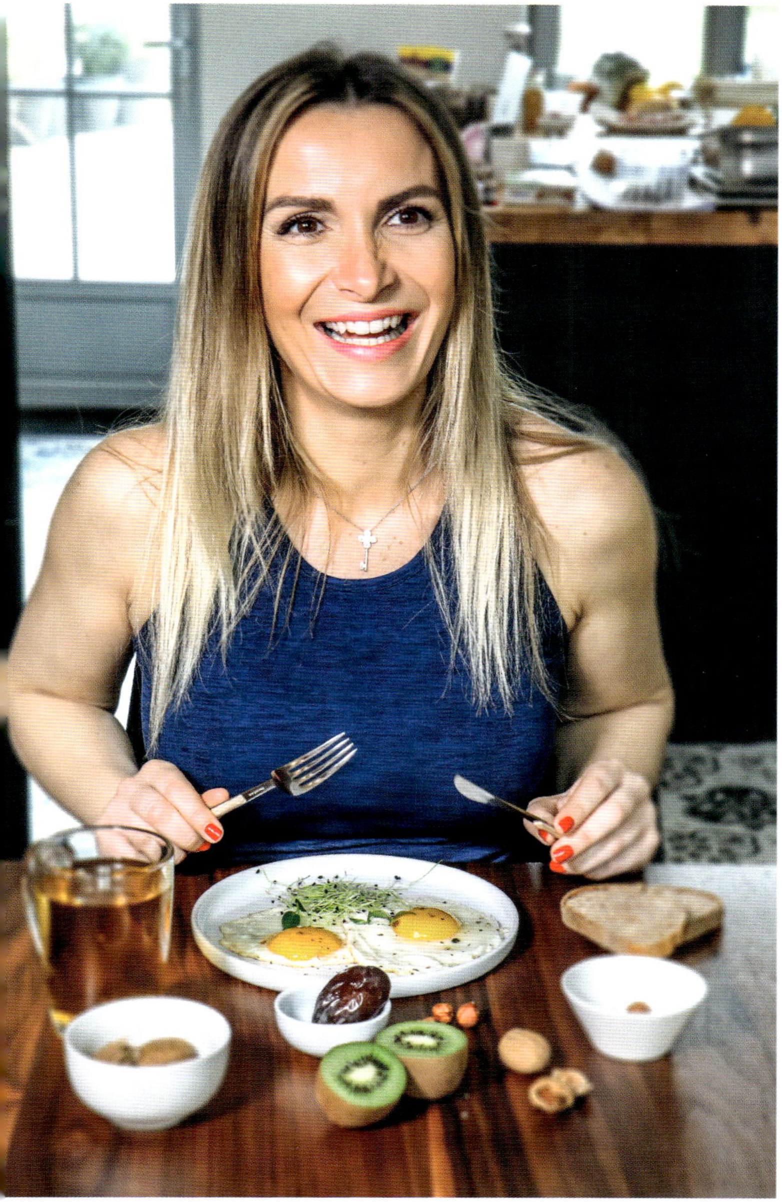

• **Bonus**

Dans le tableau que vous pouvez récupérer (voir QR Code ci-après), vous trouverez la liste des aliments santé.

Ce n'est pas grave s'ils ne figurent pas tous dans votre liste. Donnez-vous du temps, avancez étape par étape, à mesure de votre appréciation gustative. Ainsi, vous suivez votre progression dans l'intégration d'aliments indispensables pour votre santé, pas à pas.

L'ALIMENTATION T12S N'EST PAS UN RÉGIME

Diminuer le sucre, les mauvaises graisses, les féculents, le chocolat... Si vous êtes dans cet état d'esprit, le simple fait de vous interdire tel ou tel aliment vous donnera envie d'en manger. Et cette approche-là, c'est tout simplement un régime ! Si vous avez déjà cherché à maigrir selon les méthodes traditionnelles, vous connaissez sans doute les risques de l'effet yo-yo et les ravages que peuvent provoquer la privation et la frustration, couplées à la culpabilité au moindre écart.

C'est toute la philosophie de l'alimentation T12S ! Le programme T12S propose une éducation alimentaire pour la vie. En 12 semaines, vous allez changer complètement votre approche. On (ré)apprend, dans un premier temps, à consommer des aliments naturels, non transformés, et à les cuisiner. On se détache ensuite petit à petit des mauvaises habitudes qui font prendre du gras et occupent l'esprit en le polarisant sur le désir de toujours vouloir manger.

LA SOLUTION ? CHANGEZ VOTRE ÉTAT D'ESPRIT !

Au lieu de vous dire : « Je dois arrêter de faire tel ou tel excès... », suggérez-vous de bonnes actions à effectuer. Quelques exemples à introduire étape par étape :

- Je commence à manger plus de légumes.
- Je fais du sport.
- J'intègre une céréale complète.
- J'introduis des légumineuses.
- J'essaie de cuisiner un légume vert à chaque repas.
- Je vais découvrir de nouvelles saveurs que je ne connais pas ou que je n'aimais pas avant.

Vous entreprenez, vous agissez, vous essayez de nouvelles choses, plutôt que d'arrêter ou de diminuer. Créez un cercle vertueux plutôt qu'une spirale infernale !

ACCEPTEZ DE TOUT REPRENDRE DEPUIS LE DÉBUT

Vous avez sûrement la sensation d'avoir des notions solides d'une alimentation saine et de savoir comment manger équilibré, mais vous ne savez plus comment vous les avez apprises... Dans des magazines ? Au cours de conversations avec des copines « régimeuses » ? Par un bourrage de crâne des médias ? Qu'importe, acceptez de tout reprendre depuis le début, même ce que vous pensiez être des connaissances fondamentales.

Dans la méthode T12S, on ne compte pas les calories ni les macronutriments. On ne pèse pas non plus les aliments. On mange à sa faim. On est à l'écoute de son corps, on l'aime et on le respecte.

• Voici quelques nouvelles habitudes simples :

– Achetez le plus souvent possible des aliments bruts, non transformés.
– Préférez les versions semi-complète ou complète à la version raffinée.
– Privilégiez les fruits et les légumes de saison, de production locale. Si vous manquez de temps, les légumes surgelés au naturel peuvent être une bonne solution.
– Cuisinez maison. C'est plus goûteux et meilleur pour la santé !
– Optez pour le bio dans la mesure du possible, en priorité pour les œufs, les fruits, les légumes.
– Intéressez-vous de près aux viandes labellisées (Bleu Blanc Cœur, Label Rouge...).
– N'écartez aucun groupe d'aliments, ils ont tous leur place dans une alimentation santé (légumes, fruits, glucides, protéines, oléagineux, matières grasses).

Pour chaque recette, nous indiquons les proportions T12S. Parfois, la recette est un repas qui couvre à lui seul tous les besoins de votre corps ; d'autres fois, nous vous précisons les groupes d'aliments à ajouter pour obtenir un repas complet (voir exemple ci-dessous).

Voyez donc cela comme une assiette à compléter (ou non). Soyez curieux et prenez plaisir à déguster ce que vous avez cuisiné !

POUR UN PETIT-DÉJEUNER COMPLET

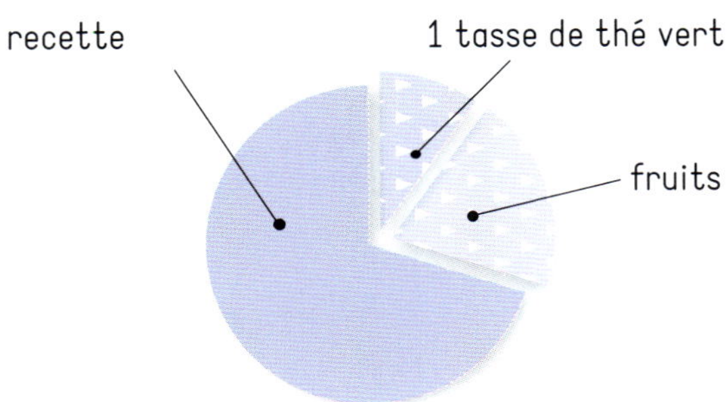

Ce diagramme montre que la recette (en violet) représente environ 2/3 du petit-déjeuner, à compléter avec des fruits et une tasse de thé vert pour le 1/3 restant. Il est possible d'adapter les quantités à votre appétit, mais veillez à toujours respecter les proportions indiquées.

Pour vous inviter à cuisiner autrement, à goûter de nouvelles saveurs, à redécouvrir des fruits et légumes que vous pensiez ne pas aimer, nous avons sélectionné 80 recettes faciles à faire, avec des ingrédients (classiques ou bio) disponibles dans les supermarchés.

• Liste des ingrédients

Fruits : tous les fruits.
Légumes : tous les légumes.
Glucides : pâtes semi-complètes, riz semi-complet, céréales, pommes de terre, pain complet...
Matières grasses : toutes les huiles végétales première pression à froid (olive, colza, sésame, noix, noisette, chanvre...).
Oléagineux : noix, amandes, noisettes, pistaches, noix de pécan... au naturel, non grillées et non salées.
Protéines : viandes, œufs, poissons, protéines végétales (quinoa, avoine, fèves...).

• Pictos des recettes

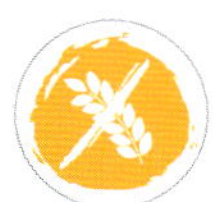
Sans gluten : recette sans ingrédients qui contiennent du blé, de l'orge, de l'avoine ou du seigle.

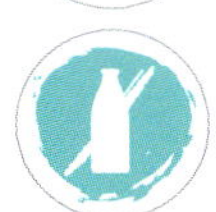
Sans lactose : recette sans produits laitiers.

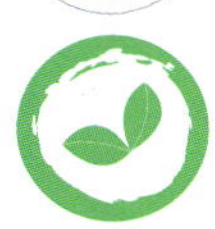
Végétarien : recette sans viande ni poisson.

Vegan : recette sans ingrédients issus de l'exploitation animale (viande, poisson, produits laitiers, œuf, miel).

80 RECETTES GOURMANDES

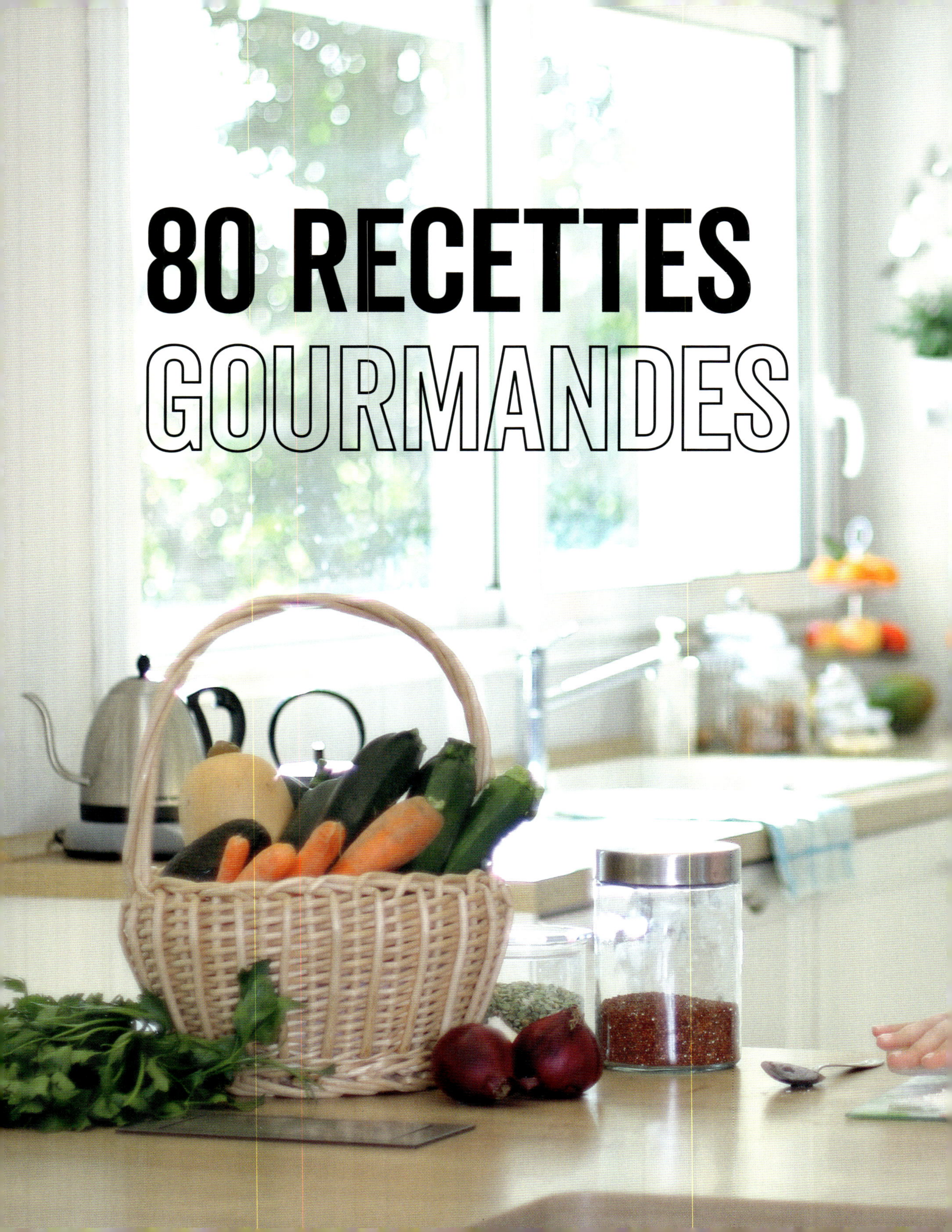

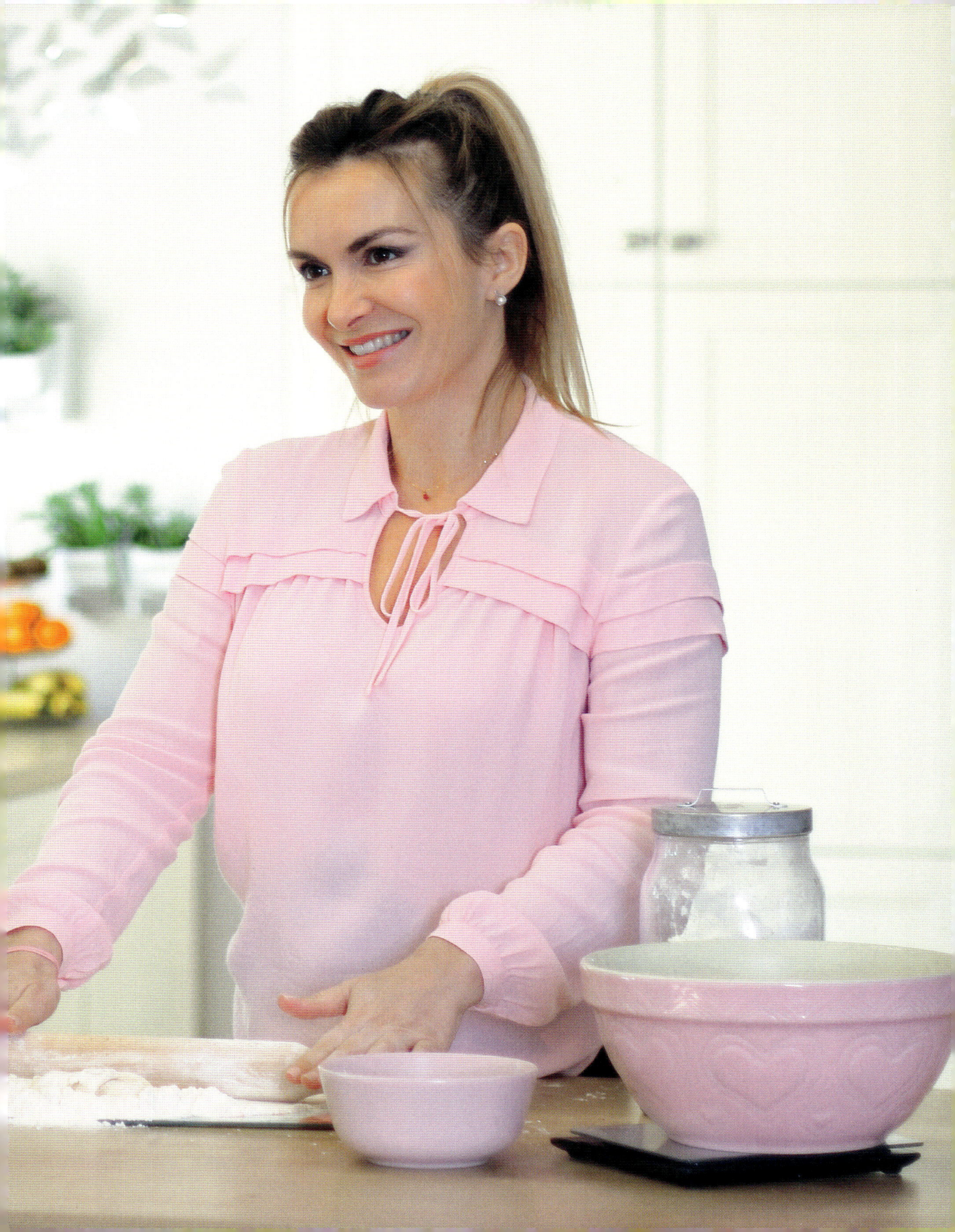

Pour 2 personnes

5 min

CRÈME À L'AVOCAT, BANANE ET CHOCOLAT

INGRÉDIENTS

- 1 avocat bien mûr
- 1 banane bien mûre
- 1 c. à soupe de cacao amer en poudre
- 1 c. à soupe de miel

Mixez tous les Ingrédients au robot jusqu'à l'obtention d'une crème homogène.

Répartissez dans 2 ramequins, que vous mettrez au réfrigérateur quelques minutes avant de servir.

NOTE DU COACH

Ne vous attendez pas à retrouver le goût d'une célèbre crème dessert, mais à apprécier chaque ingrédient bien distinctement… Un vrai voyage !

POUR UN PETIT-DÉJEUNER COMPLET

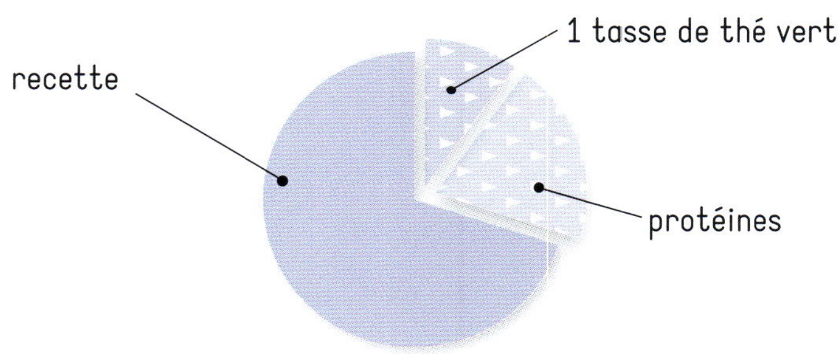

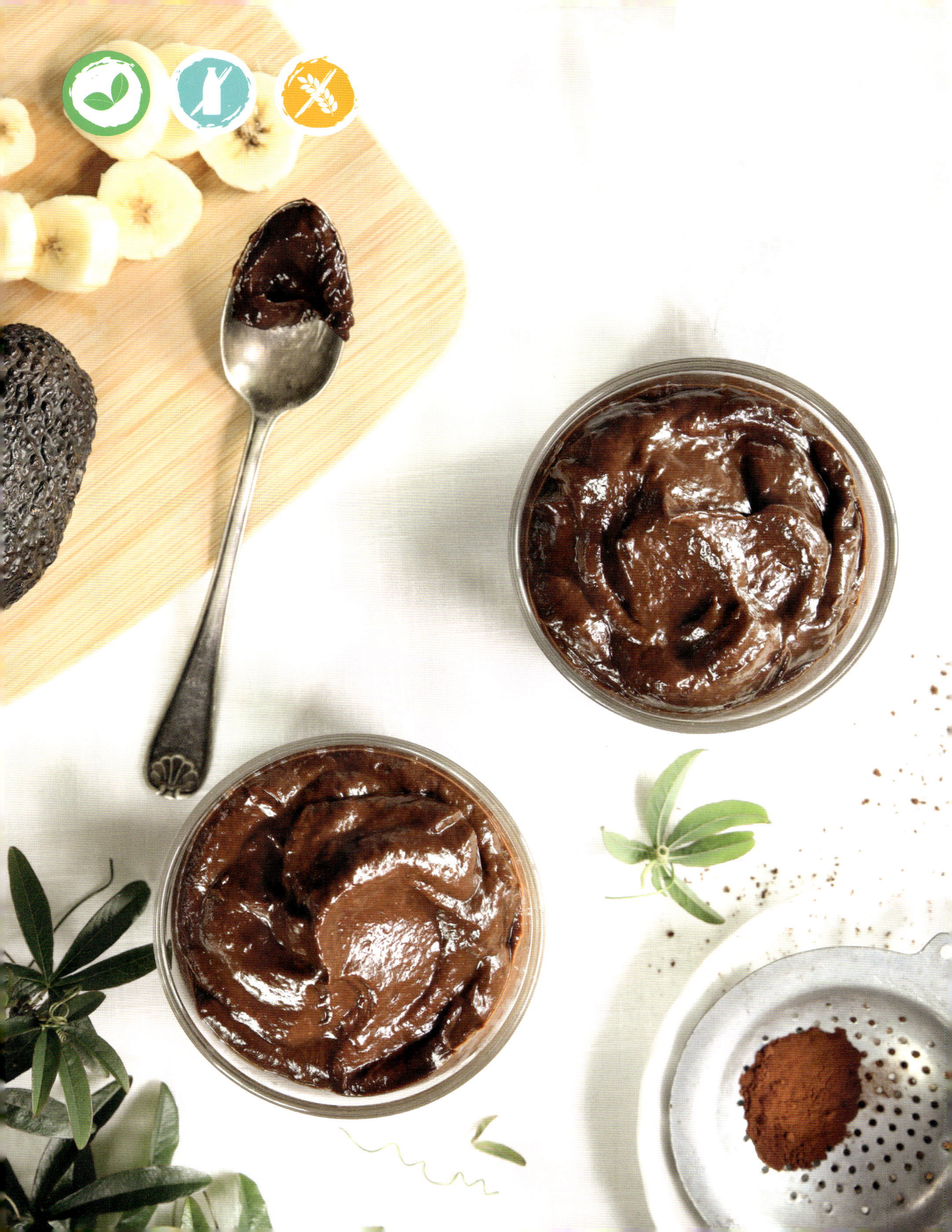

Pour 1 personne

15 min

5 min

OMELETTE ÉPINARDS ET BASILIC

INGRÉDIENTS

- 3 œufs
- 50 g de pousses d'épinards
- quelques feuilles de basilic
- 2 c. à café de fromage frais
- 1 c. à café d'huile d'olive
- sel, poivre

Lavez et coupez grossièrement les pousses d'épinards.

Cassez les œufs dans un saladier, salez, poivrez et fouettez lentement.

Incorporez dans la préparation les feuilles de basilic finement ciselées.

Faites chauffer à feu moyen l'huile d'olive dans une poêle. Versez les œufs battus dans le récipient dès qu'il est chaud. Laissez cuire environ 5 minutes en rabattant les bords vers l'intérieur de la poêle.

Hors du feu, tartinez l'omelette de fromage frais et disposez dessus les pousses d'épinards coupées.

NOTE DU COACH

Si vous craignez d'avoir faim en matinée, les œufs sont excellents pour la sensation de satiété. Préférez les œufs bio.

POUR UN PETIT-DÉJEUNER COMPLET

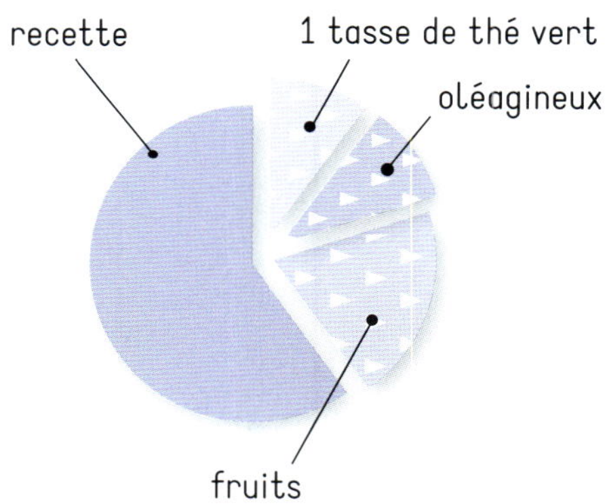

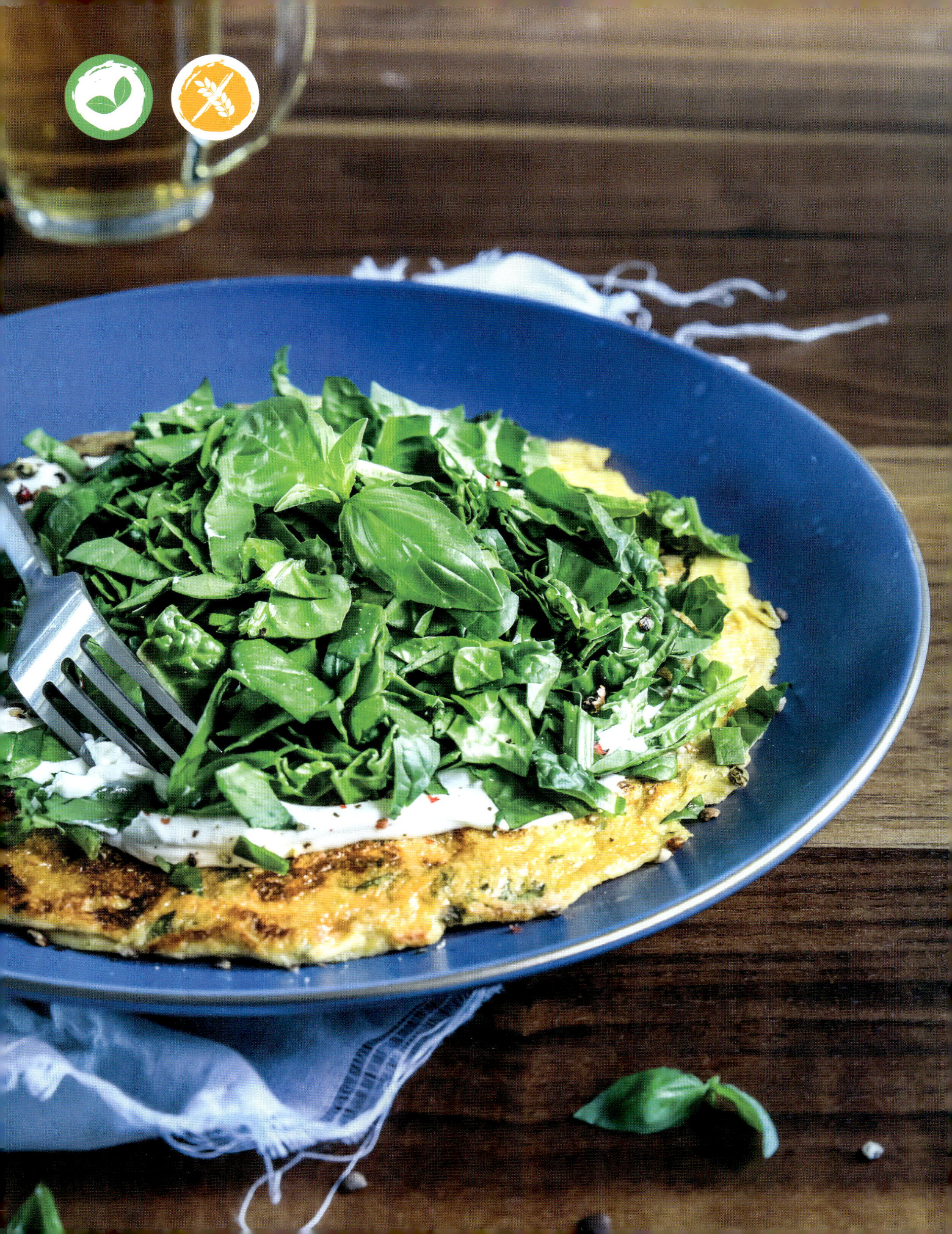

Pour 1 personne

10 min

1 à 2 min

SMOOTHIE BOWL AVOCAT ET KIWI

INGRÉDIENTS

- 1 avocat
- 2 kiwis
- 6 framboises
- 2 c. à soupe de noisettes
- 1 pincée de graines de sésame blanc
- 2 feuilles de menthe
- un peu de jus de citron

Dans un blender, mixez 1 kiwi et demi avec la chair de l'avocat et le jus de citron. Versez la purée dans un bol.

Ajoutez sur la préparation le demi-kiwi restant coupé en rondelles, les framboises, les noisettes concassées, la menthe et les graines de sésame blanc grillées quelques minutes.

POUR UN PETIT-DÉJEUNER COMPLET

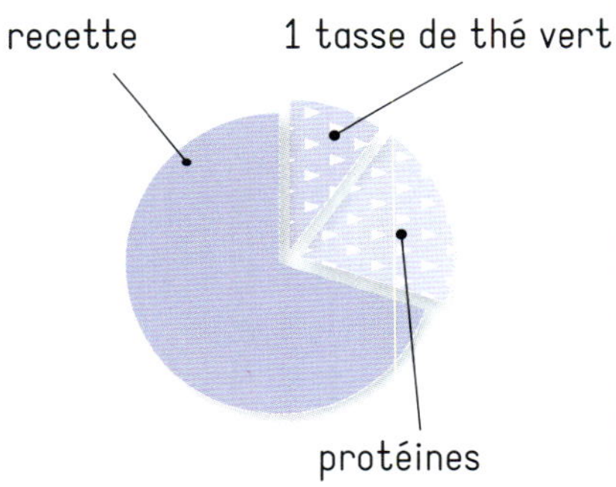

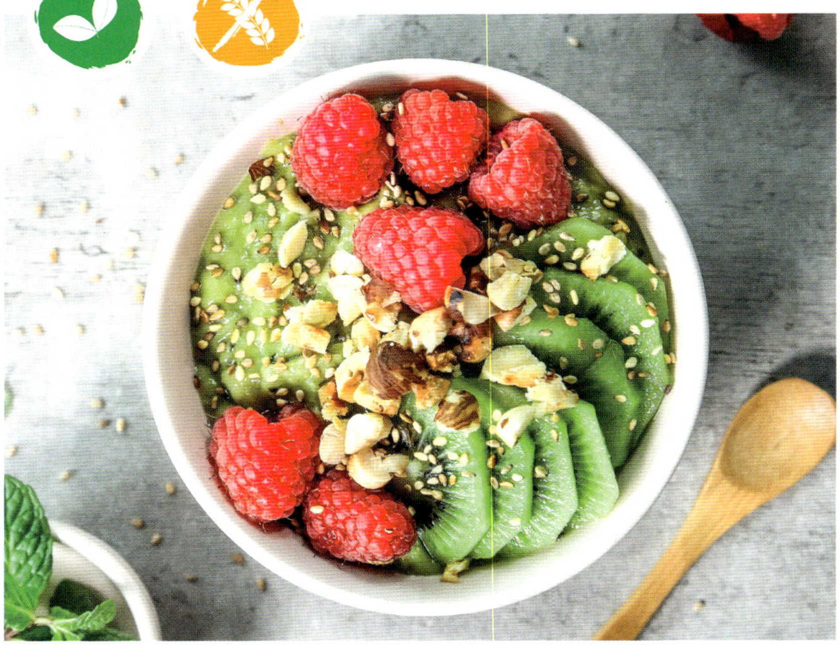

NOTE DU COACH

L'avocat et les noisettes vous apportent les graisses essentielles.

PORRIDGE POMME ET DATTES

Pour 1 personne

10 min

Rincez la pomme et faites-en des lamelles. Coupez les dattes en morceaux. Hachez grossièrement les amandes.

Dans un saladier, versez les flocons d'avoine, le lait d'amande, les morceaux de datte, les lamelles de pomme et les amandes hachées.

INGRÉDIENTS

- 1 pomme
- 2 dattes
- 5 amandes
- 18 cl de lait d'amande
- 70 g de flocons d'avoine

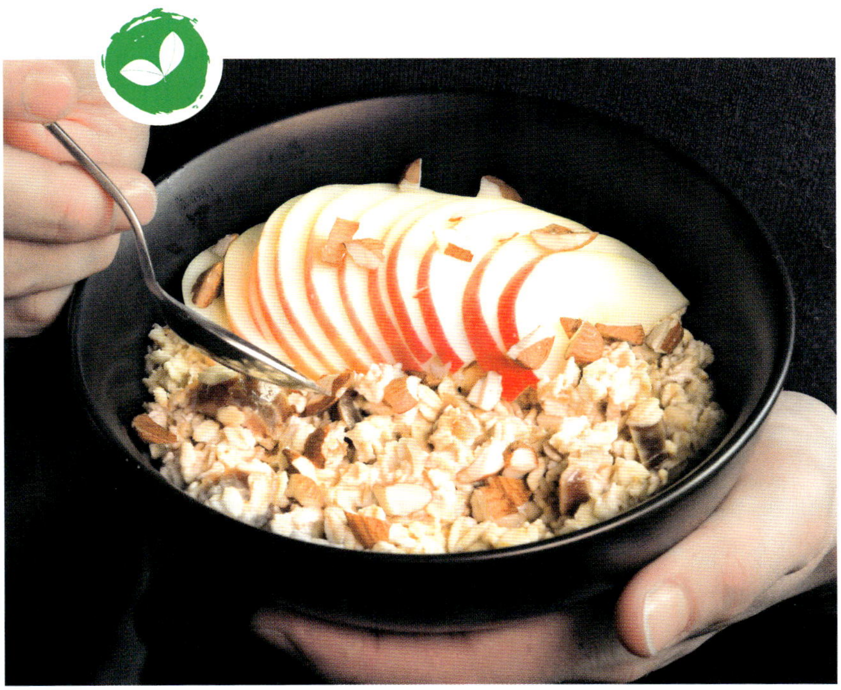

POUR UN PETIT-DÉJEUNER COMPLET

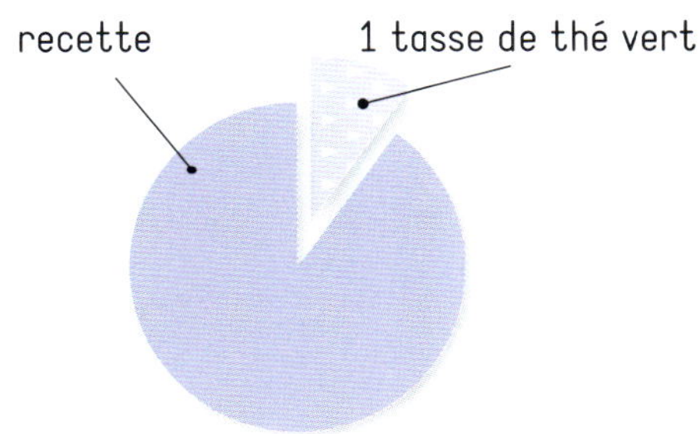

NOTE DU COACH

Complet, rapide et gourmand ! Vous pouvez choisir un autre jus végétal (j'adore celui au souchet ou à la châtaigne !)

Pour 1 personne

10 min

SMOOTHIE BOWL D'AUTOMNE

INGRÉDIENTS

- 1 pomme
- 150 g de raisins blancs
- 1 kiwi
- 100 g de fromage blanc de brebis ou de chèvre
- amandes, baies de goji, graines de chia

Lavez, pelez et épépinez la pomme. Rincez et épépinez les raisins. Pelez et coupez le kiwi.

Dans un blender, mixez les fruits avec le fromage de brebis ou de chèvre.

Versez dans un bol et ajoutez, par exemple, des amandes, des baies de goji ou des grcines de chia.

POUR UN PETIT-DÉJEUNER COMPLET

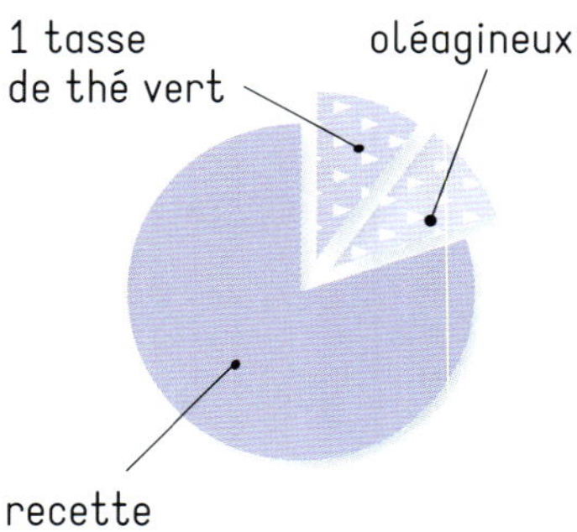

NOTE DU COACH

Adaptez le choix de vos fruits selon la saison et selon vos goûts ! L'essentiel est d'en manger au moins 1 ou 2 par jour.

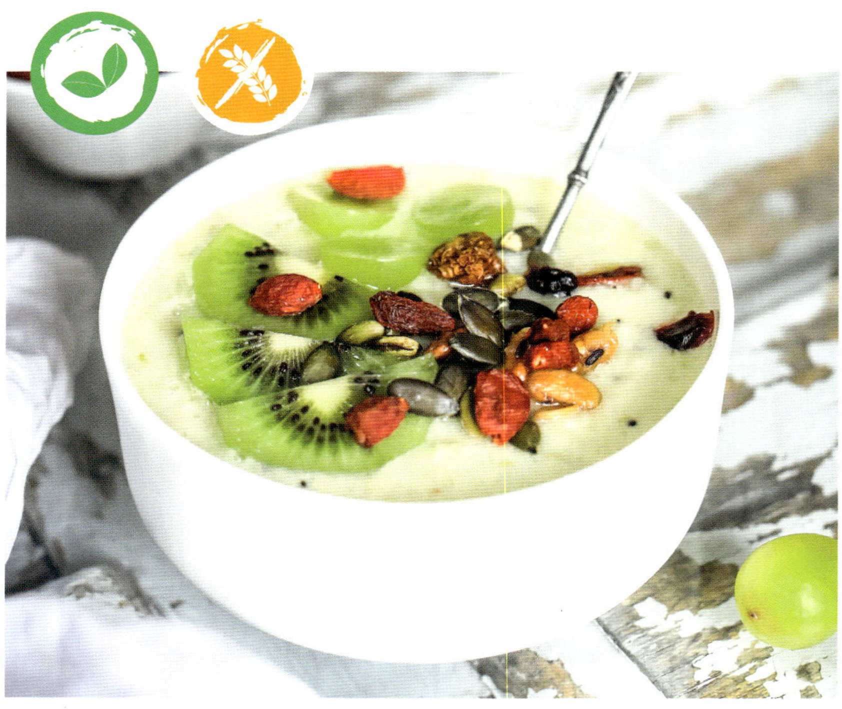

PANCAKES SUCRÉS À LA PATATE DOUCE

Pour 10 pancakes

10 min

2 min par pancake

Épluchez la patate douce cuite au préalable.

Dans un blender, mettez le lait d'amande, la banane écrasée, la purée d'amande, la farine, les œufs et la patate douce cuite.

Dans une poêle graissée à l'huile de coco, faites cuire les pancakes 1 minute de chaque côté.

INGRÉDIENTS

- 1 petite patate douce
- ½ banane
- 5 cl de lait d'amande
- 2 œufs
- 50 g de farine semi-complète
- 1 c. à café de purée d'amande
- huile de coco

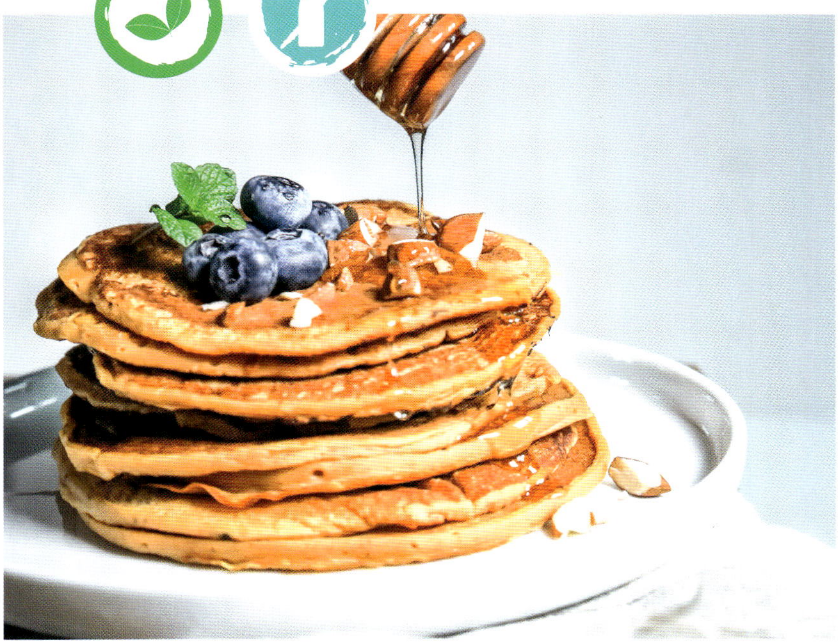

POUR UN PETIT-DÉJEUNER COMPLET

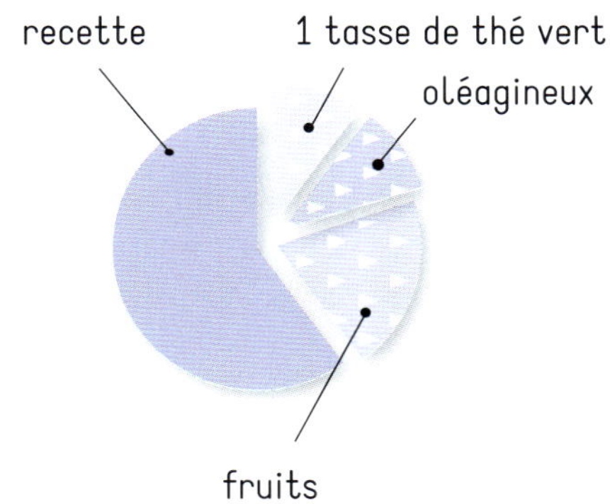

NOTE DU COACH

Votre pancake sera peut-être moins beau à la patate douce qu'à la farine de blé ou de maïs… Que cela ne vous contrarie point, la patate douce est tellement meilleure pour la santé !

Pour 2 personnes

5 min

1 h

POMMES AU FOUR À L'AMANDE ET AUX FRUITS SECS

INGRÉDIENTS

- 2 grosses pommes (type golden, Pink Lady ou gala)
- 1 c. à soupe de raisins secs
- 2 noix
- 2 c. à café de purée d'amande
- 1 c. à soupe de miel
- ¼ de c. à café de cannelle en poudre

Préchauffez le four à 180 °C (th. 6).

Rincez les pommes et enlevez leur cœur en utilisant un vide-pomme ou un couteau.

Mettez les fruits dans un plat allant au four. Faites cuire pendant 30 minutes.

Mélangez dans un bol la purée d'amande avec le miel. Ajoutez les raisins secs et les noix préalablement concassées.

Déposez cette farce dans le cœur des pommes. Saupoudrez de cannelle.

Enfournez de nouveau pour 30 minutes. Laissez tiédir avant de déguster.

NOTE DU COACH

Idéal au petit-déjeuner, à préparer la veille, voici une première étape pour apprécier la pomme si ce n'est pas encore le cas.

POUR UN PETIT-DÉJEUNER COMPLET

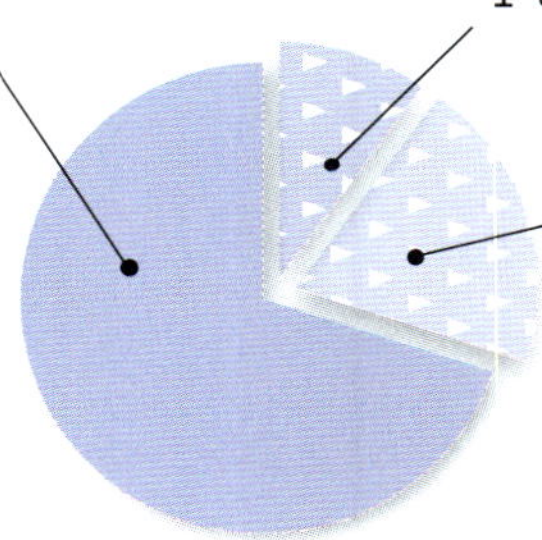

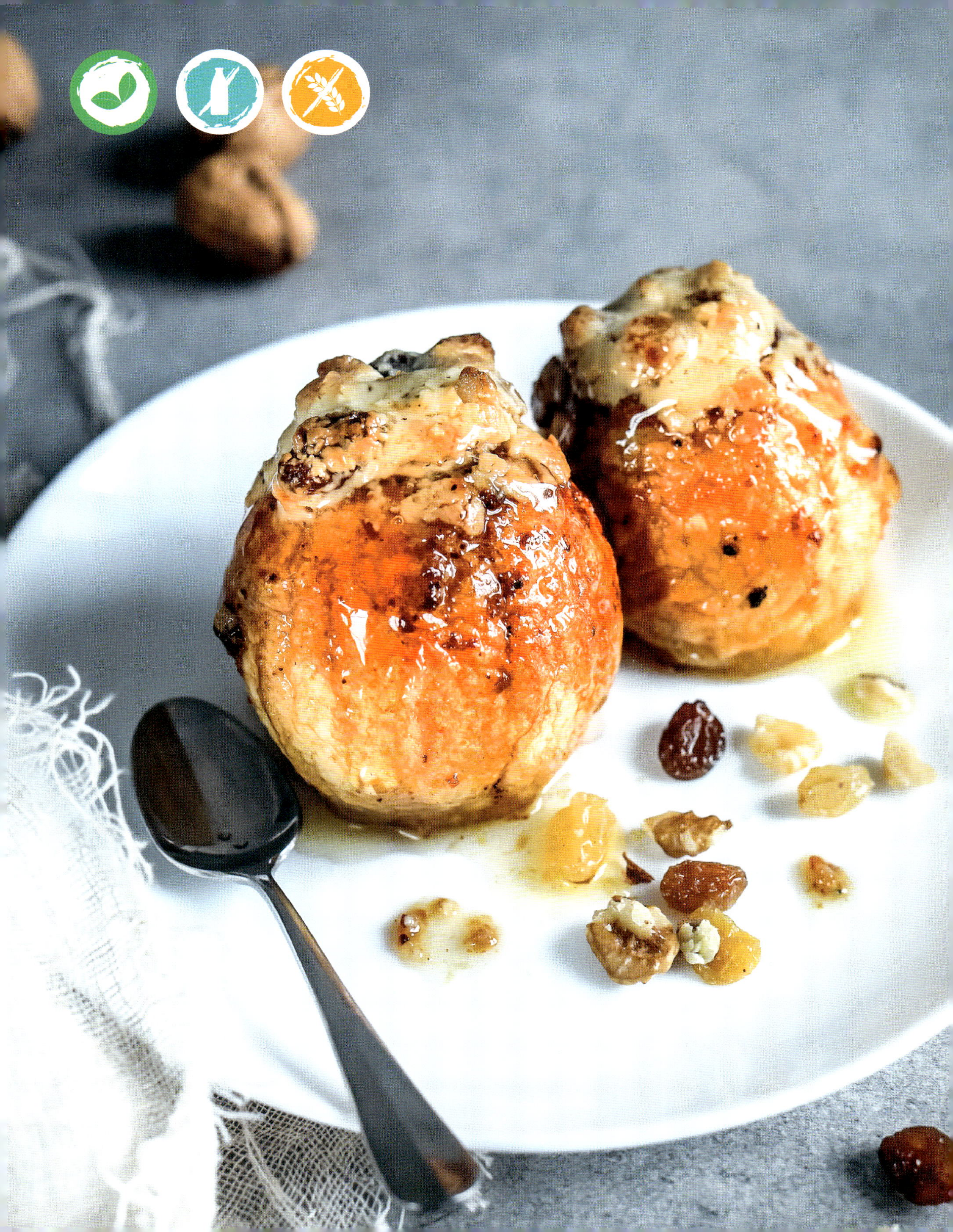

Pour 12 cookies

10 min

10 min

COOKIES CHOCOLAT AUX NOIX DE CAJOU

INGRÉDIENTS

- 200 g de farine d'avoine
- 50 g de farine de blé
- 2 œufs
- 1 sachet de levure
- 1 sachet de sucre vanillé
- 100 g de sucre
- 1 poignée de noix de cajou
- 1 c. à soupe de beurre de coco
- 1 c. à soupe de purée d'amande
- 50 g de chocolat
- 1 pincée de sel

Faites fondre le beurre de coco et la purée d'amande.

Mélangez les farines, le sel, la levure et les sucres.

Incorporez les œufs, ainsi que le beurre de coco et la purée d'amande fondus.

Cassez les noix de cajou et le chocolat.

Mélangez avec les mains et faites des boules à déposer sur une feuille de papier sulfurisé. Aplatissez-les.

Enfournez pour 10 minutes à 180 °C (th. 6) pour des cookies moelleux.

NOTE DU COACH

Parfait pour emporter votre petit-déj' si vous avez un train à prendre ! Emmenez aussi un fruit et une dosette de thé vert, du Fitness-Thé par exemple.

POUR UN PETIT-DÉJEUNER COMPLET

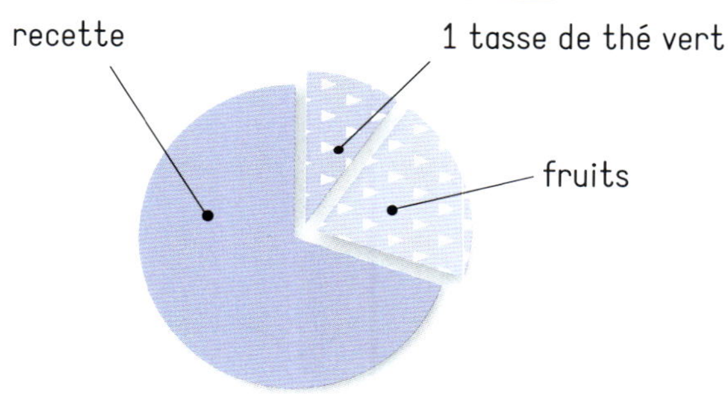

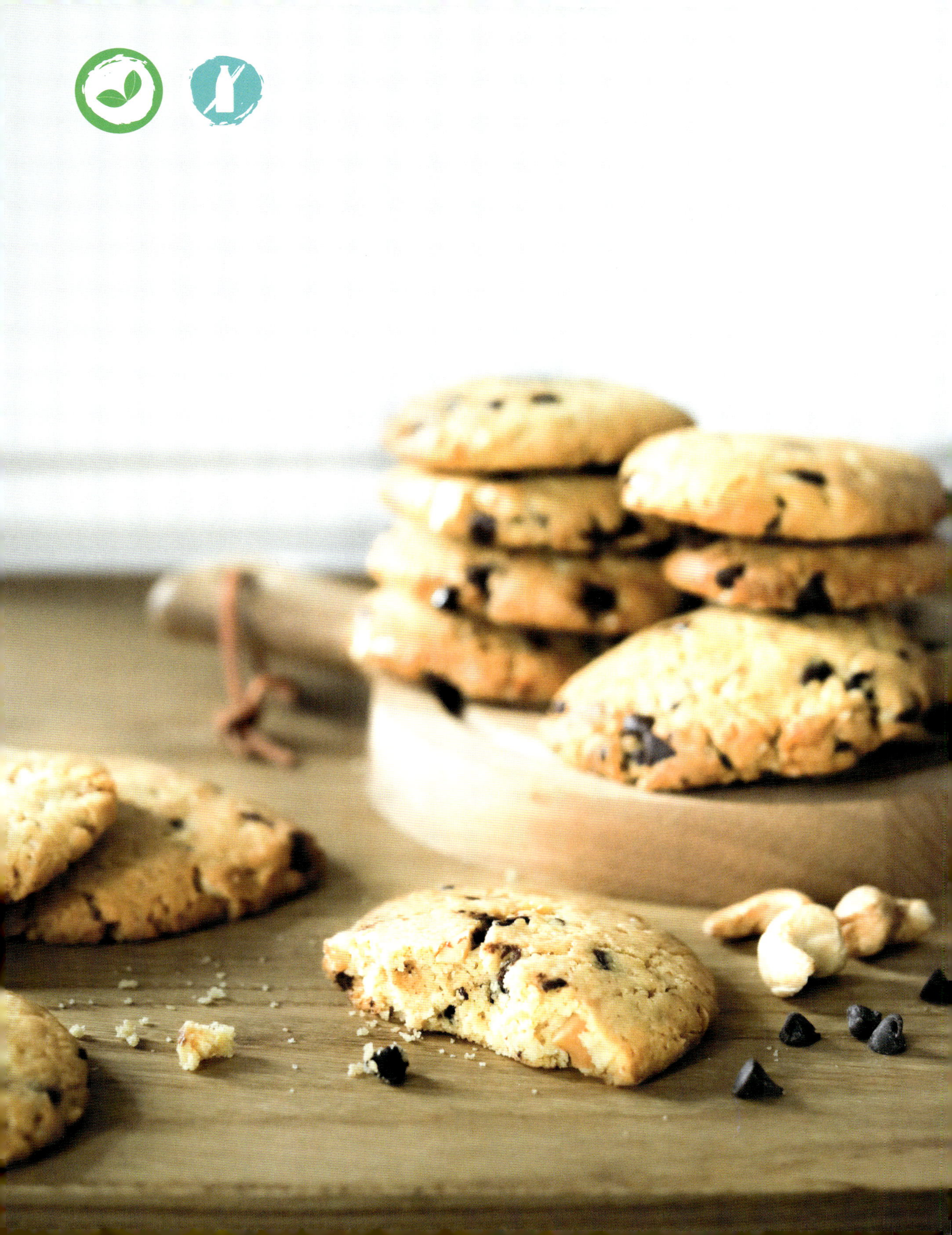

Pour 2 personnes

10 min

5 min

TARTINE À L'AVOCAT ET ŒUF MOLLET

INGRÉDIENTS

- 4 tranches de pain complet
- 3 avocats mûrs
- 4 œufs bio
- 1 citron
- paprika

Plongez les œufs dans de l'eau bouillante et laissez-les cuire pendant 5 minutes.

Pelez les avocats et écrasez la chair avec le jus de citron.

Étalez la purée d'avocat sur les tranches de pain.

Déposez 1 œuf sur chaque tranche et saupoudrez de paprika.

POUR UN PETIT-DÉJEUNER COMPLET

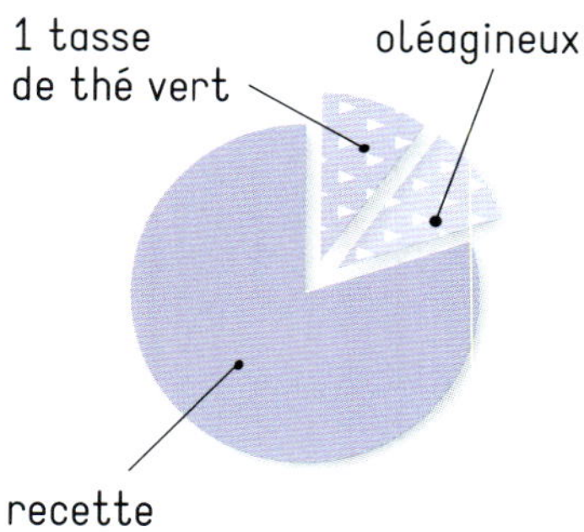

NOTE DU COACH

Astuce rapidité et économie : achetez votre pain en tranches chez le boulanger et congelez-le. Sortez 1 tranche congelée à mettre directement dans le grille-pain ! Pas de tentation d'en grignoter.

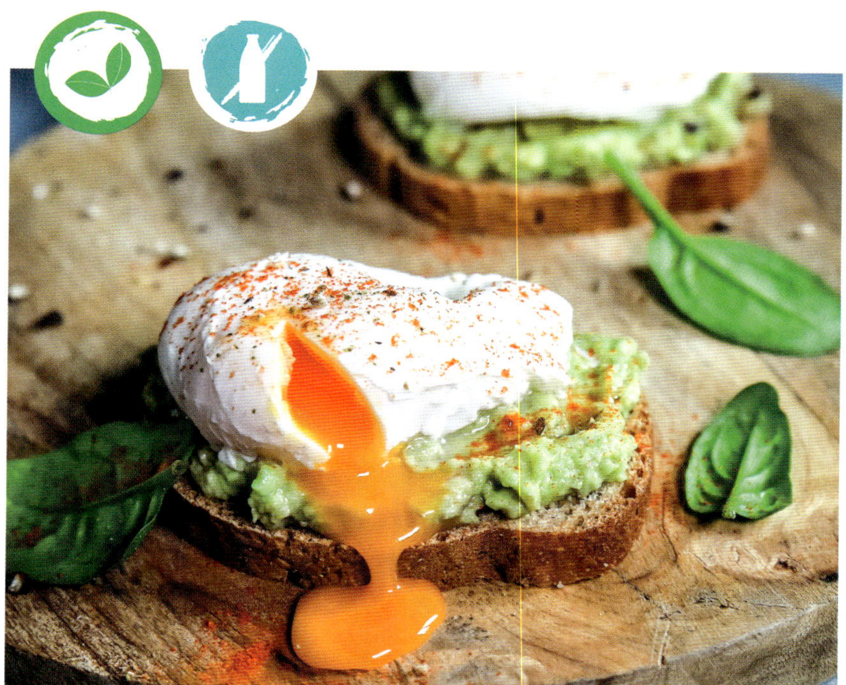

PETIT-DÉJEUNER DE JESS

Pour 1 personne

25 min

5 min

INGRÉDIENTS

- 2 œufs
- 1 fruit de saison
- 10 oléagineux
- 1 datte
- 1 tranche de pain complet
- 1 thé vert

Faites cuire les œufs au plat.

Dans une assiette, déposez les oléagineux, le fruit de saison, la datte et la tranche de pain complet.

Ajoutez-y les 2 œufs cuits.

Préparez votre thé vert en suivant les instructions d'infusion.

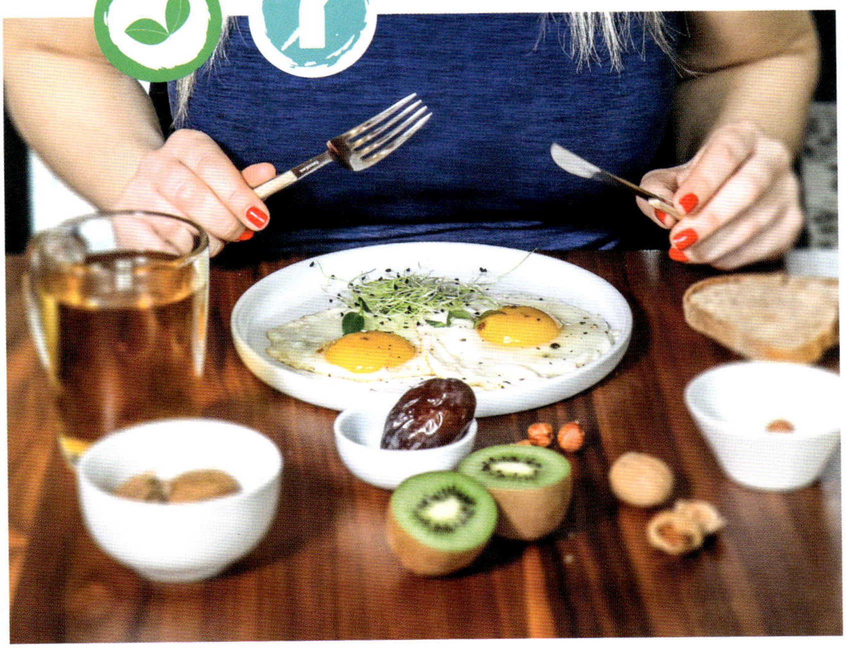

PETIT-DÉJEUNER COMPLET

NOTE DU COACH

« LE » petit-déj' santé. Tout ce dont vous avez besoin pour être en forme dès le matin est ici. Prenez le temps de choisir des ingrédients de qualité et à votre goût.

Pour 3 galettes

25 min

15 min

30 min

GALETTES POULET ET ÉPINARDS

INGRÉDIENTS

- 1 filet de poulet
- 80 g d'épinards
- 1 blanc d'œuf
- 2 c. à soupe de son d'avoine
- coriandre
- sel, poivre

Dans un blender, hachez le poulet et les épinards préalablement lavés et essorés.

Mélangez le poulet, les épinards et la coriandre. Assaisonnez.

Versez dans une assiette creuse le son d'avoine et le blanc d'œuf.

Formez des palets avec la préparation poulet et épinards. Trempez-les dans l'œuf et le son d'avoine pour les paner.

Mettez au réfrigérateur pendant 30 minutes.

Faites cuire 15 minutes à feu moyen en les retournant à mi-cuisson.

NOTE DU COACH

Bon marché et aux vertus anti-cancer, les épinards, on adore ! Effacez vos mauvais souvenirs si vous étiez fâché avec ce légume. Bien cuisiné, c'est un régal !

POUR UN PETIT-DÉJEUNER COMPLET

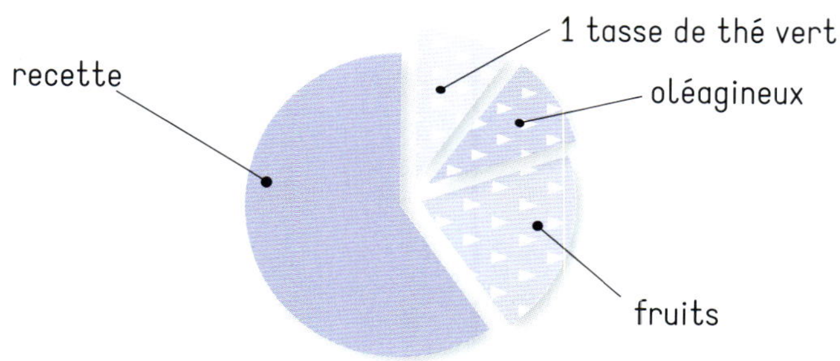

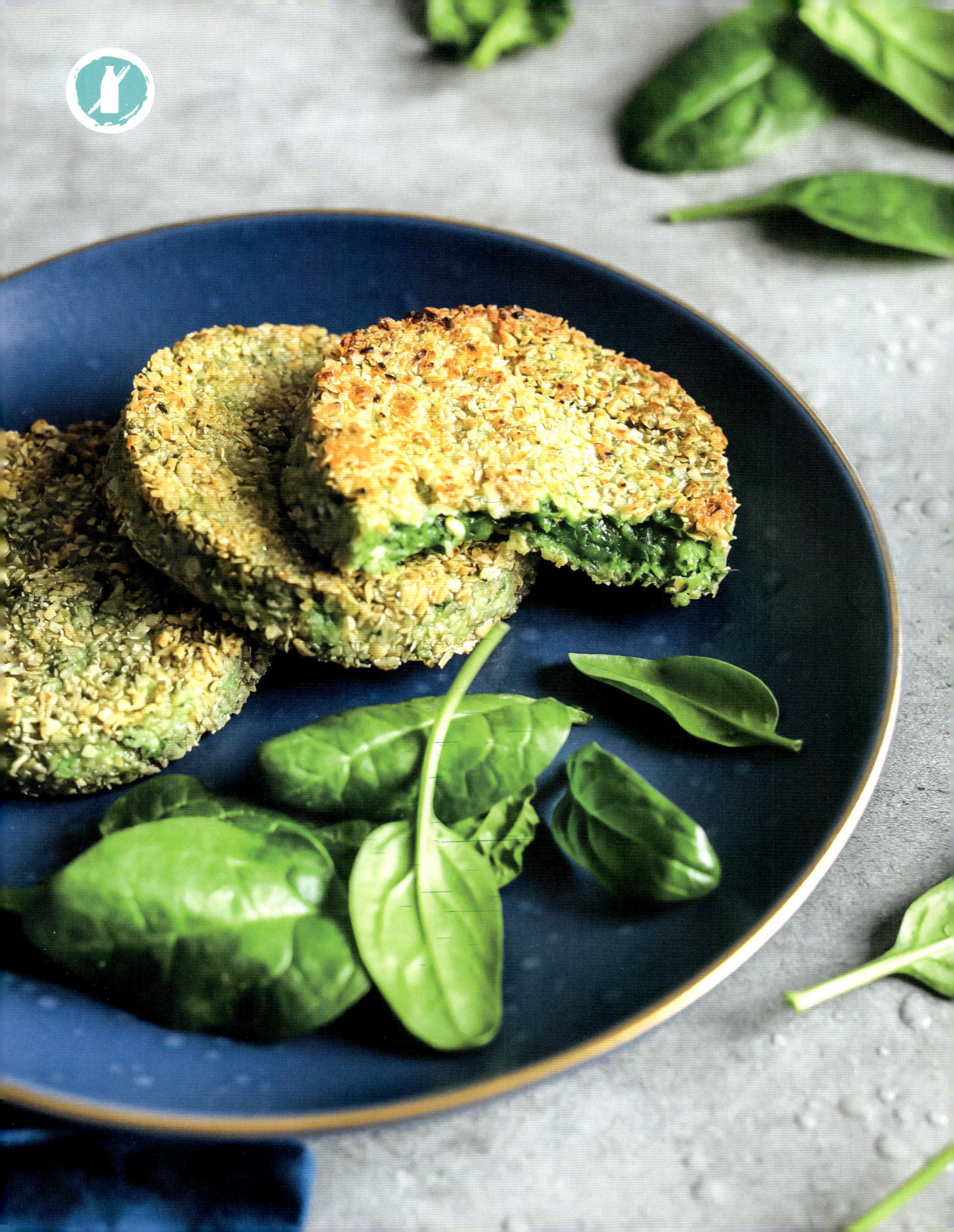

Pour 2 personnes

10 min

SANDWICH VÉGÉTARIEN

INGRÉDIENTS

- **Pour le houmous vegan**
- 250 g de pois chiches
- 2 c. à soupe de tahin (purée de sésame)
- 1 citron
- 2 c. à soupe d'huile d'olive
- sel

- **Pour le sandwich**
- 4 tranches de pain sans gluten (ou pain de mie du boulanger)
- ½ concombre
- ½ tomate
- ½ poivron jaune
- ½ carotte
- ½ avocat
- 2 feuilles de salade
- quelques tranches d'oignon rouge

Commencez par préparer l'houmous vegan. Dans un blender, mélangez les pois chiches, le tahin, le jus du citron, l'huile d'olive et du sel.

Tartinez les tranches de pain de cet houmous maison.

Montez le sandwich en alternant les couches : salade, poivron, tomate, concombre, oignon, carotte râpée, purée d'avocat.

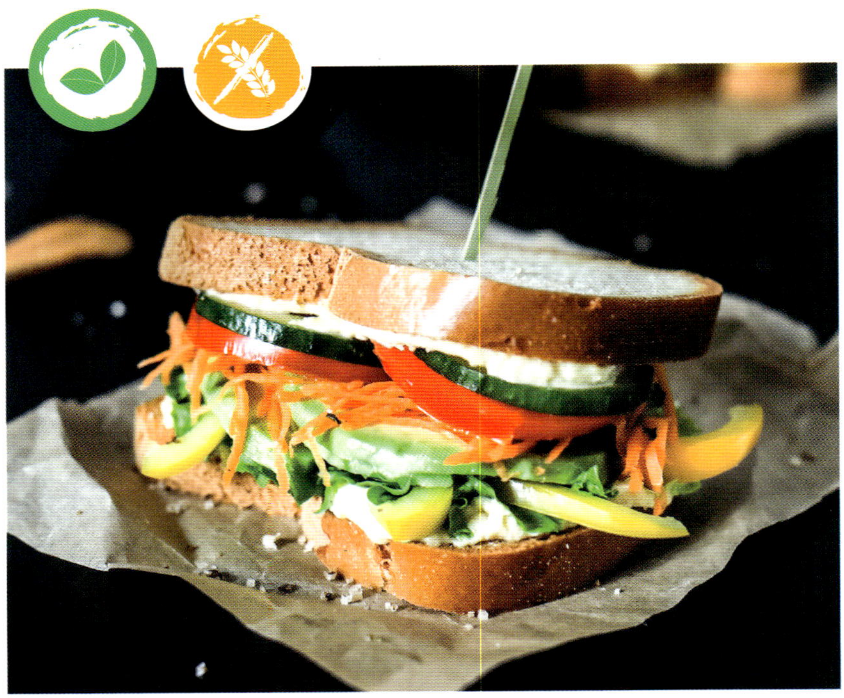

POUR UN PETIT-DÉJEUNER COMPLET

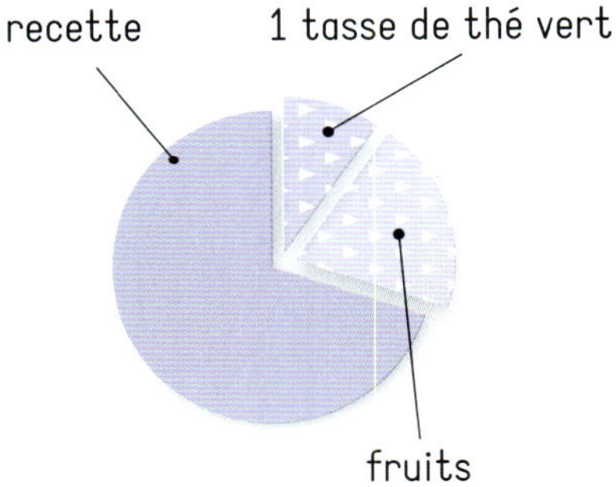

COLLATION DE JESS

Pour 1 personne

5 min

Déposez les ingrédients un à un dans un bol et dégustez aussitôt.

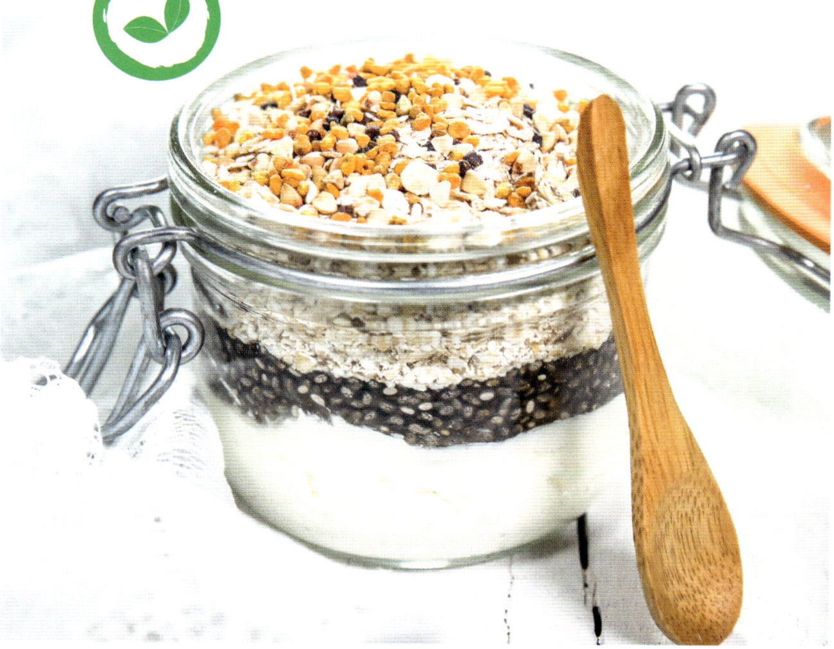

INGRÉDIENTS

- 3 c. à soupe de fromage blanc de brebis
- 2 c. à café de graines de chia
- 1 c. à café de pollen
- 2 c. à soupe de flocons d'avoine
- 2 c. à café de graines de chanvre

POUR UNE COLLATION COMPLÈTE

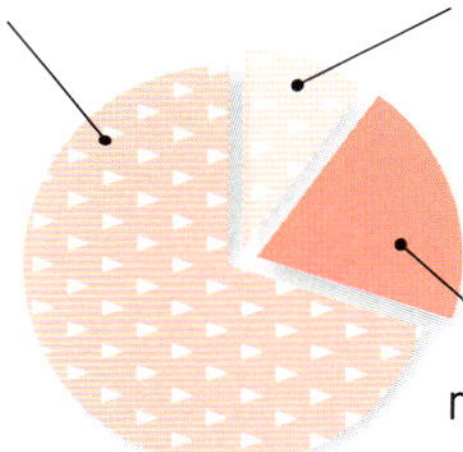

NOTE DU COACH

La collation est l'occasion de manger des superaliments. Pourquoi du pollen ? Pour soigner notre microbiote et booster nos défenses immunitaires.

Pour 6 à 8 personnes

15 min

25 min

FONDANT CHOCOLAT À LA PATATE DOUCE

INGRÉDIENTS

- 200 g de chocolat noir
- 1 grosse c. à soupe de purée de cacahuète ou d'amande
- 1 patate douce (170 g)
- 4 œufs
- 4 c. à soupe de farine de riz
- ½ verre de lait végétal
- 100 g de sucre (au maximum)
- 1 sachet de levure
- huile de coco
- 1 pincée de sel

Préchauffez le four à 160 °C (th. 5-6). Puis mettez-y à cuire la patate douce pendant 10 minutes.

Faites fondre pendant ce temps le chocolat au bain-marie.

Dans un saladier, mélangez la farine, la levure, le sucre, le sel et les œufs.

Dans un blender, mixez la patate douce cuite, le jus végétal, la purée d'amande ou de cacahuète et le chocolat fondu. Ajoutez cette préparation au mélange précédent.

Beurrez un moule avec de l'huile de coco, versez-y la préparation et laissez cuire environ 15 minutes. Surveillez la cuisson.

NOTE DU COACH

Vous allez convertir tout votre entourage avec cet incroyable fondant à la patate douce. Digeste, sain, non addictif et pourtant gourmand. Vous séduirez petits et grands !

POUR UNE COLLATION COMPLÈTE

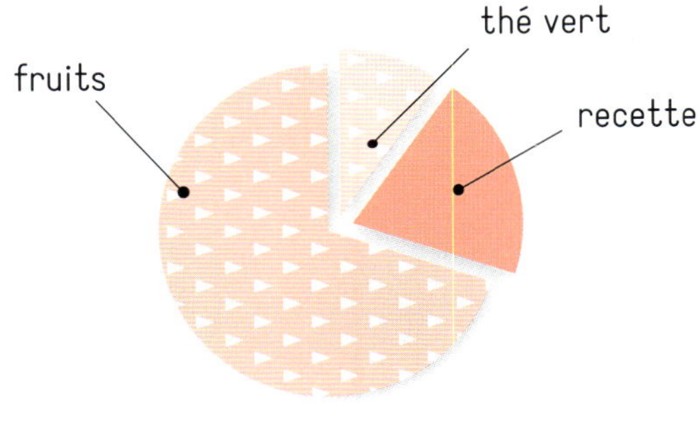

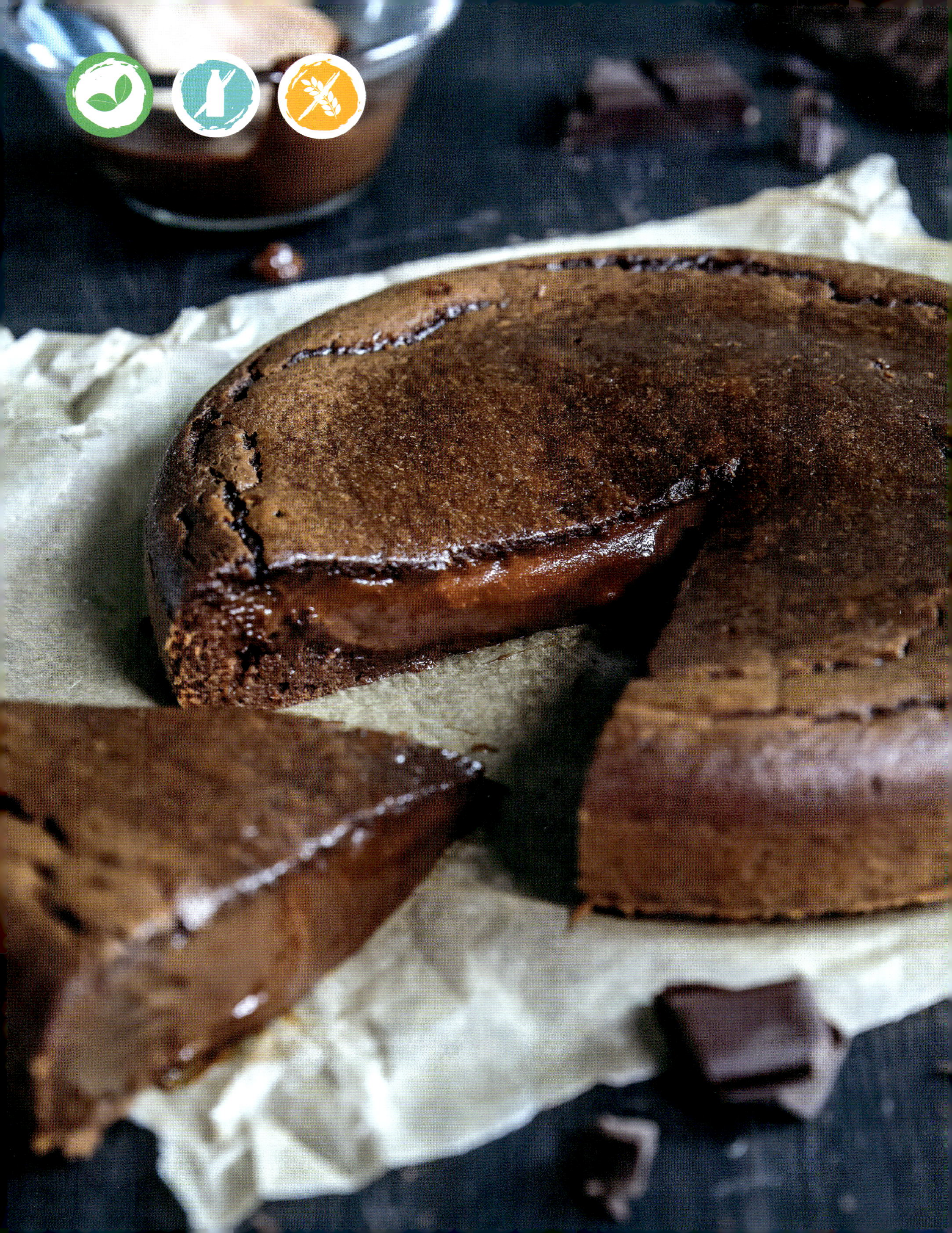

Pour 1 personne

5 min

DATTES AUX NOIX

INGRÉDIENTS

- 3 petites dattes ou 1 grosse datte Medjool
- 2 noix

Dénoyautez les dattes.

Répartissez les noix dans chaque datte et dégustez aussitôt.

POUR UNE COLLATION COMPLÈTE

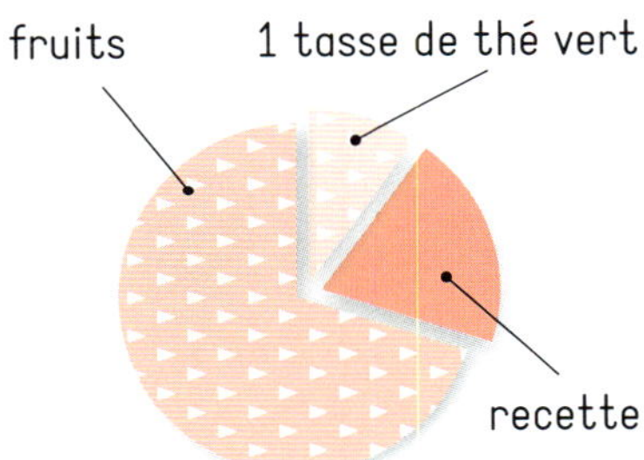

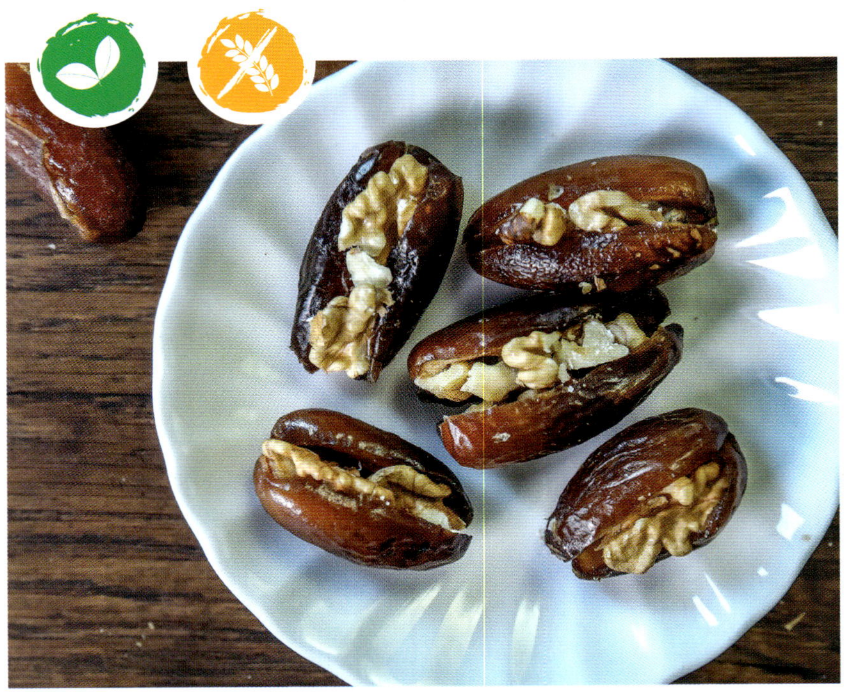

NOTE DU COACH

Une gourmandise de folie ! Préférez la déguster lors de la collation du matin.

BARRE DE CÉRÉALES SANS CUISSON

Pour 1 personne

10 min

Commencez par ôter le noyau des dattes et mettez-les dans le bol d'un robot. Mixez quelques secondes.

Ajoutez tous les autres ingrédients (sauf ceux pour l'enrobage) dans le bol du mixeur et mixez jusqu'à obtenir une pâte homogène qui se décolle des parois du bol.

Formez une barre avec la pâte prélevée, puis déposez-la dans les ingrédients choisis pour l'enrobage.

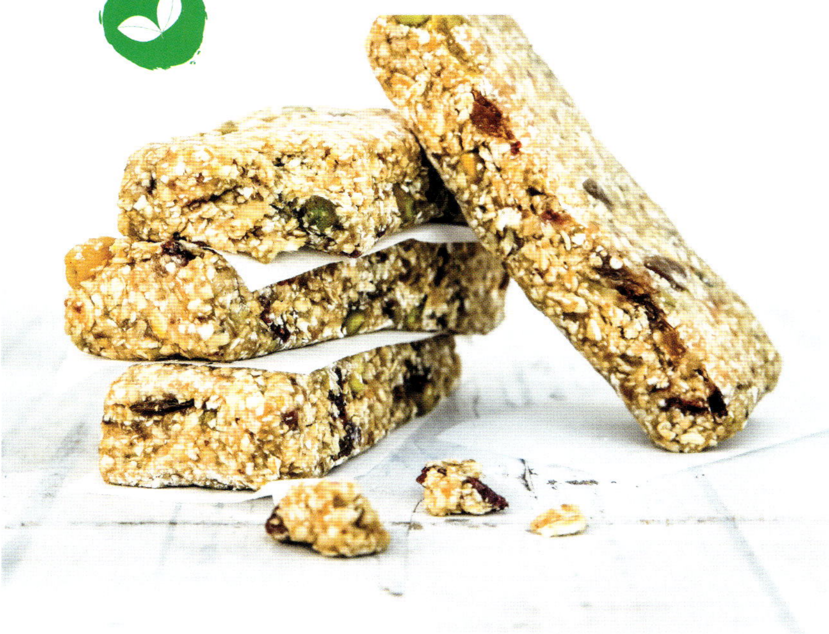

INGRÉDIENTS

- 50 g d'amandes ou de pistaches, noix, noisettes...
- 50 g de dattes
- 50 g de flocons d'avoine
- 2 c. à soupe de jus végétal (amande, avoine, riz...)
- 2 c. à soupe de beurre d'amande, de cacahuète ou de noix de cajou
- 2 c. à soupe de graines de chia
- 50 g de cranberries, de raisins secs, de pépites de chocolat noir ou de noix de coco râpée (pour l'enrobage)

POUR UNE COLLATION COMPLÈTE

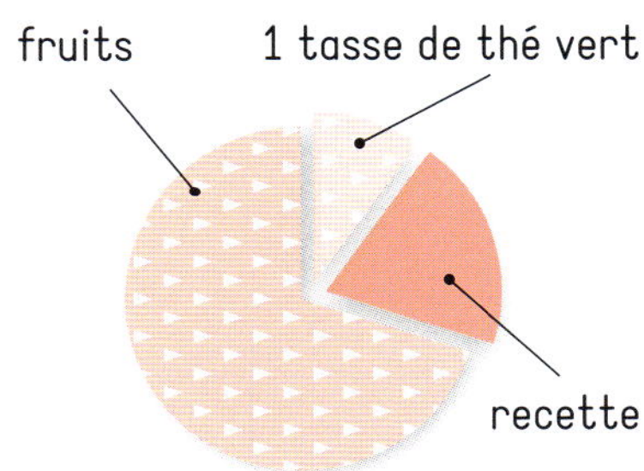

NOTE DU COACH

Une recette sans cuisson pour conserver tous les bienfaits des superaliments !

GAUFRES SUCRÉES DE PATATE DOUCE

Pour 8 gaufres

10 min

15 min

INGRÉDIENTS

- 1 patate douce
- 2 œufs
- 30 g de farine de riz
- 5 cl de lait d'amande
- ½ sachet de levure
- 1 c. à café de miel
- huile de coco

Faites cuire la patate douce. Pesez-en 150 g, puis réduisez cette portion en purée à l'aide d'un mixeur.

Dans le blender, ajoutez les œufs, la farine, le lait d'amande, la levure et le miel, puis mixez pour obtenir une pâte homogène.

Chauffez le gaufrier et graissez-le à l'huile de coco.

Faites cuire les gaufres 3 à 5 minutes.

NOTE DU COACH

Des gaufres sans gluten ! Ayez la main légère pour le topping.

POUR UNE COLLATION COMPLÈTE

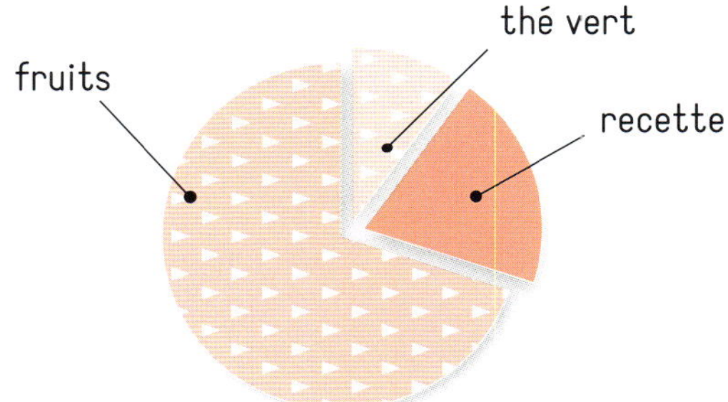

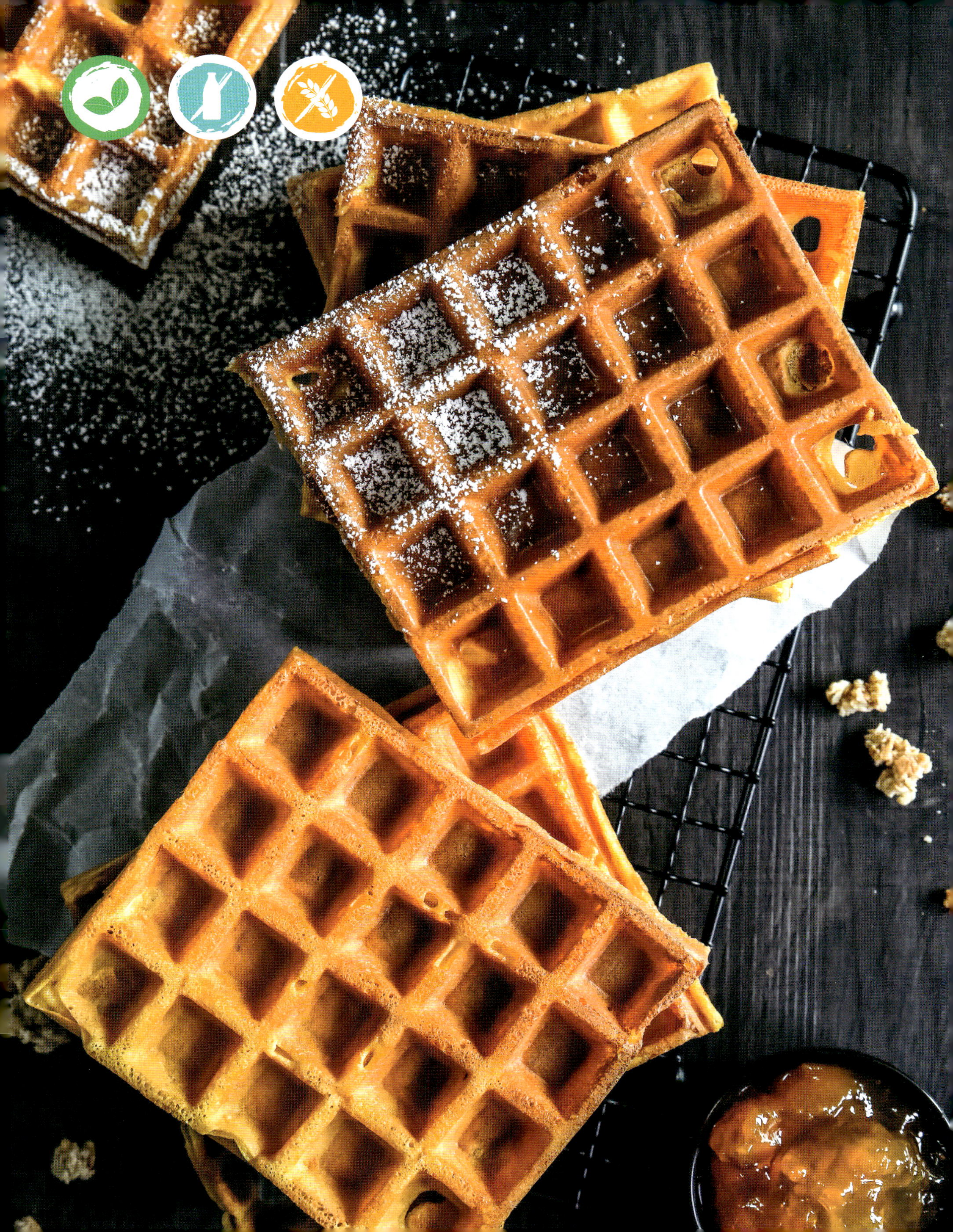

Pour 10 à 12 energy balls
10 min

ENERGY BALLS

INGRÉDIENTS

- 150 g de dattes Dajjeed ou Medjool dénoyautées
- 50 g d'un mélange de graines (ici, tournesol, courge, lin, chanvre)
- 80 g de flocons d'avoine
- 1 c. à café de vanille liquide
- 70 g de purée d'oléagineux (ici, un reste de tahin et une purée maison de cajou, amande et noisette)
- 1 pincée de fleur de sel
- graines de sésame et noix de coco râpée (pour l'enrobage)

Commencez par ôter le noyau des dattes et mettez-les dans le bol du robot. Mixez durant quelques secondes.

Ajoutez dans le bol du mixeur tous les autres ingrédients (sauf ceux pour enrober les boules) et mixez jusqu'à obtenir une pâte homogène qui se décolle des parois du bol.

Prélevez un peu de pâte. Formez une boule entre vos deux paumes, puis déposez cette boule soit dans les graines de sésame, soit dans la noix de coco pour l'enrober.

Procédez de même avec le reste de pâte.

NOTE DU COACH

Excellente collation ! Vous pouvez varier vos mélanges de graines.

POUR UNE COLLATION COMPLÈTE

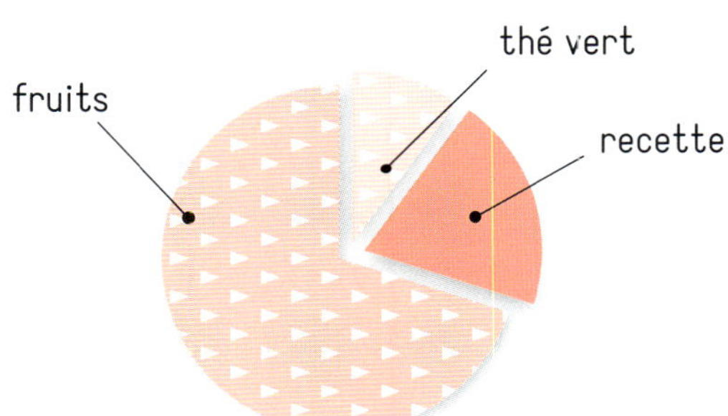

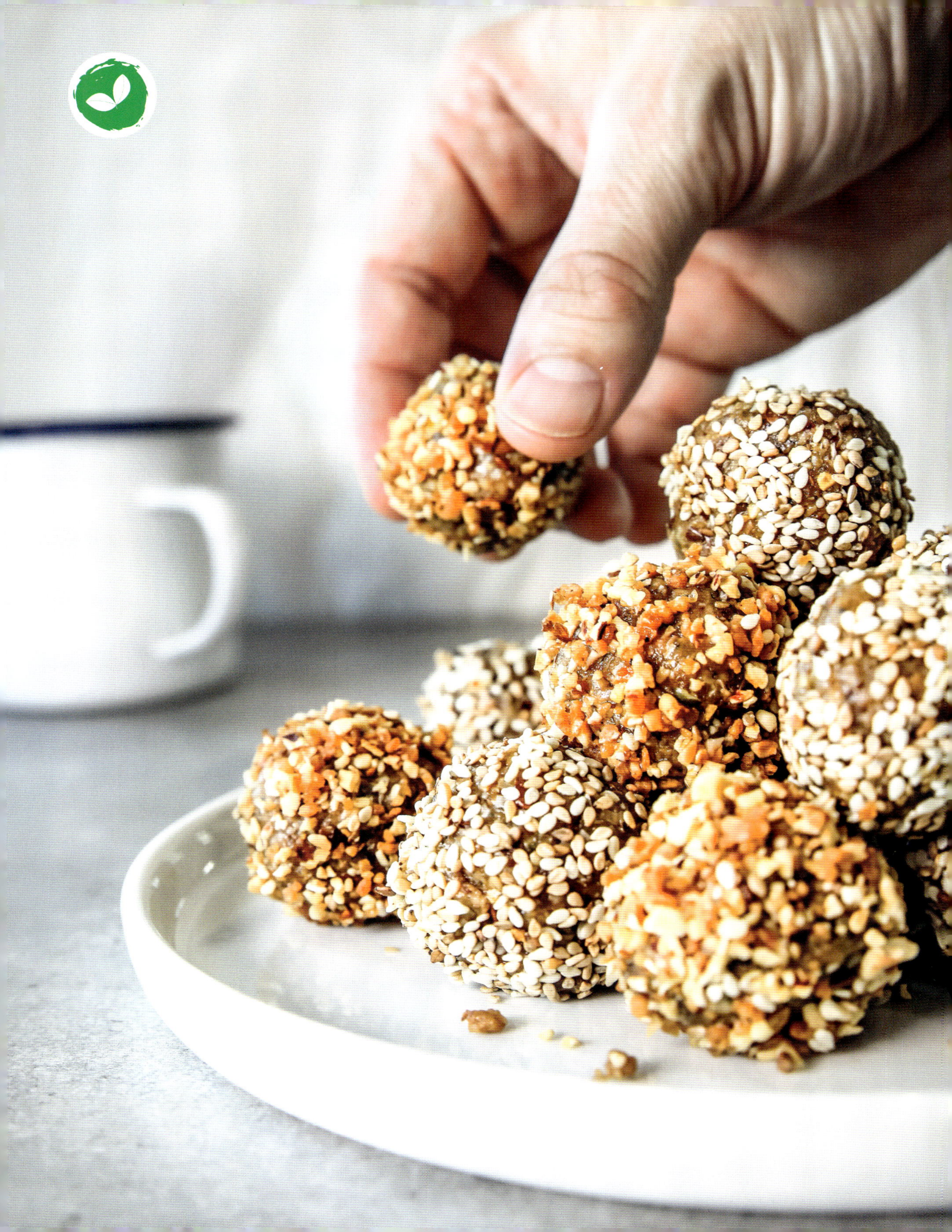

Pour 4 personnes

5 min

20 min

EGG MUFFIN

INGRÉDIENTS

- 4 œufs
- 125 g d'épinards frais
- 25 g de chèvre frais
- 1 petit oignon rouge
- 1 gousse d'ail
- 2 c. à soupe de flocons d'avoine
- 1 c. à soupe d'huile d'olive
- ciboulette
- sel, poivre

Préchauffez le four à 200 °C (th. 6-7).

Épluchez et coupez l'oignon en fines lamelles.

Dans une poêle sur feu moyen, faites revenir l'oignon dans l'huile d'olive. Quand il devient translucide, ajoutez les épinards frais et faites revenir 5 minutes.

Battez les œufs en omelette dans un saladier.

Ajoutez la gousse d'ail écrasée, du sel, du poivre et de la ciboulette. Mélangez et incorporez les flocons d'avoine, puis les épinards. Remuez.

Versez la préparation dans un moule à muffins, puis posez dessus des morceaux de chèvre frais.

Enfournez pour 15 minutes.

NOTE DU COACH

Si vous aimez les collations salées, alors c'est parfait pour vous !

POUR UNE COLLATION COMPLÈTE

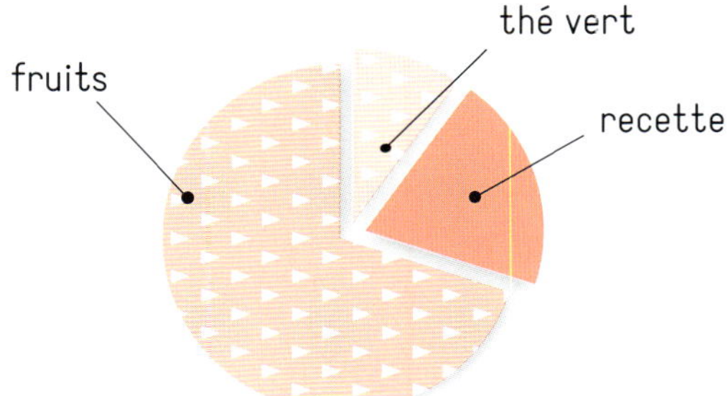

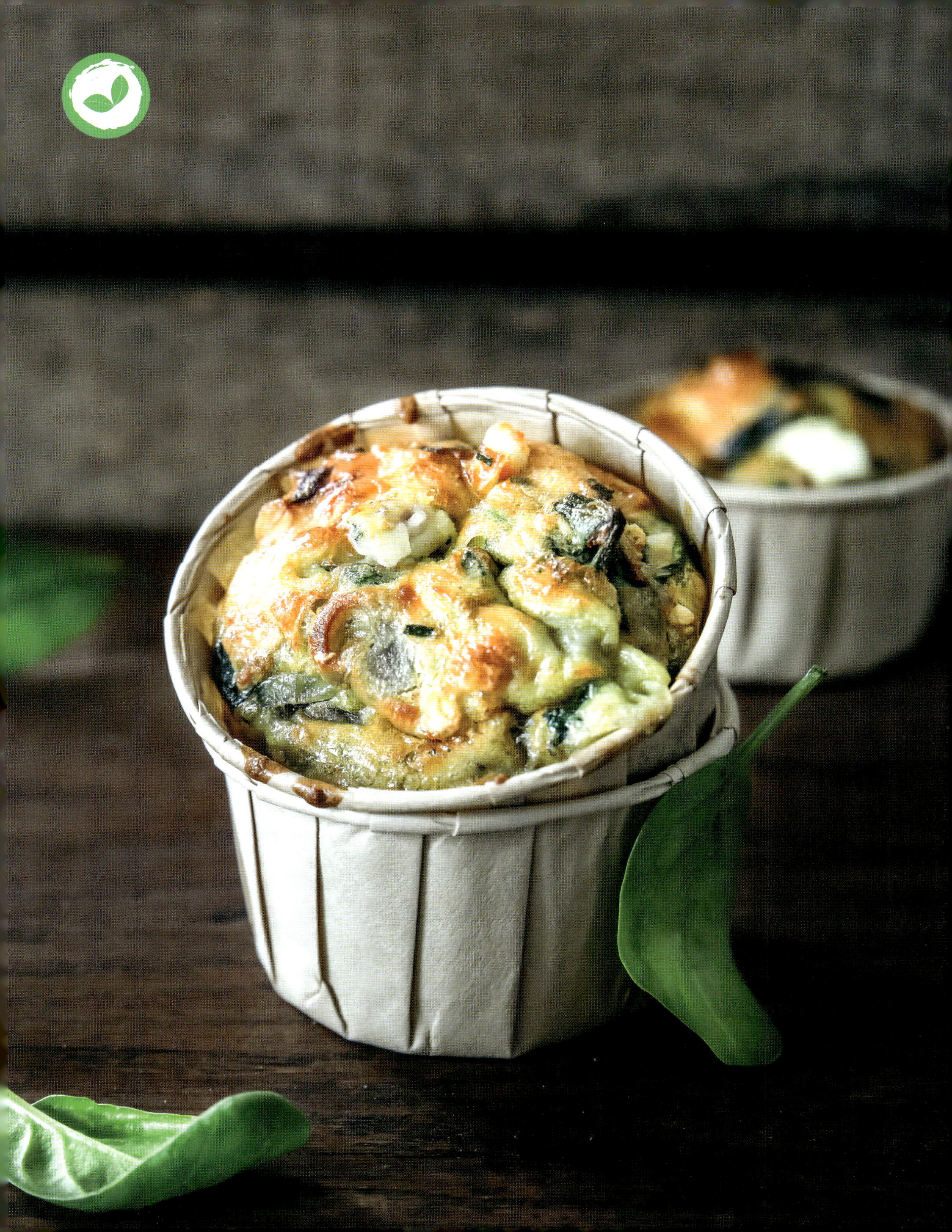

Pour 10 à 12 cookies

10 min

10 min

COOKIES VÉGÉ AUX PÉPITES DE CHOCOLAT

INGRÉDIENTS

- 30 g de pépites de chocolat noir
- 150 g de farine de blé complet
- 50 g d'amandes en poudre
- 5 cl de jus végétal
- 3 c. à soupe de purée d'amande
- 3 c. à soupe de miel
- arôme naturel de vanille ou vanille en poudre

Préchauffez le four à 180 °C (th. 6).

Mettez tous les ingrédients dans un grand saladier et mélangez-les à la main afin d'obtenir une pâte bien homogène.

Façonnez vos biscuits à la main. Déposez-les sur une feuille de papier sulfurisé et laissez-les cuire pendant 10 minutes.

POUR UNE COLLATION COMPLÈTE

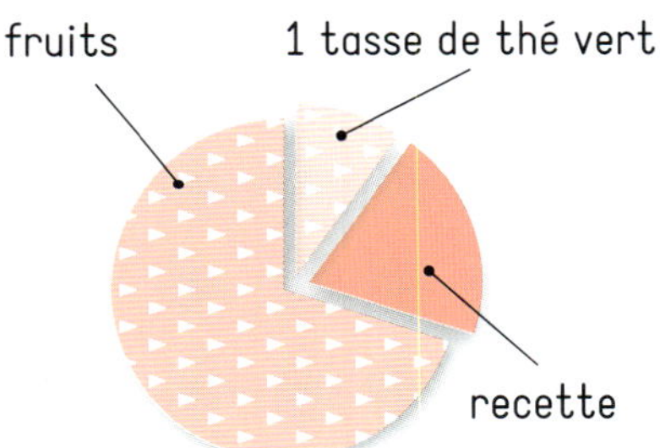

NOTE DU COACH

Miam ! À faire en famille, pour transmettre le goût de cuisiner bon et sain, et se créer des souvenirs autour d'une gourmandise bonne pour la santé.

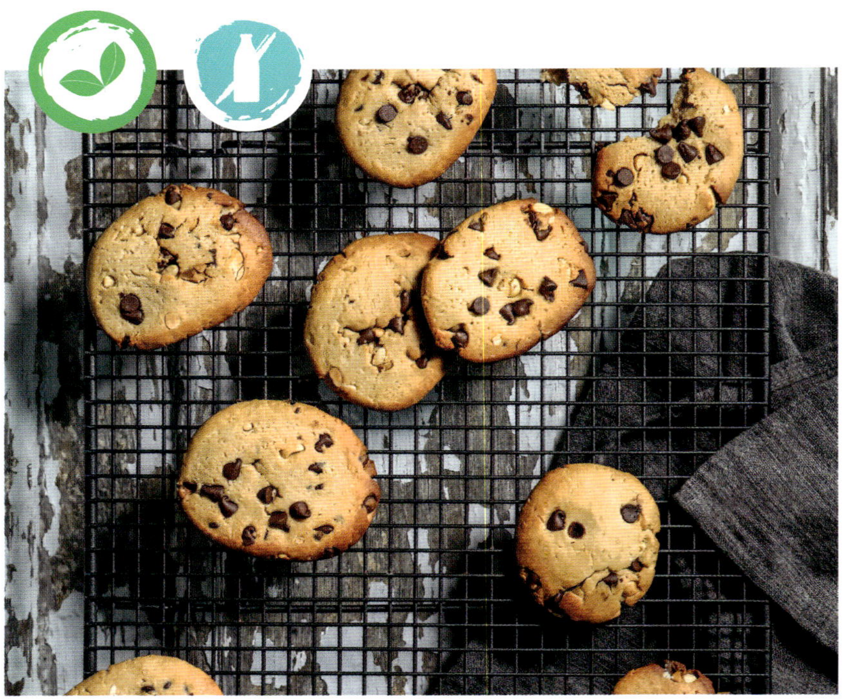

BUDDHA BOWL VÉGÉTARIEN

Pour 1 personne

15 min

15 min

INGRÉDIENTS

- 125 g de quinoa
- 50 g de pois chiches cuits
- 1 poignée de pousses d'épinards
- 1 poignée de pousses de roquette
- 1 petite patate douce
- 1 c. à soupe de mélange de graines
- 1 yaourt
- ½ botte de ciboulette
- huile d'olive
- 1 c. à café de vinaigre
- sel

Faites cuire le quinoa selon les indications mentionnées sur l'emballage. Pelez la patate douce, coupez-la en dés et mettez-les à rôtir au four avec 1 cuillerée à soupe d'huile d'olive et un peu de sel pendant 15 minutes à 200 °C (th. 6-7).

Dans un petit bol, mélangez le yaourt, le sel, l'huile d'olive, le vinaigre et la ciboulette ciselée.

Dans un saladier, mettez les pousses d'épinards et la roquette. Ajoutez le quinoa, les cubes de patate douce, les pois chiches et les graines. Incorporez la sauce.

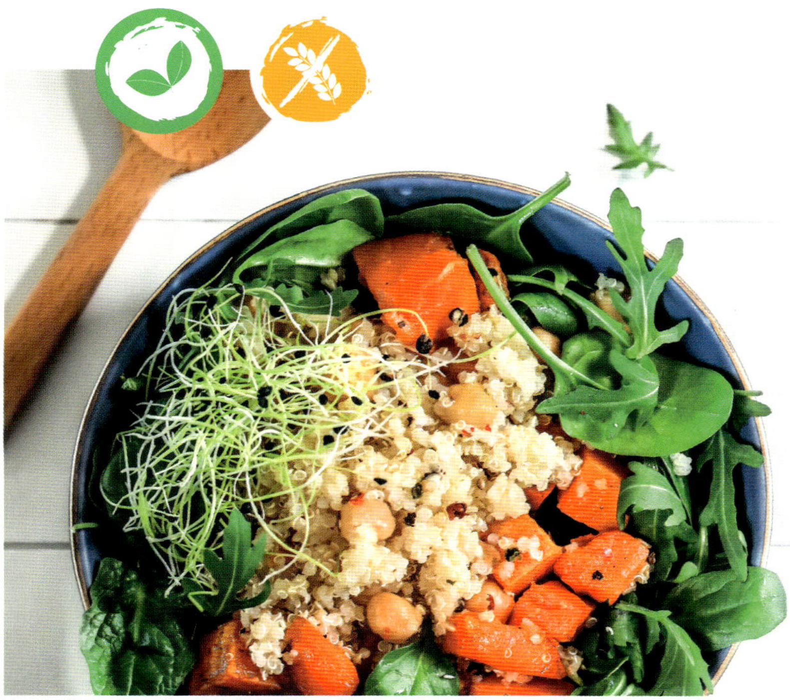

MENU COMPLET

NOTE DU COACH

20/20 pour ce repas santé qui vous apportera grande satisfaction. Bon appétit !

Pour 1 à 2 personnes

15 min

15 min

SALADE VÉGÉTARIENNE ET ŒUFS

INGRÉDIENTS

- 200 g de quinoa rouge et blanc
- 120 g de courge butternut
- 1 ou 2 sucrines
- 1 oignon rouge
- 2 œufs
- huile d'olive
- sel, poivre

Faites cuire le quinoa selon les indications figurant sur l'emballage. Pelez la courge butternut, coupez-la en dés et laissez rôtir les morceaux au four avec 1 cuillerée à soupe d'huile d'olive et un peu de sel pendant 15 minutes à 200 °C (th. 6-7).

Plongez les œufs dans de l'eau bouillante et laissez-les cuire 5 minutes et demie pour qu'ils soient mollets.

Dans un saladier, mettez le quinoa, les sucrines et la courge. Ajoutez l'oignon rouge émincé et les œufs. Assaisonnez, arrosez d'huile d'olive et dégustez.

NOTE DU COACH

Vous pouvez remplacer le quinoa par de l'amarante (testez, c'est super bon !).

MENU COMPLET

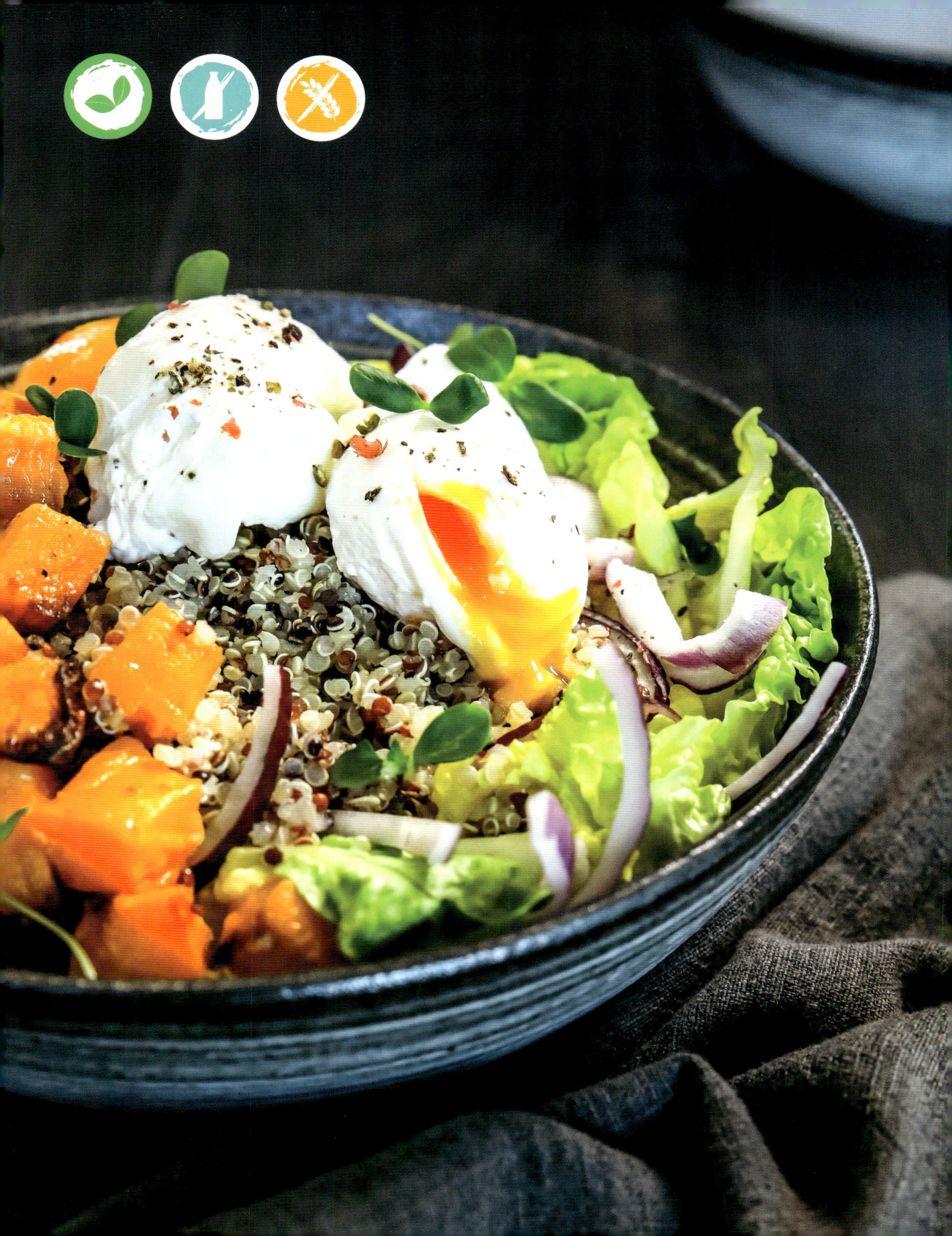

Pour 4 personnes

25 min

15 min

POKE BOWL AU SAUMON

INGRÉDIENTS

- 500 g de riz à sushi cuit
- 50 g d'edamames surgelés ou de fèves
- 400 g de filet de saumon frais
- ¼ de petit chou rouge
- 2 carottes
- 1 concombre
- micro-pousses de pois mange-tout
- graines de sésame
- 2 c. à soupe de vinaigre de riz
- 2 c. à soupe de sauce soja

Assaisonnez le filet de saumon coupé en dés avec 1 cuillerée à soupe de vinaigre de riz, 1 cuillerée à soupe de sauce soja et des graines de sésame. Réservez.

Mélangez le riz à sushi cuit et refroidi avec le reste de vinaigre de riz, de sauce soja et des graines de sésame. Réservez.

Lavez et émincez le chou rouge. Épluchez les carottes et détaillez-les en julienne. Coupez le concombre en rondelles.

Placez le riz au fond des bols. Disposez dessus des graines de sésame, les tranches de concombre, le chou rouge émincé, les carottes en julienne, le saumon assaisonné.

Ajoutez les edamames surgelés ou les fèves, ainsi que les micro-pousses de pois mange-tout. Servez.

NOTE DU COACH

Vous pouvez remplacer le chou rouge par du chou blanc, le riz à sushi par du riz semi-complet, créez votre compo !

MENU COMPLET

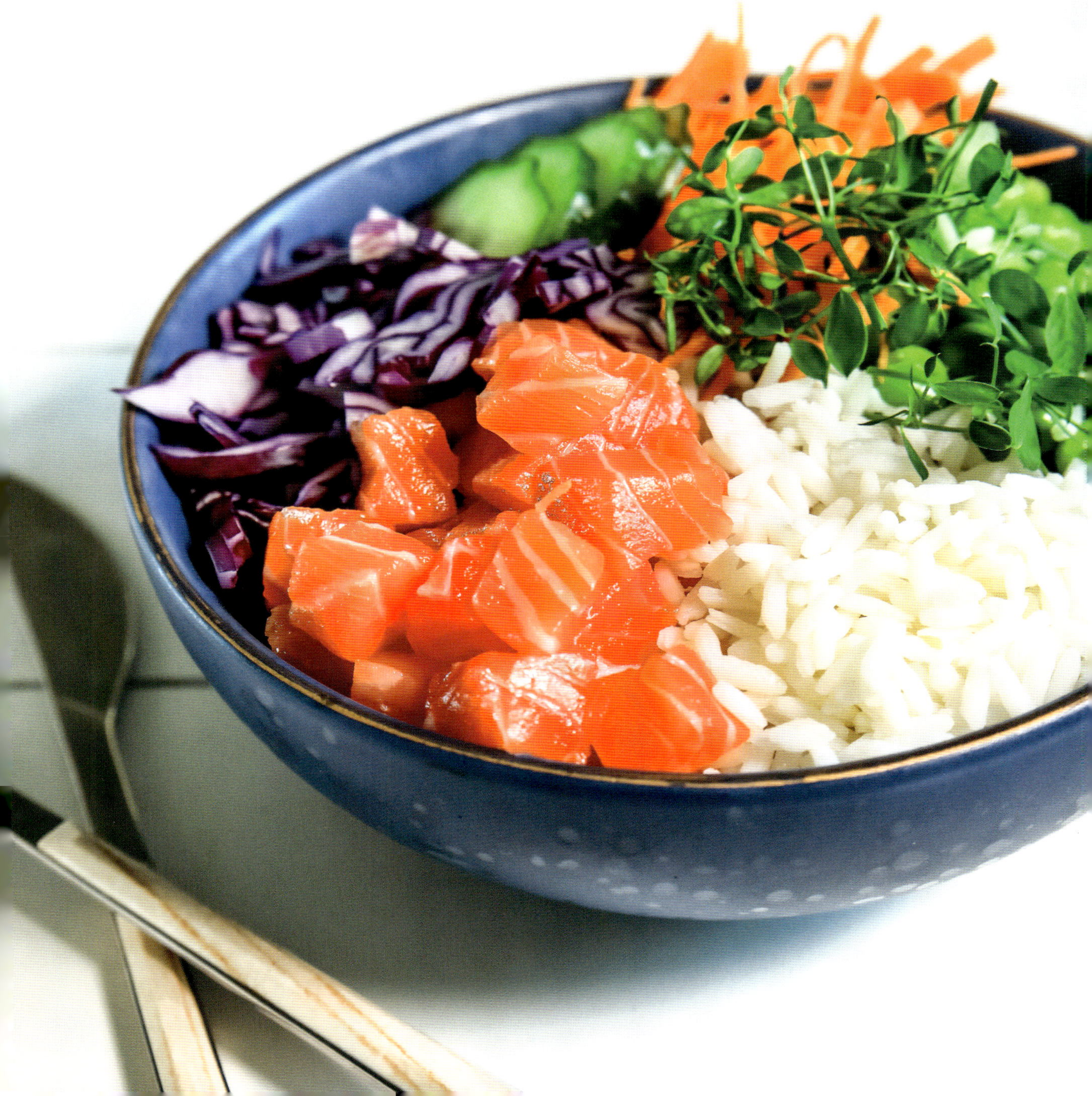

Pour 2 personnes

5 min

20 min

SALADE COMPOSÉE

INGRÉDIENTS

- 200 g de quinoa
- 2 œufs
- 200 g de poulet rôti effiloché
- 1 avocat
- 30 g de jambon cru
- 40 g de fromage frais
- sel, poivre

- **Pour la vinaigrette de Jess**
- 2 c. à soupe d'huile de colza ou d'olive
- 2 c. à soupe d'huile de noix
- 2 c. à soupe de vinaigre de cidre
- 1 c. à café de moutarde
- ail en poudre
- herbes au choix
- sel aux aromates
- poivre

Faites cuire le quinoa selon les indications figurant sur l'emballage.

Plongez les œufs dans de l'eau bouillante et laissez-les cuire pendant 9 minutes.

Dans un saladier, mettez le quinoa cuit, le poulet, les œufs durs hachés et l'avocat coupé en lamelles. Salez et poivrez.

Parsemez de fromage frais et de jambon cru.

Dans un bol ou dans un récipient à couvercle, mélangez tous les ingrédients et assaisonnez votre salade avec la vinaigrette de Jess.

NOTE DU COACH

Optez pour la qualité : ne mettez le jambon cru dans la recette que s'il est de bonne qualité.

POUR UN REPAS COMPLET

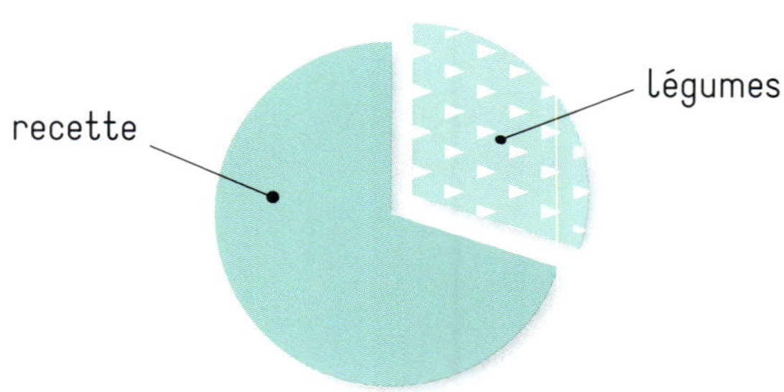

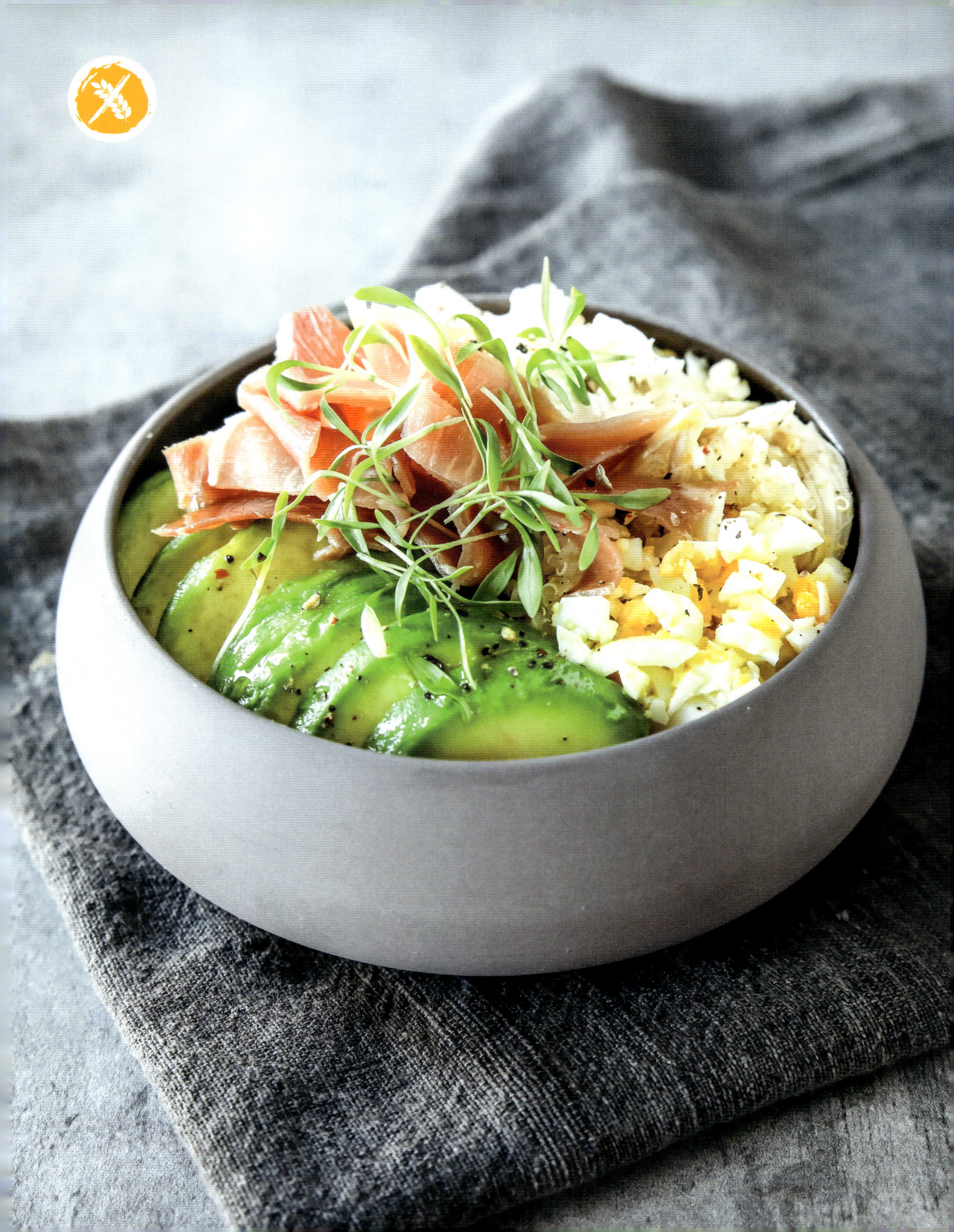

Pour 2 personnes

15 min

1 h 30

SALADE DE TOMATES RÔTIES ET HARICOTS BLANCS

INGRÉDIENTS

- 250 g d'épeautre
- 200 g de tomates olivettes
- 150 g de haricots blancs cuits
- 50 g de petites feuilles de roquette
- huile d'olive
- sel, poivre

Coupez les tomates en deux et déposez-les sur une plaque de cuisson recouverte de papier sulfurisé. Arrosez-les légèrement d'huile d'olive. Enfournez dans un four préchauffé à 120 °C (th. 4) pour 1 h 30 de cuisson.

Faites cuire l'épeautre pendant ce temps.

Dans un saladier, mettez l'épeautre, les haricots blancs et les tomates. Mélangez avec la roquette additionnée de 1 cuillerée à soupe d'huile d'olive. Salez et poivrez.

MENU COMPLET

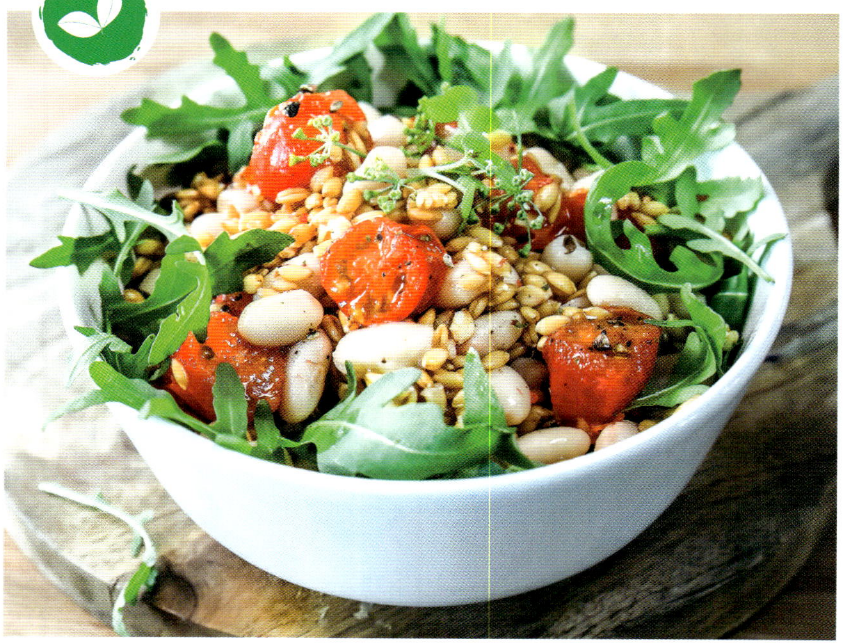

NOTE DU COACH

Pas le temps d'attendre la cuisson des tomates ? Ajoutez-les crues !

SALADE D'AUTOMNE

Pour 1 personne

10 min

2 à 3 min

Râpez le chou rouge. Coupez la poire en dés.

Mélangez la feta, la mâche et le persil haché.

Faites frire le bacon quelques minutes, puis essorez-le sur un papier essuie-tout. Ajoutez-le entier à la salade.

Assaisonnez.

INGRÉDIENTS

- 80 g de chou rouge
- 30 g de poire
- 60 g de mâche
- 50 g de bacon
- 30 g de feta
- 1 c. à café de persil
- 1 c. à café d'huile de noisette
- 1 c. à café de vinaigre

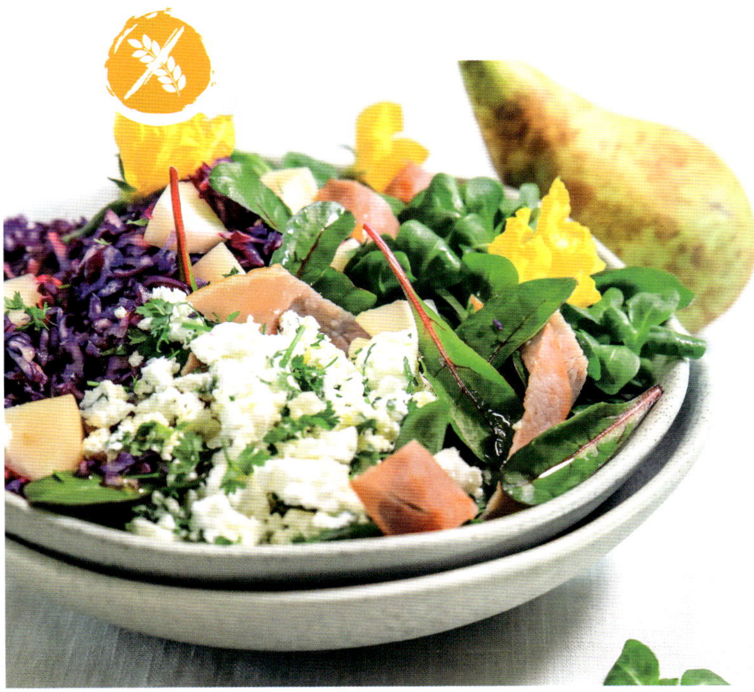

POUR UN REPAS COMPLET

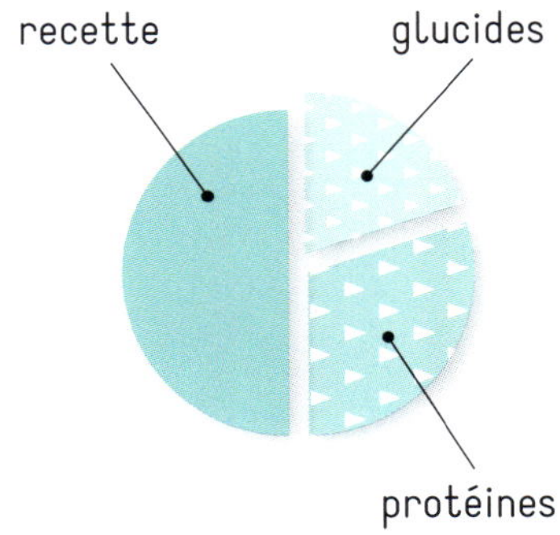

NOTE DU COACH

Cette recette convient bien pour une entrée ou un accompagnement.

Pour 1 personne

15 min

40 min

SUPERBOWL TRICOLORE

INGRÉDIENTS

- 100 g de lentilles vertes
- 150 g de betterave cuite
- 50 g de pousses d'épinards
- ½ avocat
- 2 poignées de roquette
- 100 g de fromage de chèvre
- ½ gousse d'ail
- 2 c. à soupe d'huile d'olive
- 1 c. à soupe de jus de citron
- ½ c. à café de moutarde
- sel, poivre

Versez les lentilles dans une casserole remplie d'eau froide, couvrez et laissez cuire environ 40 minutes. Égouttez et rincez à l'eau froide. Découpez la betterave en dés. Mélangez les lentilles, la betterave et les pousses d'épinards dans un saladier.

Fouettez l'huile d'olive avec la moutarde, le jus de citron, l'ail haché dans un petit bol. Salez et poivrez

Ajoutez la roquette, puis l'assaisonnement dans le saladier. Disposez les tranches de fromage de chèvre et d'avocat.

MENU COMPLET

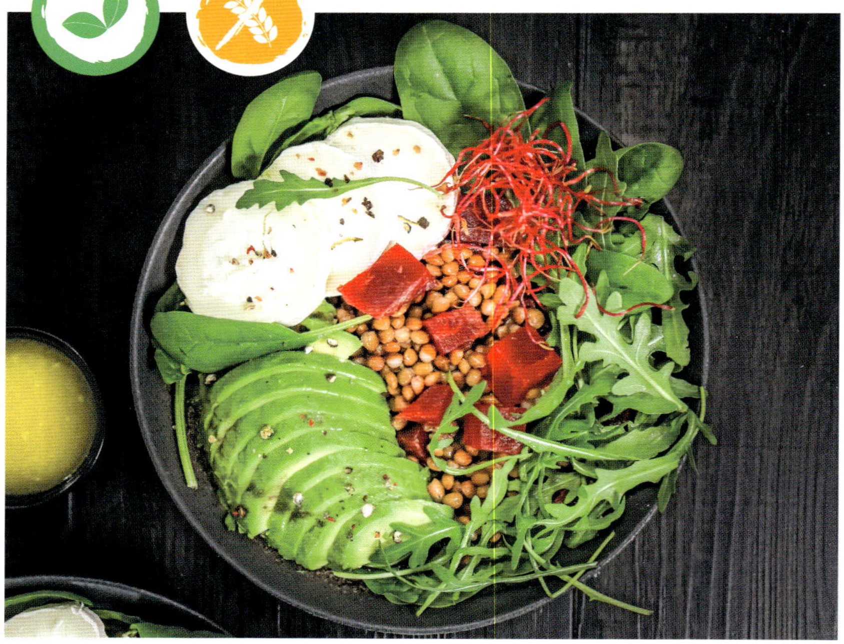

NOTE DU COACH

Vous pouvez remplacer les lentilles vertes par une autre variété de lentilles, corail, blondes, ou bien par des fèves.

RIZ SEMI-COMPLET ET CREVETTES

Pour 1 personne

10 min

30 min

INGRÉDIENTS

- 70 g de riz semi-complet
- 10 crevettes roses
- ¼ de petit chou rouge
- 1 avocat
- 1 citron
- ¼ de botte de ciboulette
- sauce au choix

Faites cuire le riz semi-complet durant 30 minutes.

Décortiquez les crevettes. Émincez le chou rouge et ciselez la ciboulette. Coupez la chair de l'avocat en dés et arrosez-les d'un peu de jus de citron.

Dans un bol, versez le riz, les crevettes, les dés d'avocat et le chou rouge. Parsemez de ciboulette. Assaisonnez selon votre goût.

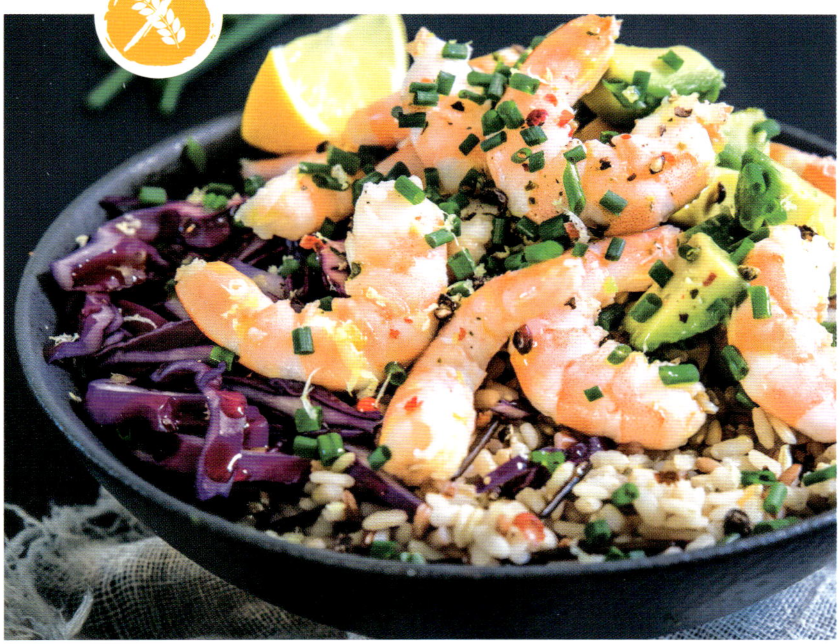

MENU COMPLET

NOTE DU COACH

À emporter (dans un récipient en verre) pour la pause du midi, un déjeuner 100 % garanti santé !

Pour 4 personnes

15 min

20 min

FALAFELS FACILES

INGRÉDIENTS

- 75 g de son d'avoine
- 75 g de pois chiches
- 1 c. à café d'oignon haché
- 1 c. à café d'ail haché
- 1 c. à café de coriandre en poudre
- 1 c. à café de persil
- 1 c. à café de paprika
- sel

Hachez finement l'oignon, l'ail et le persil.

Dans un blender, versez les pois chiches, le son d'avoine, l'oignon, l'ail et le persil. Ajoutez les épices et du sel, puis mixez le tout. La préparation doit avoir la consistance d'une pâte.

Formez des boulettes et enfournez pour 20 minutes à 180 °C (th. 6) sur une plaque de cuisson recouverte de papier sulfurisé.

POUR UN REPAS COMPLET

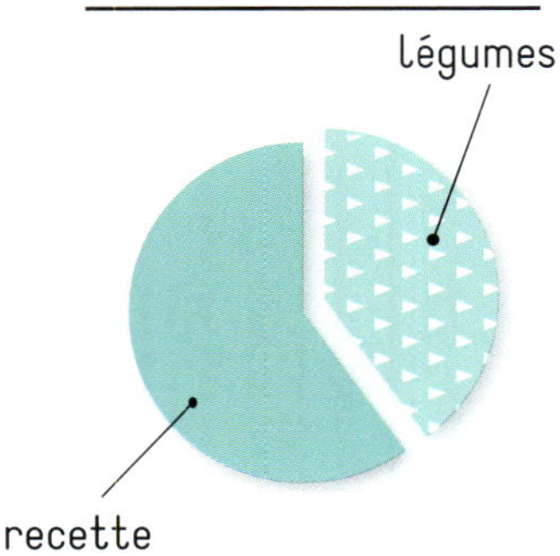

NOTE DU COACH

Le son d'avoine et les pois chiches vous assurent un bon transit. Un vrai repas/remède contre la constipation.

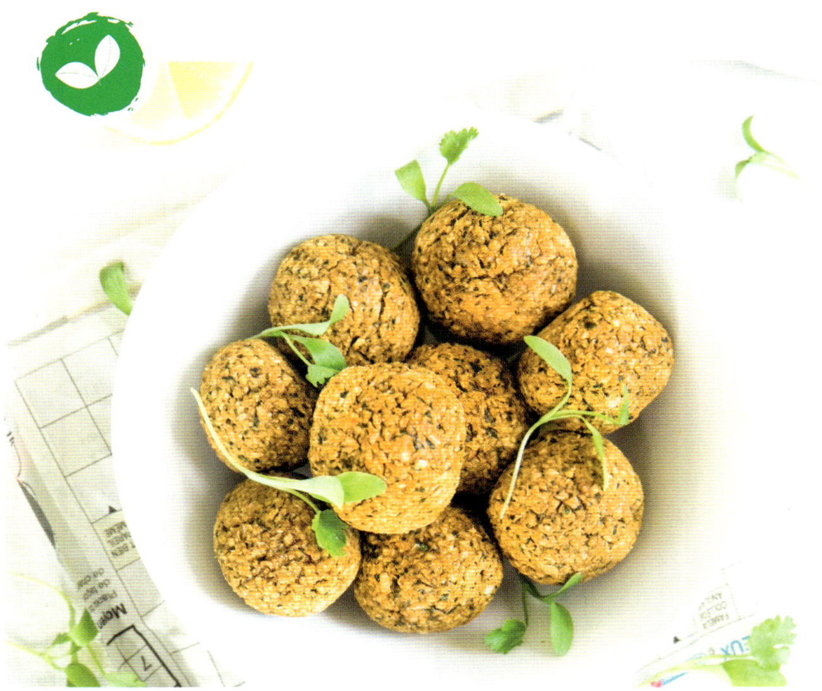

MOULES THAÏES

Pour 2 personnes

15 min

20 min

Dans une grande casserole, faites suer l'échalote en petits morceaux, l'ail, le chili, la citronnelle, le gingembre et les tiges de coriandre. Salez et poivrez. Ajoutez le curcuma.

Ajoutez un verre d'eau et portez à ébullition. Puis ajoutez les moules.

Couvrez et poursuivez la cuisson jusqu'à ce que les moules s'ouvrent. Attention, jetez celles qui ne s'ouvriraient pas.

Servez et arrosez du jus de cuisson.

INGRÉDIENTS

- 1 kg de moules nettoyées
- 1 échalote
- 2 gousses d'ail
- 1 chili frais émincé
- 1 c. à soupe de gingembre en poudre
- 1 bâton de citronnelle
- 1 c. à café de curcuma
- 1 c. à soupe de tiges de coriandre hachées
- 2 c. à soupe d'huile végétale
- sel, poivre

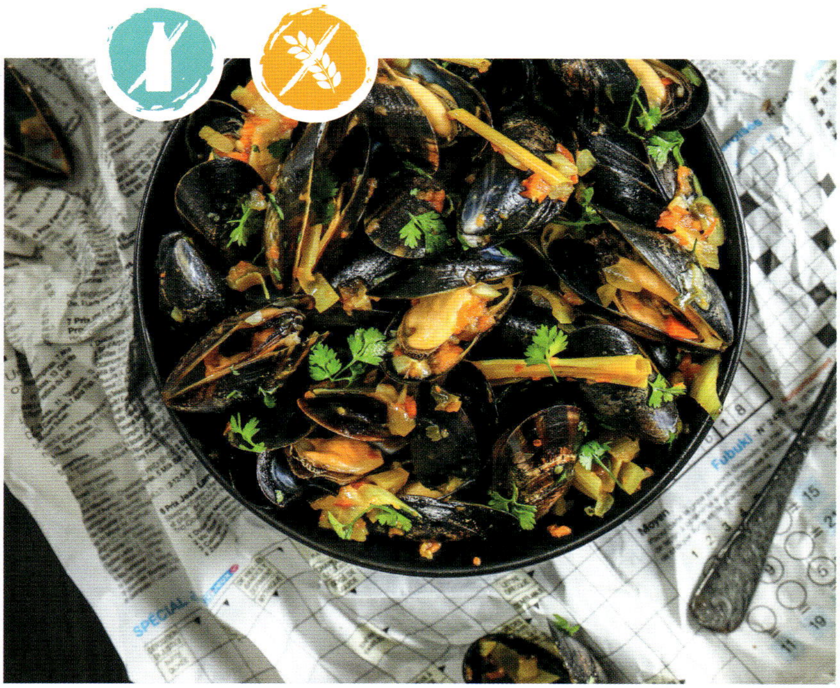

POUR UN REPAS COMPLET

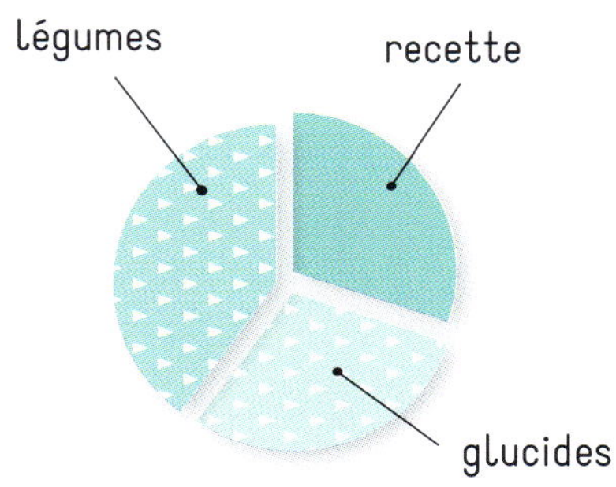

NOTE DU COACH

Que de parfums dans ce plat ! On laisse définitivement tomber le beurre et la crème fraîche pour cuisiner les moules.

BRICKS À L'ŒUF ET AU THON

Pour 4 bricks

5 min

2 à 4 min par brick

INGRÉDIENTS

- 4 feuilles de brick
- 150 g de thon au naturel
- 4 œufs bio
- 4 c. à soupe de persil haché
- 4 pincées de cumin
- 8 c. à soupe d'huile d'olive
- sel, poivre

Dans une grande poêle, versez 2 cuillerées à soupe d'huile d'olive et faites chauffer à feu moyen.

Déposez 1 feuille de brick, garnissez-la d'un quart du thon, de cuillerée à soupe de persil haché et de pincée de cumin.

Cassez l'œuf dessus. Laissez cuire 1 à 2 minutes. Pliez la feuille de brick en deux. Retournez-la pour la faire cuire de l'autre côté.

Répétez l'opération pour les 3 bricks restants. À déguster bien chaud.

NOTE DU COACH

Un plat que les petits et les grands adorent. Choisissez des légumes verts pour accompagner vos bricks.

POUR UN REPAS COMPLET

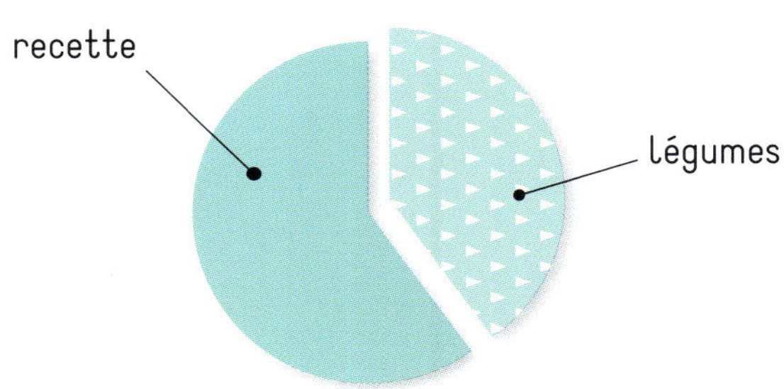

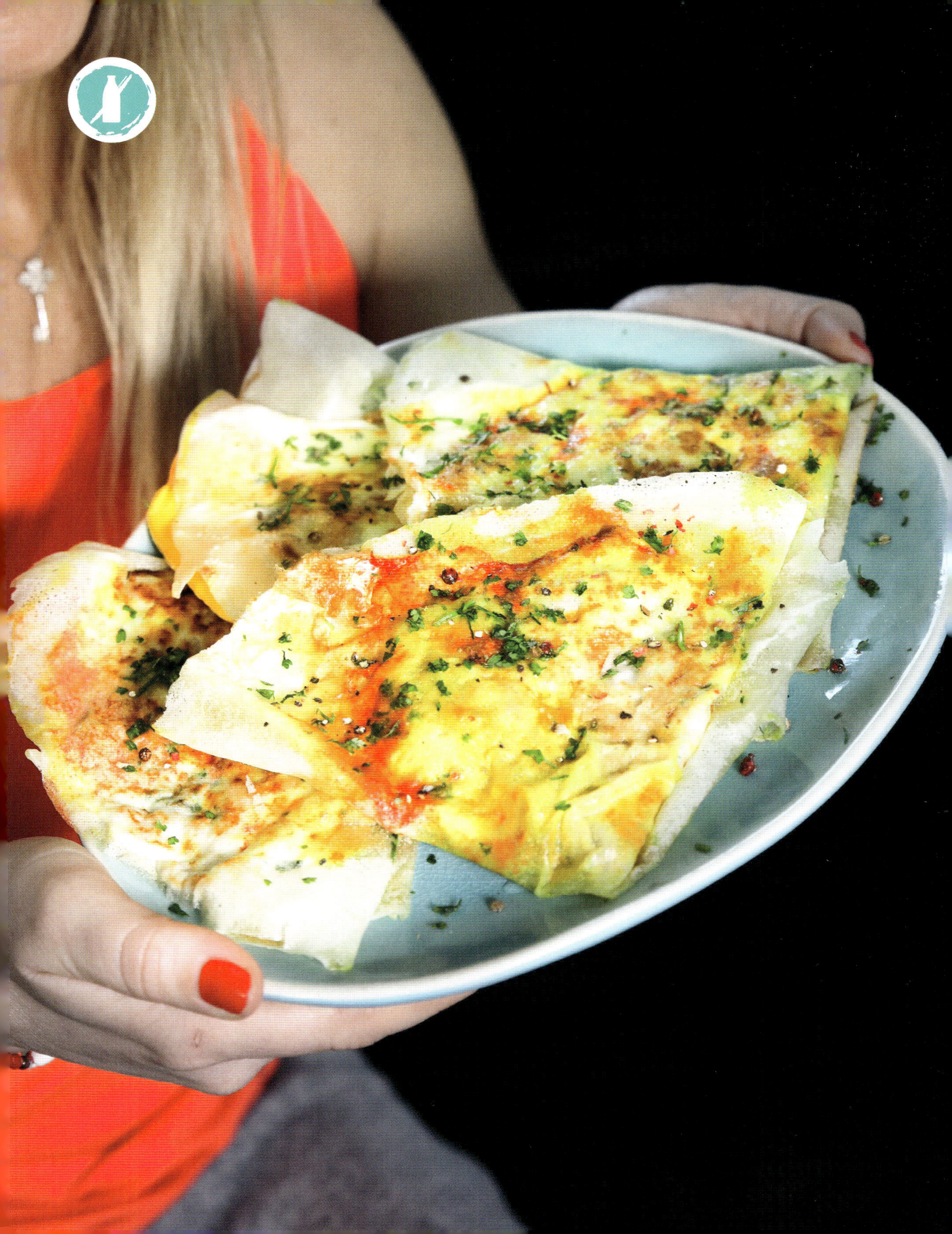

Pour 1 personne

15 min

2 min

ROULEAU DE PRINTEMPS

INGRÉDIENTS

- 1 feuille de riz
- 50 g de crevettes roses
- 20 g de vermicelles de riz
- 20 g de pousses de soja
- 2 feuilles de salade verte
- 1 petite carotte
- ½ avocat
- 10 g de cacahuètes
- 5 cl de sauce soja
- ½ citron

Lavez, épluchez et râpez la carotte. Lavez la salade.

Coupez l'avocat en fines lamelles et arrosez-le du jus de citron.

Faites cuire les vermicelles selon les instructions figurant sur l'emballage.

Concassez les cacahuètes.

Étalez un torchon humide sur le plan de travail, plongez la feuille de riz 5 secondes dans un saladier d'eau froide et déposez-la sur le torchon.

Déposez l'ensemble de la garniture en bas de la feuille.

Roulez la feuille jusqu'à la moitié, rabattez les côtés et finissez de rouler.

Trempez dans la sauce soja avant de déguster.

NOTE DU COACH

Les pousses de soja peuvent être remplacées par du concombre, par exemple.

MENU COMPLET

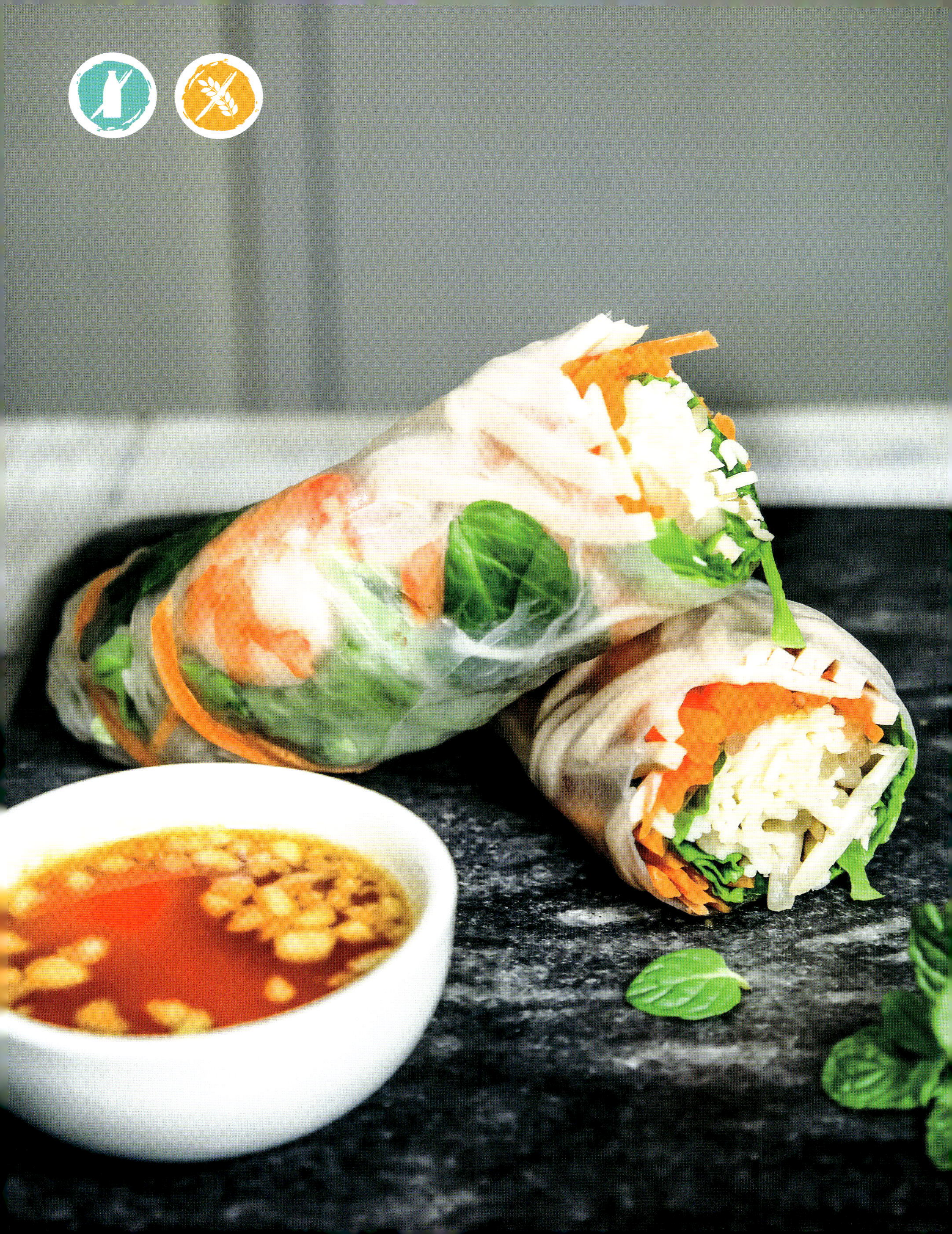

Pour 1 personne

5 min

40 min

SALADE DE LENTILLES CHOU ROUGE ET FETA

INGRÉDIENTS

- 100 g de lentilles vertes
- 1/8 de chou rouge
- 1 bol de pousses d'épinards
- 1 échalote
- 50 g de feta
- ¼ de c. à café de coriandre en poudre
- 1 pointe de couteau de gingembre en poudre
- huile d'olive

Versez les lentilles dans une casserole remplie d'eau froide, couvrez et laissez cuire environ 40 minutes. Égouttez et rincez à l'eau froide.

Lavez les légumes. Émincez le chou rouge et hachez l'échalote.

Fouettez dans un petit bol de l'huile d'olive, l'échalote, la coriandre et le gingembre.

Mettez les lentilles cuites, le chou rouge, les pousses d'épinards et la feta dans un saladier. Assaisonnez avec la sauce.

NOTE DU COACH

À accompagner avec des céréales au choix.

POUR UN REPAS COMPLET

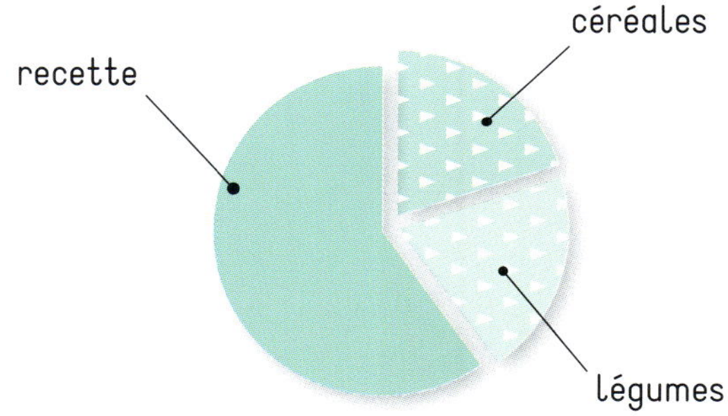

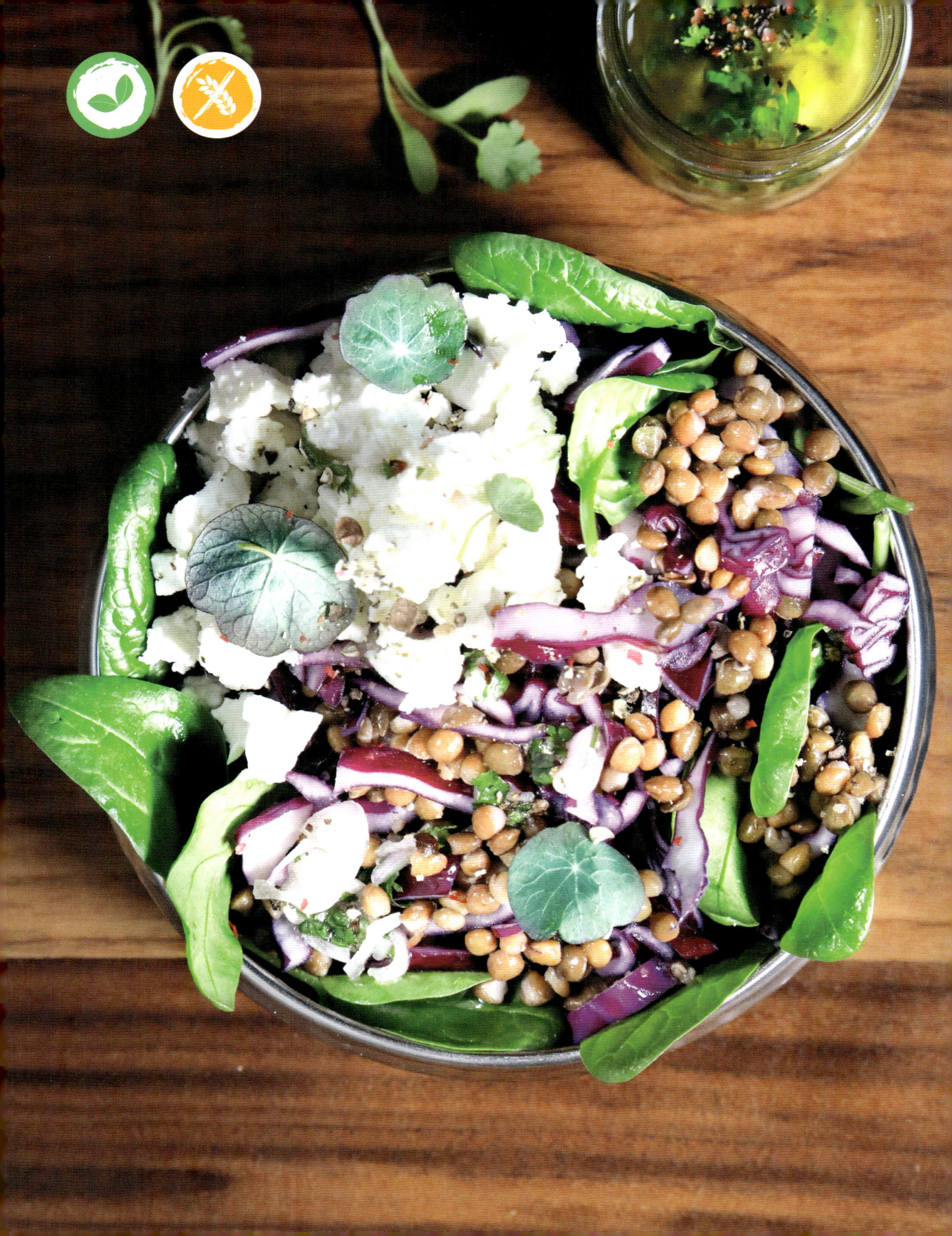

Pour 2 personnes

5 min

15 min

CRÉMEUX DE CHAMPIGNONS, ŒUF MOLLET ET LARDONS

INGRÉDIENTS

- 200 g de champignons de Paris
- 15 cl de jus d'amande
- 2 œufs
- 1 petite barquette d'allumettes de lardons
- 1 échalote
- ciboulette
- ¼ de c. à café de bouillon de légumes bio en pâte
- huile végétale
- poivre

Émincez l'échalote, lavez et coupez en quatre les champignons. Faites revenir dans un peu d'huile.

Dans un blender, déposez les légumes, le jus d'amande et le bouillon, puis mixez finement.

Mettez les œufs 5 minutes et demie dans de l'eau bouillante pour qu'ils soient mollets, faites revenir les allumettes de lardons.

Versez la crème de champignons dans des assiettes creuses. Déposez dessus 1 œuf et les allumettes de lardons. Parsemez de ciboulette ciselée et poivrez.

NOTE DU COACH

Peut convenir en entrée le soir ou en plat si vous augmentez les quantités de protéines et de glucides.

POUR UN REPAS COMPLET

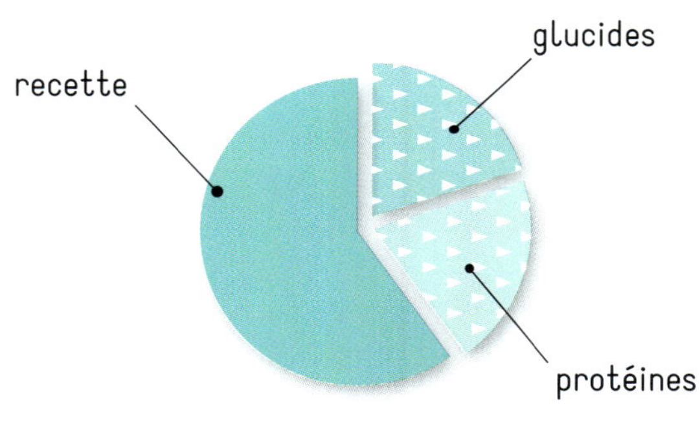

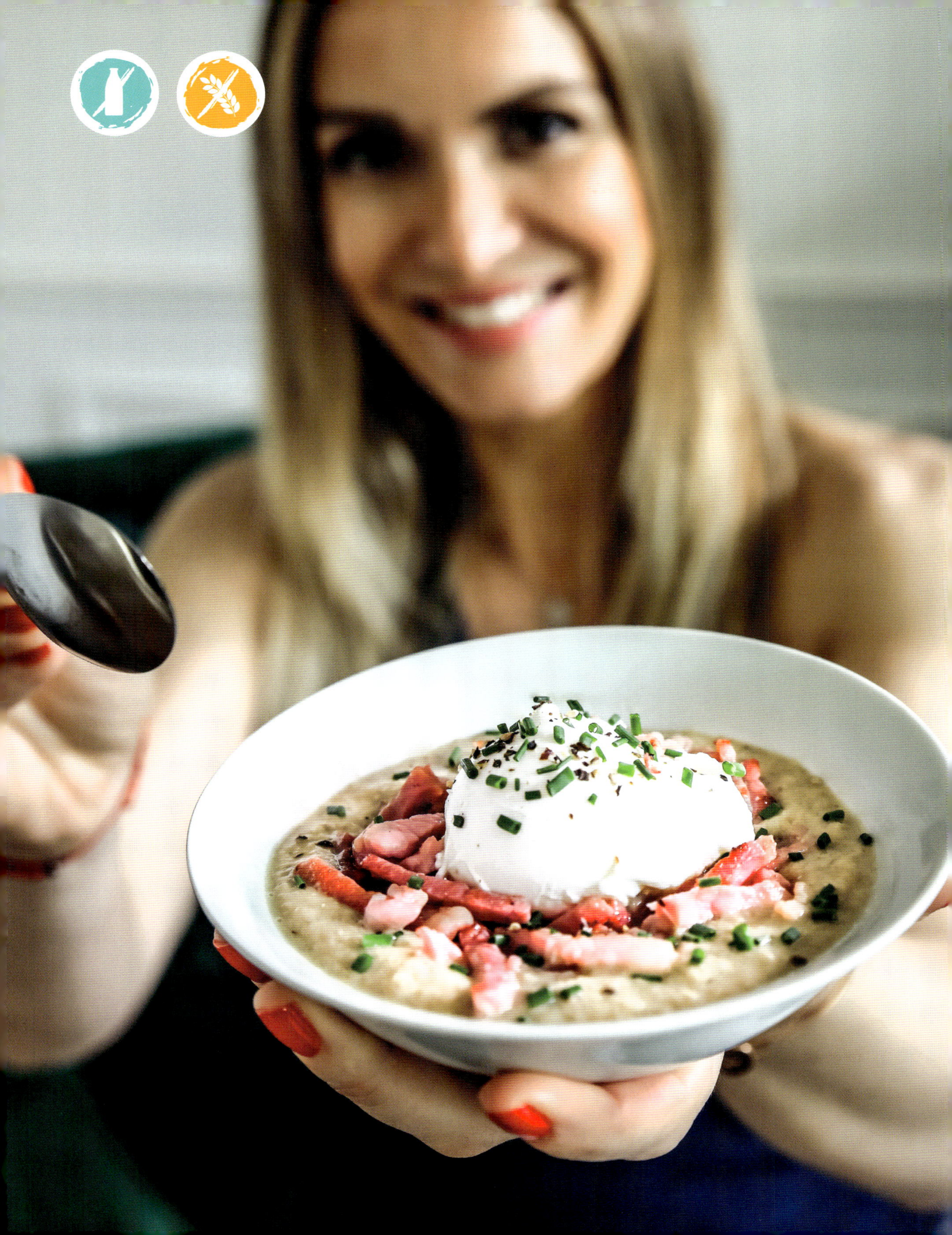

Pour 2 personnes

20 min

15 min

VELOUTÉ DE PATATE DOUCE ET BUTTERNUT

INGRÉDIENTS

- 250 g de patates douces
- 250 g de courge butternut
- 1 oignon
- 1 gousse d'ail
- 20 g de purée d'amande
- 25 cl de lait de coco
- 1 poignée de noix de cajou
- ¼ de c. à café de curry
- 1 pincée de muscade
- ½ c. à café de curcuma
- huile végétale
- sel, poivre

Épluchez les patates douces et la courge butternut, coupez-les en rondelles et faites-les cuire 15 minutes.

Dans une poêle huilée, faites revenir l'oignon et l'ail hachés, puis ajoutez la courge et les patates douces cuites.

Dans un blender, mettez le lait de coco, les épices et la purée d'amande. Incorporez petit à petit le mélange de légumes. Salez et poivrez.

Ajoutez des noix de cajou concassées en topping.

NOTE DU COACH

La patate douce a un indice glycémique bas, c'est une vraie alliée santé !

POUR UN REPAS COMPLET

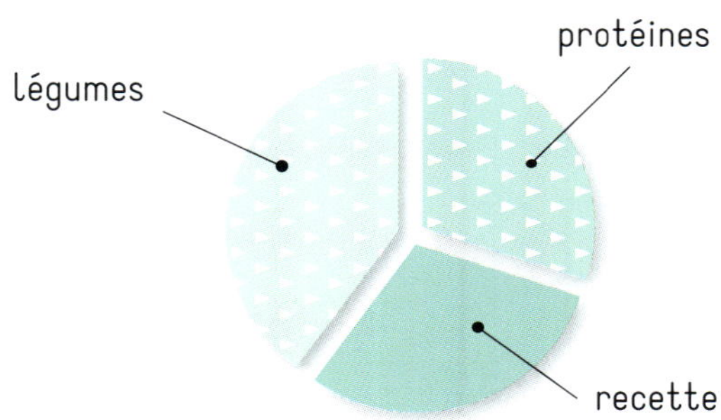

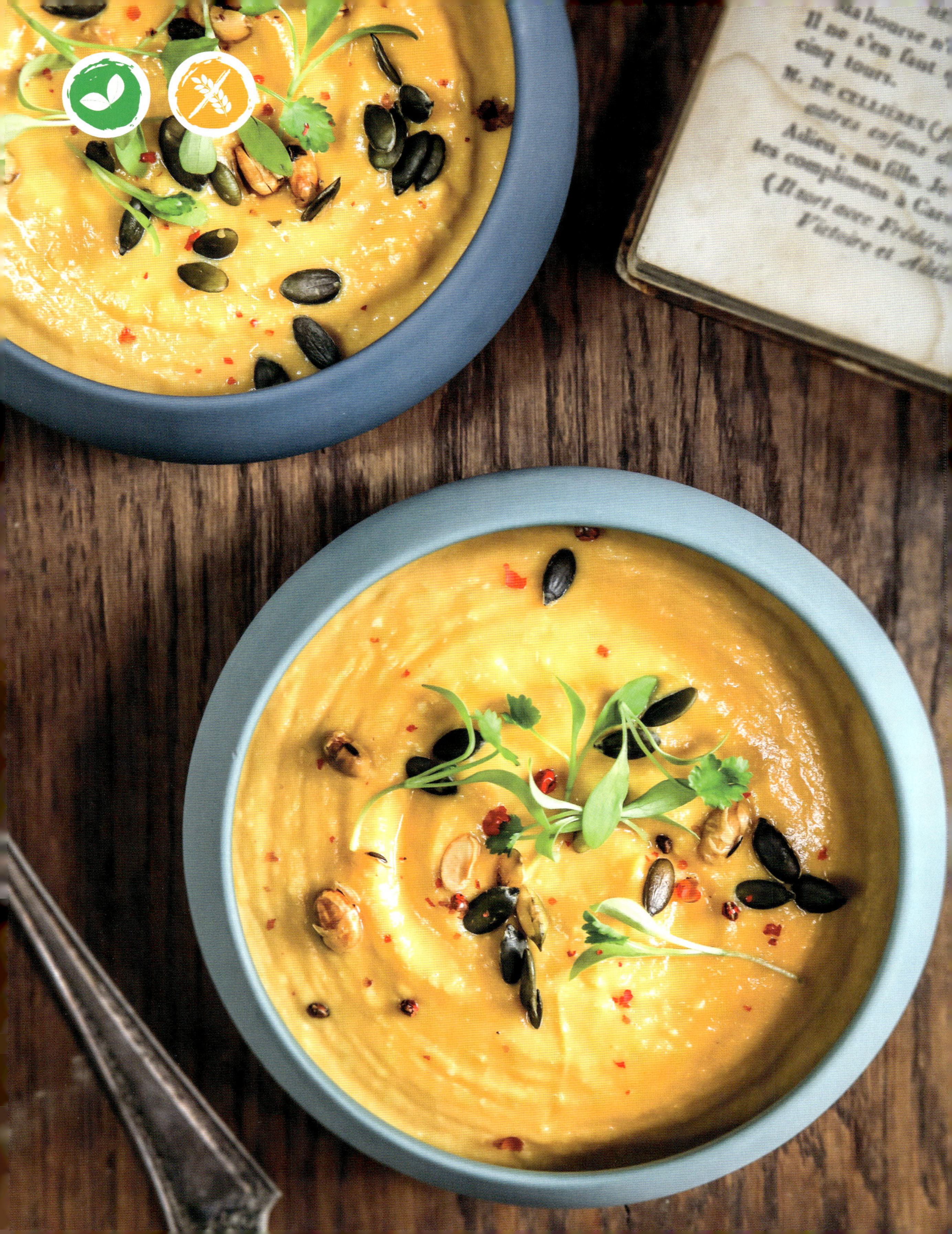
Il ne s'en fait
cinq tours.
Adieu, ma fille.

Pour 4 personnes

10 min

35 min

FRITES D'ALEX DE PATATES DOUCES

INGRÉDIENTS

- 2 kg de patates douces
- 1 c. à café de paprika
- 4 c. à soupe d'huile d'olive
- sel, poivre

Préchauffez le four à 180 °C (th. 6). Lavez, puis épluchez les patates douces. Coupez les patates douces dans la longueur en forme de frites.

Dans un saladier, mélangez l'huile d'olive et le paprika. Trempez les frites dans ce mélange et laissez-les s'en imbiber.

Déposez les frites sur une plaque de cuisson recouverte de papier sulfurisé. Enfournez pour 35 minutes.

À la sortie du four, salez et poivrez.

POUR UN REPAS COMPLET

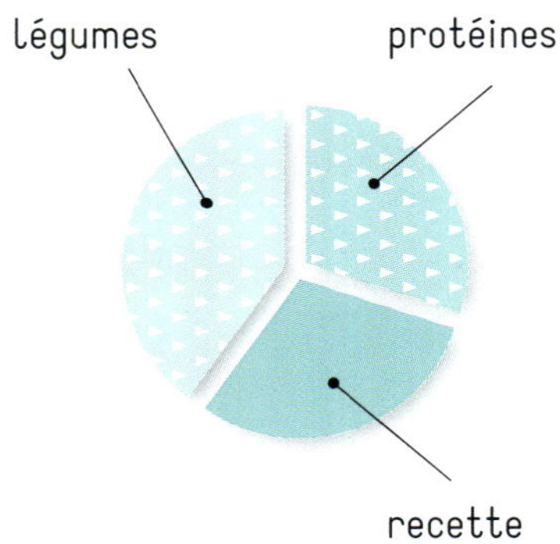

NOTE DU COACH

Des frites saines, tout simplement !

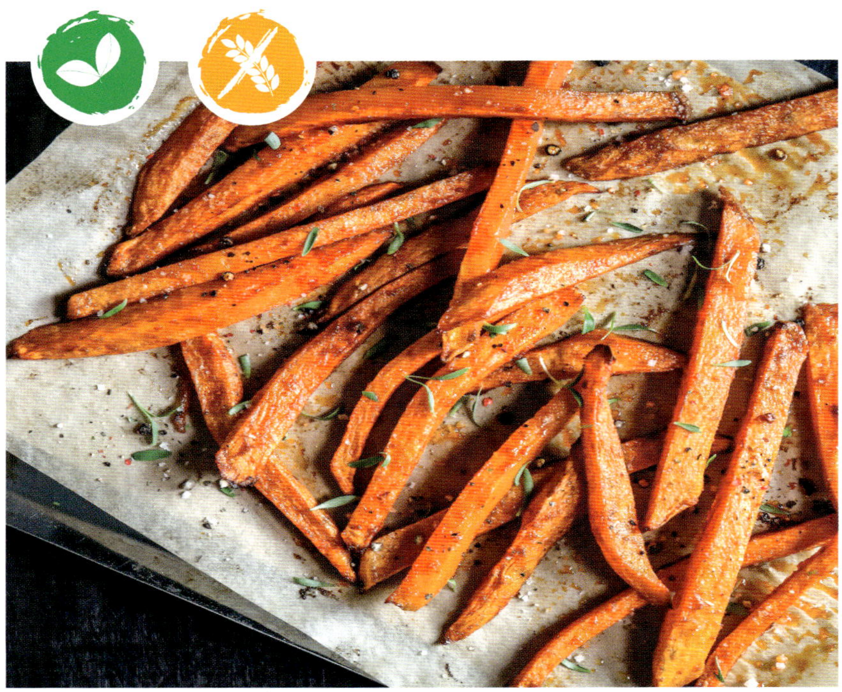

OMELETTE CHÈVRE ET ÉPINARDS

Pour 1 personne

5 min

5 min

INGRÉDIENTS

- 2 œufs
- 50 g de pousses d'épinards
- 25 g de chèvre frais
- sel, poivre

Poêlez les épinards.

Battez les œufs en omelette et ajoutez le fromage de chèvre.

Incorporez les épinards et laissez cuire selon votre goût. Salez et poivrez.

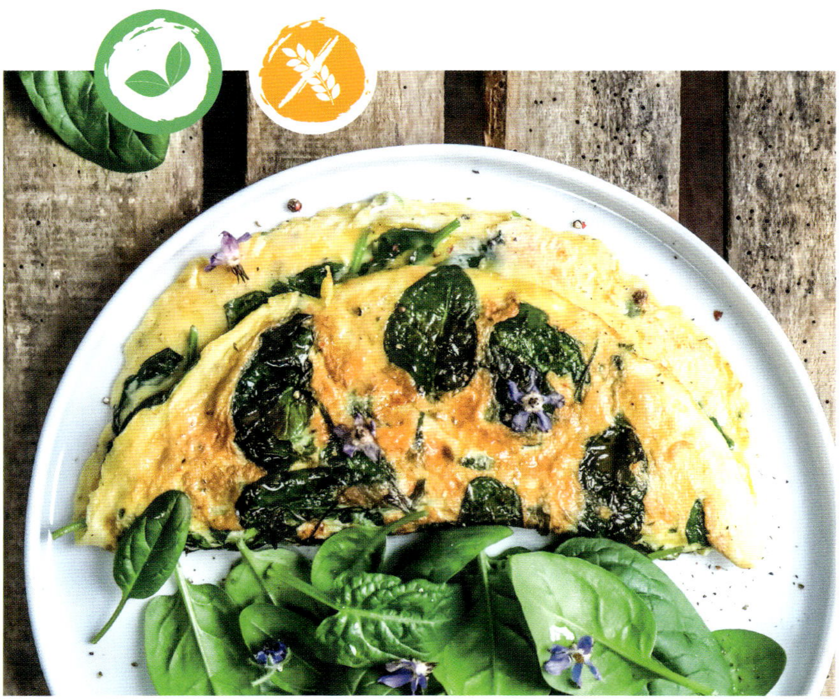

POUR UN REPAS COMPLET

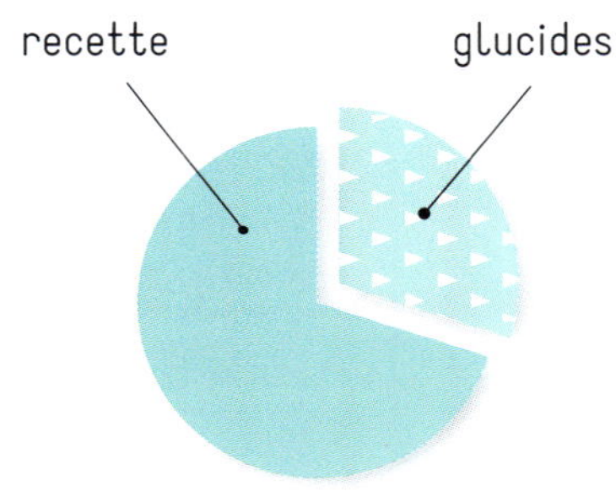

NOTE DU COACH

Avec une petite tranche de pain d'épeautre pour accompagner, par exemple.

Pour 4 personnes

15 min

40 min

QUICHE LÉGÈRE DE JESS

INGRÉDIENTS

- 1 kg de courgettes
- 1 pâte brisée maison ou sans huile de palme
- 1 petite barquette d'allumettes de lardons, du thon ou du poulet
- 4 œufs
- 5 c. à soupe de crème de riz
- 1 petit verre de lait d'avoine
- ail, basilic et coriandre
- 1 c. à soupe d'huile d'olive
- sel, poivre

Préchauffez le four à 200 °C (th. 6-7).

Dans une poêle, faites cuire les courgettes coupées en rondelles dans l'huile d'olive. Assaisonnez avec de l'ail, du basilic et de la coriandre. Salez et poivrez.

Faites revenir les allumettes de lardons.

Étalez la pâte brisée dans un moule en verre. Piquez le fond de tarte avec une fourchette. Enfournez pour 5 à 10 minutes.

Dans un saladier, battez les œufs avec la crème de riz et le lait d'avoine. Ajoutez les allumettes de lardons et les courgettes. Salez et poivrez.

Versez la préparation sur le fond de tarte et faites cuire 30 minutes.

NOTE DU COACH

La quiche Lorraine revisitée santé ! Une des premières recettes de Jessica.

MENU COMPLET

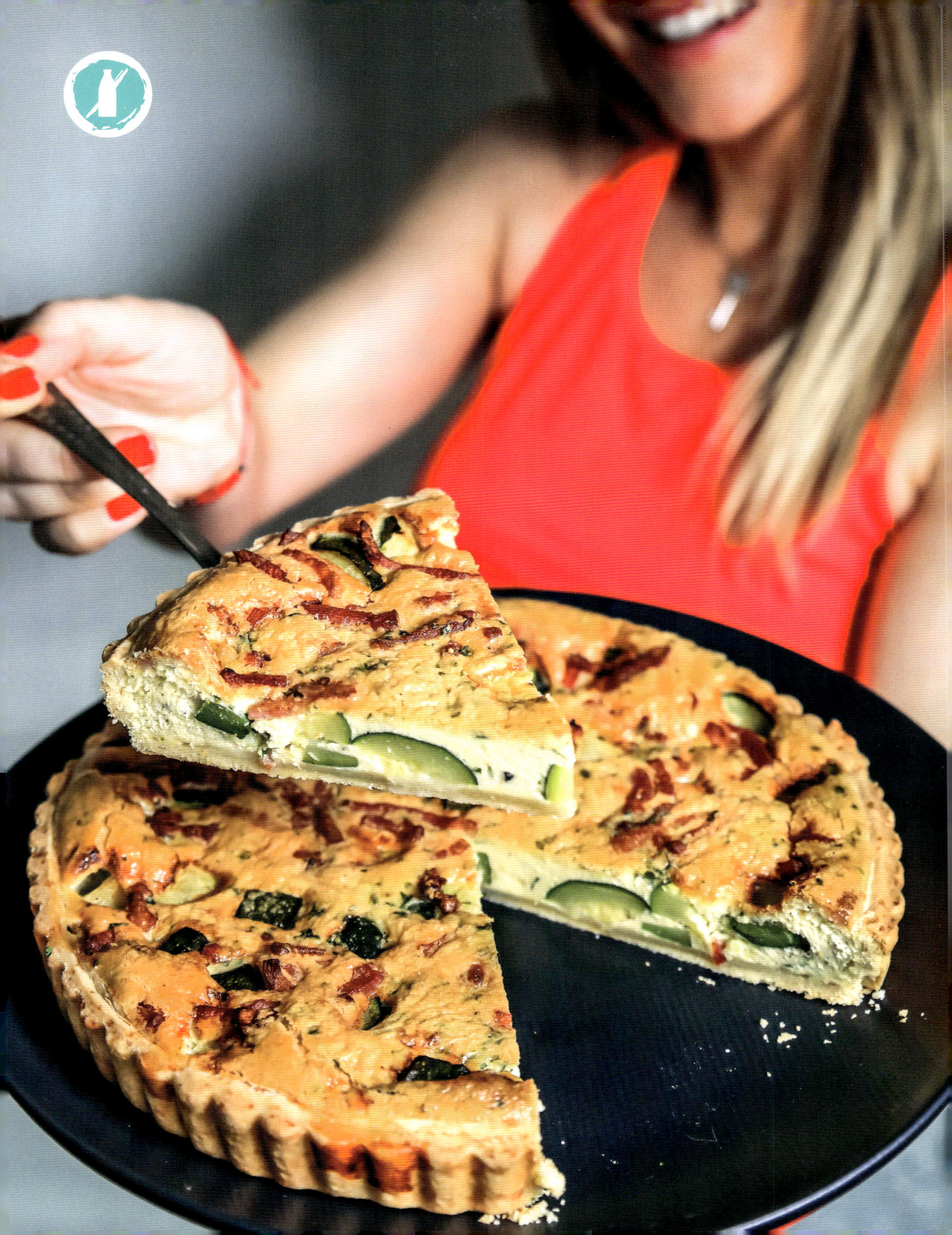

Pour 1 personne

10 min

10 min

SAUMON MINUTE
EN PAPILLOTE D'ALEX

INGRÉDIENTS

- 200 g de saumon frais
- 1 gousse d'ail
- 3 c. à soupe de sauce soja
- 2 c. à soupe d'huile d'olive
- 1 c. à soupe de moutarde

Préchauffez le four à 200 °C (th. 6-7).

Préparez la marinade dans un bol : sauce soja, huile d'olive, moutarde et ail écrasé.

Recouvrez le saumon avec la marinade et mettez-le en papillote. Faites cuire 10 minutes au four.

POUR UN REPAS COMPLET

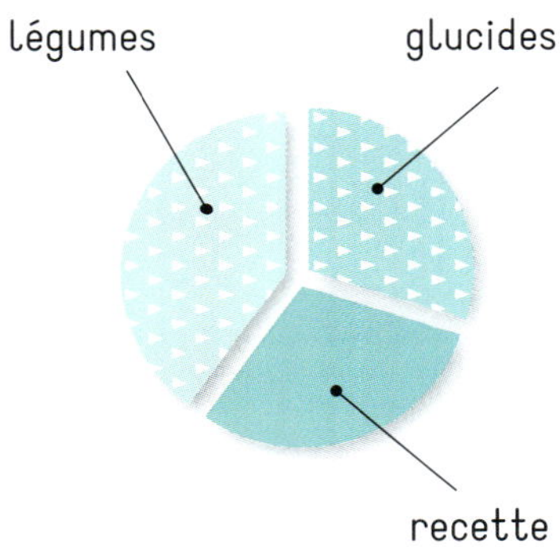

NOTE DU COACH

Osez cuisiner du poisson : c'est facile, très rapide et excellent pour la santé.

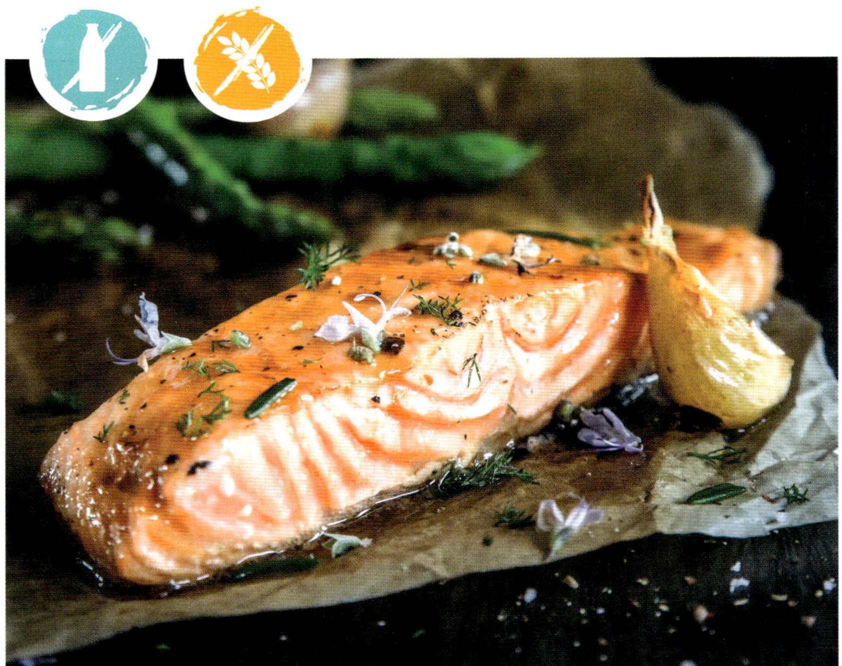

SALADE MILLET
ET POIS CHICHES

Pour 4 personnes

10 min

20 min

Faites cuire le millet selon les instructions figurant sur l'emballage.

Lavez et coupez finement les champignons, égrainez la grenade.

Mélangez le tout en salade et assaisonnez.

INGRÉDIENTS

- 200 g de millet
- 2 boîtes de pois chiches (900 g au total)
- 500 g de champignons de Paris
- ½ grenade
- persil plat
- menthe

- **Pour la sauce**
- 2 c. à soupe de jus de citron
- 2 c. à soupe de vinaigre
- 2 c. à soupe de sauce soja
- 1 c. à café d'ail en poudre
- 1 c. à café de paprika
- poivre

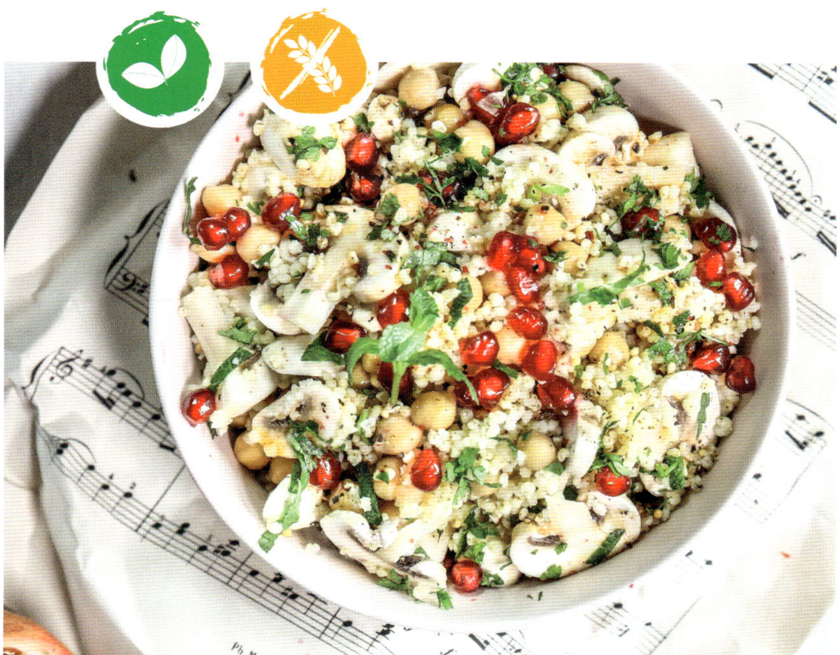

MENU COMPLET

NOTE DU COACH

Découvrez et variez vos céréales. Le millet est peu onéreux, ça change et c'est bon !

Pour 1 personne

15 min

15 min

LENTILLES CORAIL, POULET ET COCO

INGRÉDIENTS

- 100 g de lentilles corail
- 1 filet de poulet
- 20 cl de crème de noix de coco
- 1 gousse d'ail
- 4 brins de coriandre
- gingembre frais (facultatif)
- 1 c. à soupe d'huile d'olive
- sel, poivre

Faites cuire les lentilles corail selon les instructions figurant sur l'emballage. Égouttez.

Dans une poêle, versez l'huile d'olive et faites cuire le poulet environ 4 minutes de chaque côté.

Émincez l'ail. Faites frémir la crème de noix de coco et l'ail pendant 5 minutes dans une casserole. Ajoutez éventuellement du gingembre frais râpé. Salez et poivrez.

Dans une assiette, déposez les lentilles corail, la crème de coco à l'ail et le poulet coupé en tranches. Parsemez de coriandre.

NOTE DU COACH

Cette recette nous emmène en vacances depuis notre assiette !

POUR UN REPAS COMPLET

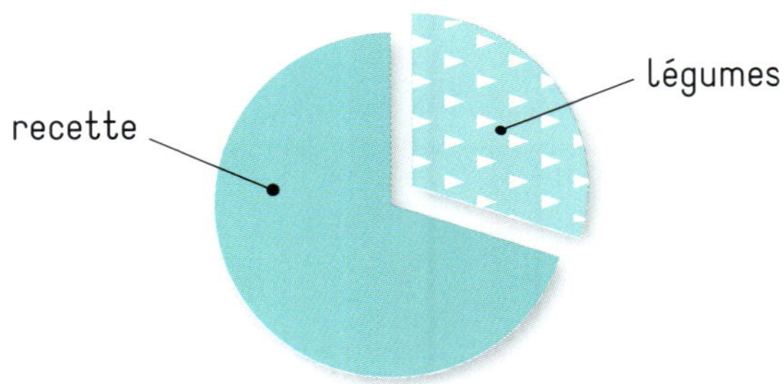

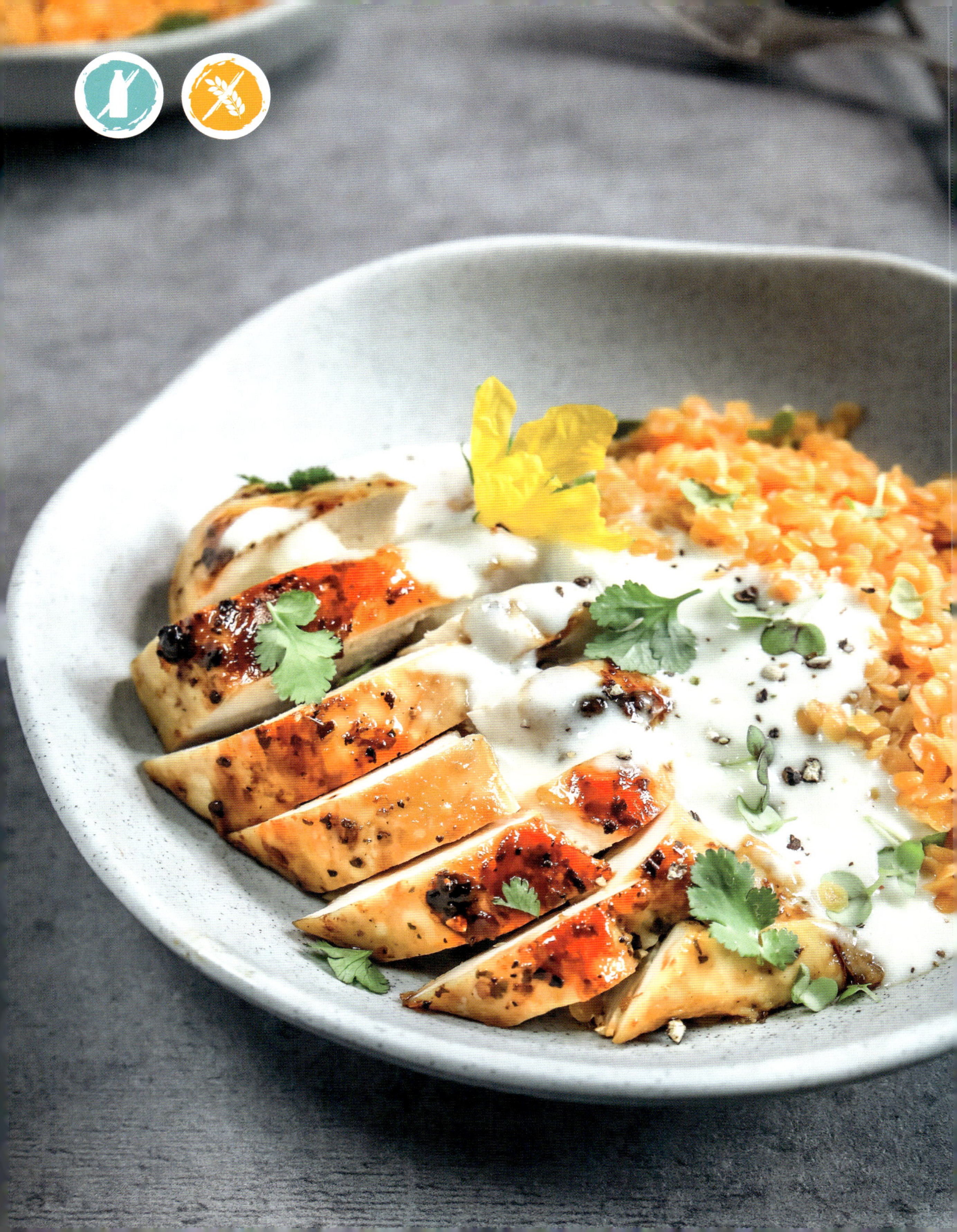

Pour 2 personnes

15 min

TABOULÉ DE CHOU-FLEUR

INGRÉDIENTS

- 1 chou-fleur
- 2 tomates
- 1 avocat
- 1 pamplemousse rose
- 1 orange
- 12 olives vertes dénoyautées
- 2 c. à soupe de graines de tournesol
- 1 petit bouquet de persil
- 1 c. à soupe d'huile d'olive
- 1 c. à café de moutarde

Coupez le chou-fleur en bouquets et hachez-le finement à l'aide d'un robot jusqu'à l'obtention d'une « semoule ». Versez dans un plat.

Lavez les tomates. Coupez la chair de l'avocat, du pamplemousse et des tomates en dés. Disposez le tout dans le plat, ainsi que les olives, les graines de tournesol et le persil finement haché.

Dans un blender, mixez la chair de l'orange avec l'huile d'olive et la moutarde. Arrosez la salade avec cette sauce avant de servir.

POUR UN REPAS COMPLET

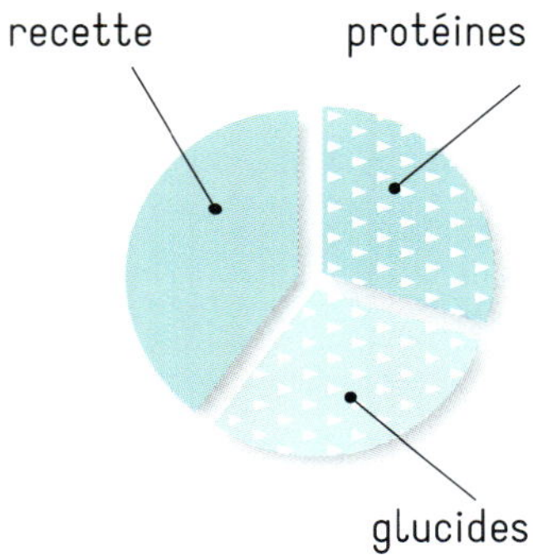

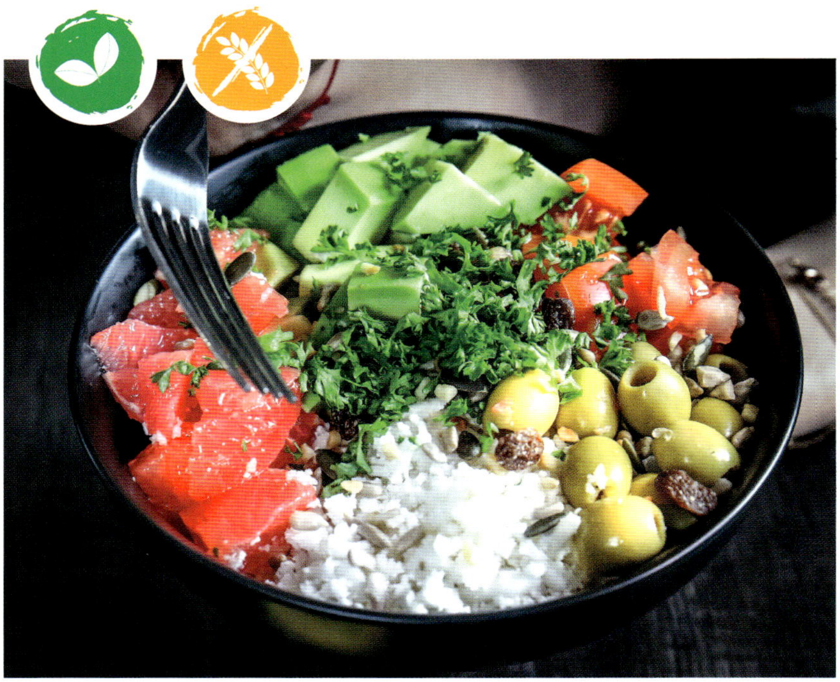

NOTE DU COACH

Surprenez-vous à aimer le chou-fleur ! Cru en salade, ce crucifère est moins fort que cuit.

CABILLAUD À LA THAÏE EN PAPILLOTE

Pour 4 personnes

10 min

20 min

INGRÉDIENTS

- 4 dos de cabillaud
- 1 sachet de julienne de légumes surgelée
- 10 cl de vin blanc
- 1 c. à soupe de citronnelle surgelée
- ½ c. à café de gingembre râpé
- sauce soja

Préchauffez le four à 200 °C (th. 6-7). Découpez 4 grandes feuilles de papier sulfurisé.

Répartissez la julienne de légumes au centre de chaque feuille. Déposez 1 pavé de poisson par-dessus.

Assaisonnez de citronnelle et de gingembre. Arrosez de vin blanc et d'un peu de sauce soja.

Repliez la feuille et fermez-la correctement. Enfournez pour 20 minutes.

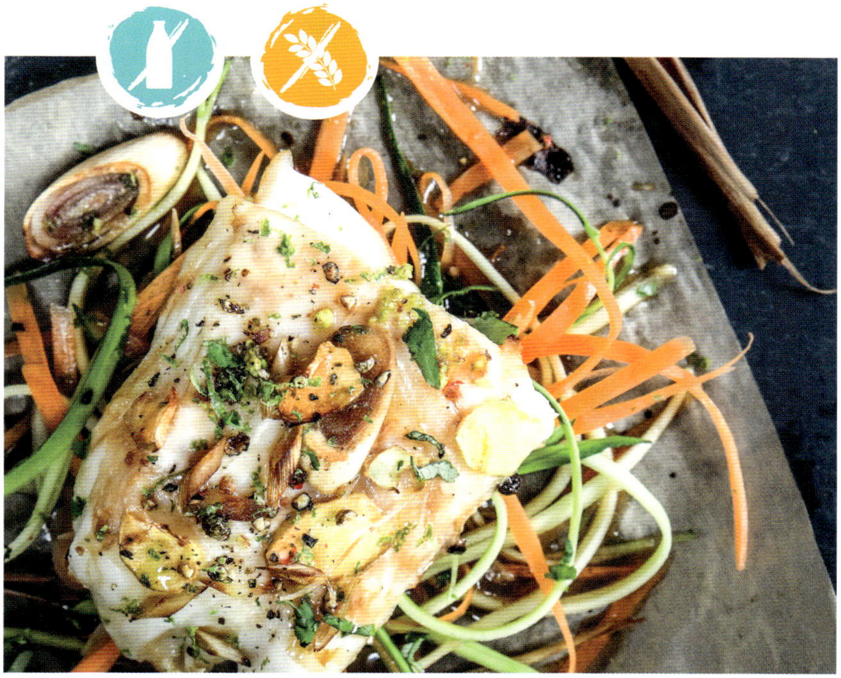

POUR UN REPAS COMPLET

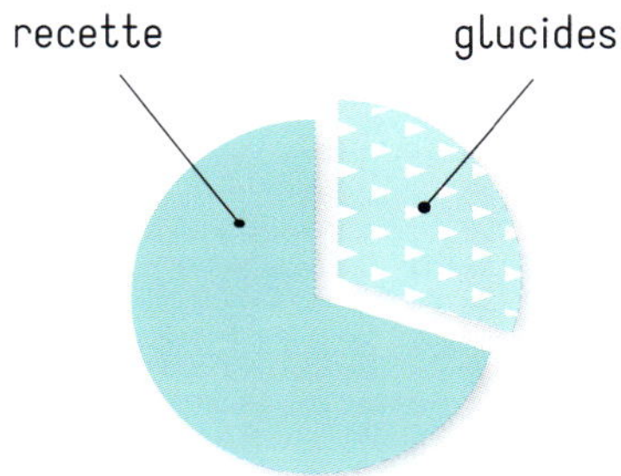

NOTE DU COACH

Un plat de « secours » : ayez toujours au congélateur un petit sachet de julienne de légumes et des filets de cabillaud.

Pour 2 personnes

15 min

4 min

STEAK DE THON
SALADE DE HARICOTS

INGRÉDIENTS

- 1 steak de thon de 300 g
- 2 c. à soupe de haricots noirs
- 1 avocat
- ½ concombre
- 1 petite tomate
- 2 oignons nouveaux
- 1 citron vert
- ¼ de bouquet de coriandre
- 1 c. à soupe d'huile de coco
- 1 c. à soupe d'huile d'olive
- sel, poivre

Salez et poivrez généreusement le thon. Versez l'huile de coco dans une poêle et saisissez-y le poisson à feu vif environ 2 minutes de chaque côté. Réservez dans une assiette.

Coupez l'avocat, le concombre et la tomate en dés. Émincez finement les oignons.

Mélangez ces légumes avec les haricots noirs et la coriandre ciselée. Assaisonnez d'huile d'olive et de jus de citron vert.

Répartissez cette salade sur le steak de thon.

NOTE DU COACH

Il est recommandé de ne pas manger du thon plus de 1 ou 2 fois par mois, car ce gros poisson accumule des métaux lourds.

POUR UN REPAS COMPLET

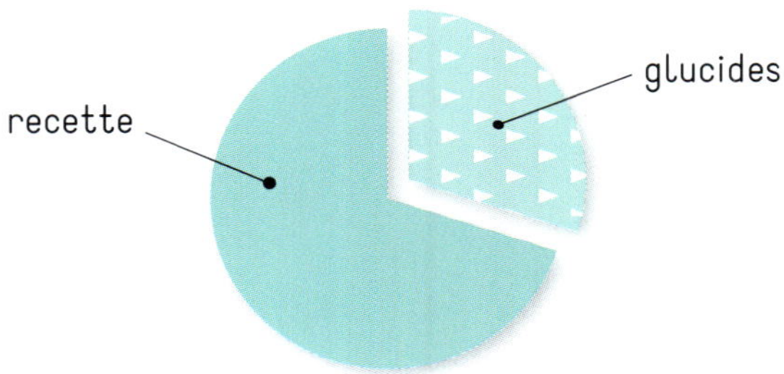

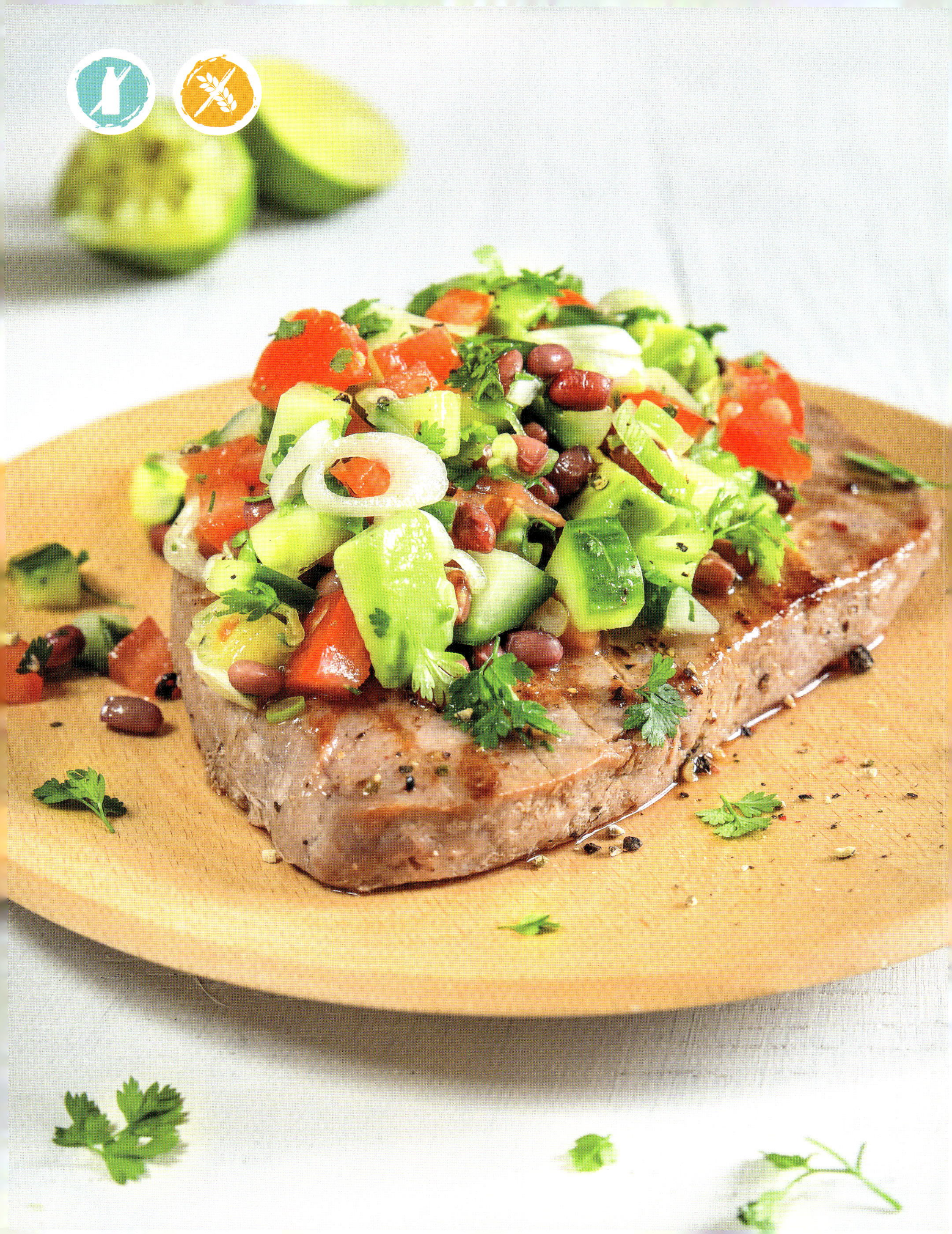

Pour 4 personnes

30 min

1 h

ÉPAULE D'AGNEAU PRINTANIÈRE

INGRÉDIENTS

- 1 épaule d'agneau
- 1 botte de navets nouveaux
- 1 botte de carottes nouvelles
- 200 g de petits pois frais
- 4 oignons nouveaux
- 2 gousses d'ail
- 2 branches de thym
- 1 c. à soupe de miel
- 1 pointe de harissa
- 1 c. à café de gingembre en poudre
- ½ c. à café de cumin en poudre
- ½ c. à café de cannelle en poudre
- sel, poivre

Assaisonnez l'épaule d'agneau de sel, de poivre, de gingembre, de cumin, de cannelle, puis badigeonnez-la de miel.

Épluchez et coupez les gousses d'ail en deux et faites des incisions dans l'épaule pour les y enfouir. Déposez l'agneau dans un grand plat. Ajoutez le thym.

Pelez les navets, les carottes et les oignons en conservant un morceau de tige. Écossez les petits pois. Rincez tous les légumes.

Préchauffez le four à 200 °C (th. 6-7). Enfournez la viande 20 minutes. Baissez la température à 190 ° C (th. 6-7) et versez sur l'épaule un petit verre d'eau dans lequel vous aurez dilué la harissa. Ajoutez les légumes, salez et poivrez.

Poursuivez la cuisson pendant 40 minutes en arrosant avec un peu d'eau si nécessaire. Coupez l'épaule en fines tranches. Servez chaud.

NOTE DU COACH

Un plat traditionnel et dominical… Pour recevoir des invités ?

MENU COMPLET

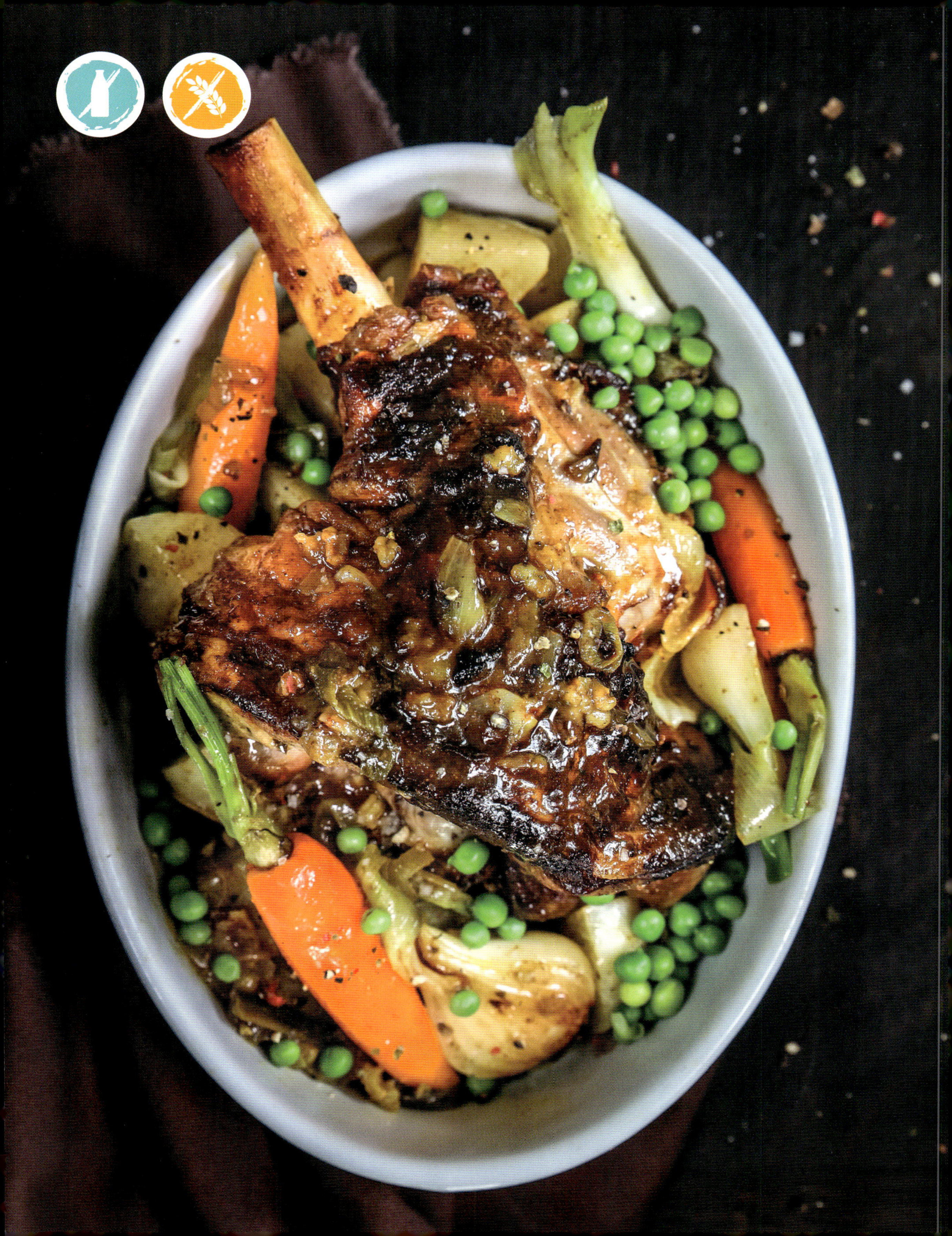

Pour 2 personnes

15 min

15 min

CHILI CON CARNE FACILE

INGRÉDIENTS

- 150 g de viande hachée
- 50 g de riz basmati
- 100 g de tomates pelées
- 100 g de haricots rouges cuits
- ½ poivron rouge
- ½ oignon
- 1 gousse d'ail
- persil
- ½ c. à café de cumin en poudre
- 1 c. à café de chili en poudre
- Tabasco®
- 1 c. à soupe d'huile d'olive
- sel, poivre

Épluchez l'oignon et l'ail. Faites-les revenir dans une poêle avec l'huile d'olive. Coupez le poivron en lamelles. Mettez-le à cuire quelques minutes.

Ajoutez la viande hachée, le cumin, le chili, les tomates et les haricots rouges. Laissez mijoter 10 minutes après avoir baissé le feu et ajoutez un peu de Tabasco®.

En attendant, faites cuire le riz basmati selon les instructions figurant sur l'emballage.

Servez le chili avec le riz, assaisonnez et parsemez de persil.

NOTE DU COACH

Vous l'avez compris, T12S n'est définitivement pas un régime. On se régale !

POUR UN REPAS COMPLET

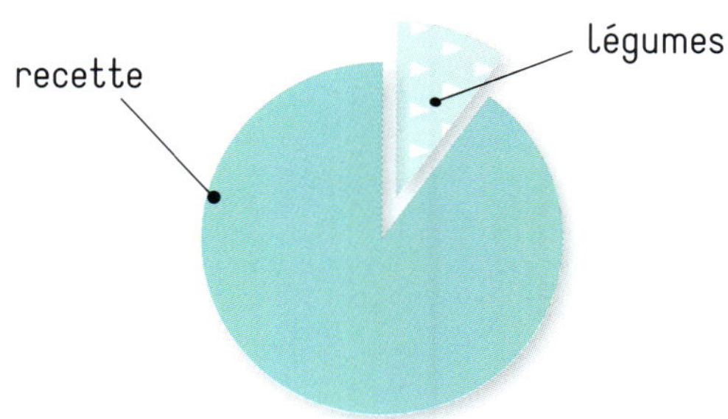

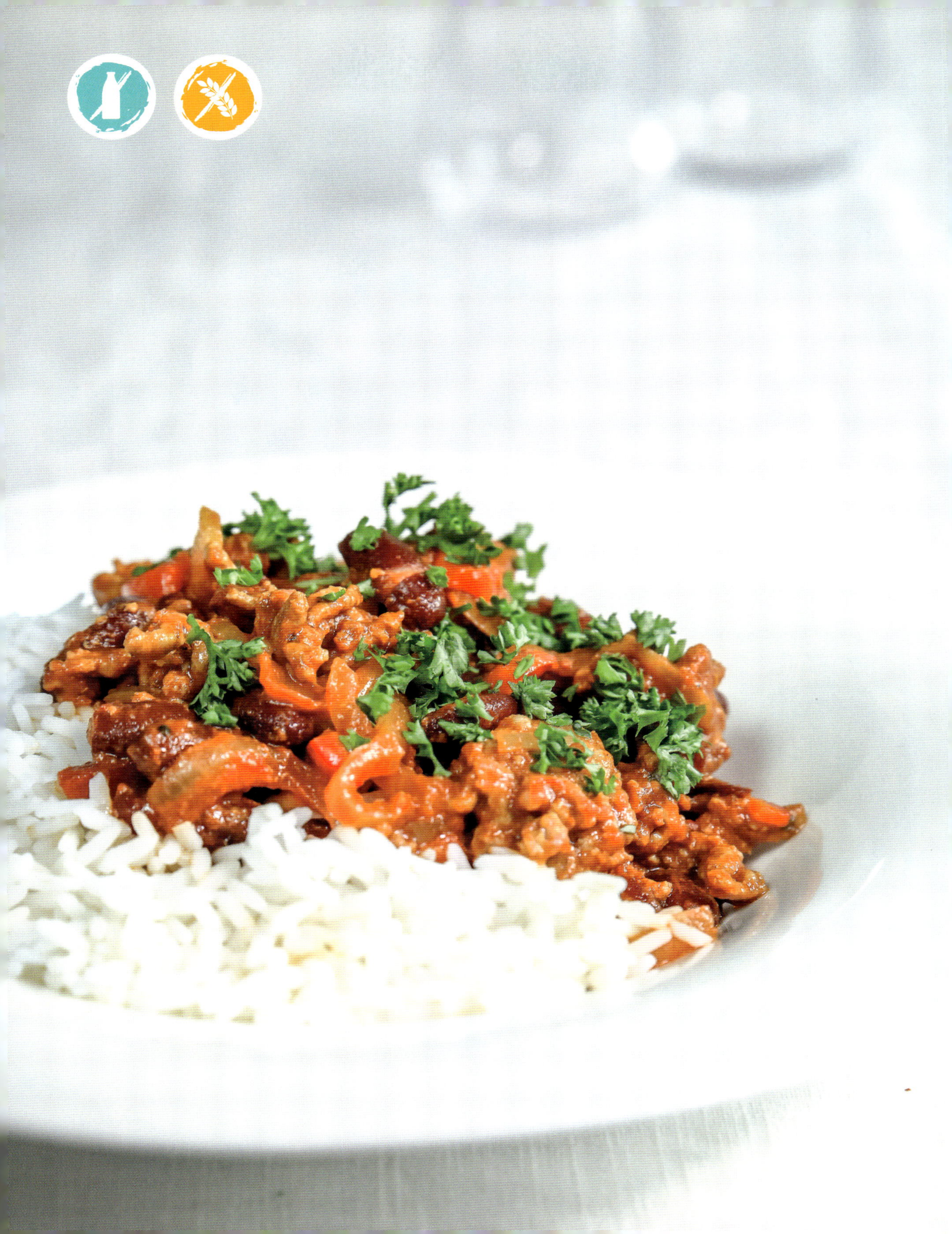

Pour 4 personnes

15 min

40 min

POULET BASQUAISE

INGRÉDIENTS

- 400 g de filets de poulet
- 6 pilons de poulet
- 1 poivron rouge
- 1 poivron vert
- 1 oignon
- 1 tomate
- 400 g de tomates concassées
- ½ cube de bouillon de volaille
- 1 gousse d'ail
- 1 branche de thym
- 1 feuille de laurier
- 2 branches de persil
- paprika
- 2 c. à soupe d'huile d'olive
- sel, poivre

NOTE DU COACH

Un plat familial auquel il ne faut pas hésiter à apporter votre touche personnelle (par les aromates et les épices).

Coupez les poivrons en deux et enlevez les graines. Faites-les blanchir dans de l'eau bouillante environ 10 minutes. Égouttez-les et taillez-les en lanières. Réservez. Épluchez et émincez l'oignon.

Versez 1 cuillerée à soupe d'huile dans une cocotte et faites-y revenir les poivrons pendant 5 minutes, puis mettez l'oignon. Réservez dans un bol.

Coupez les filets de poulet en deux. Dans une cocotte, faites chauffer le reste d'huile d'olive. Dorez les filets et les pilons à feu vif.

Ajoutez le cube de bouillon émietté, la gousse d'ail écrasée, le thym et le laurier. Mélangez et ajoutez les tomates concassées. Salez, poivrez et couvrez pour une cuisson de 20 minutes.

En attendant, mondez la tomate, retirez les graines et coupez-la en dés. Lavez et ciselez le persil.

Déposez les poivrons, le persil et la tomate dans la cocotte. Mélangez puis arrêtez la cuisson au bout de 5 minutes. Saupoudrez de paprika et servez avec du riz.

POUR UN REPAS COMPLET

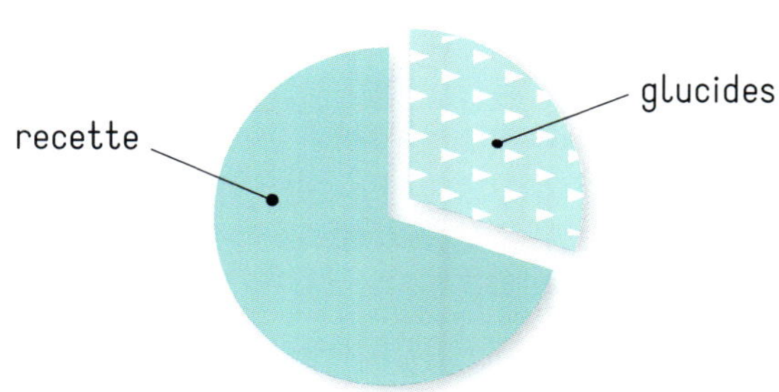

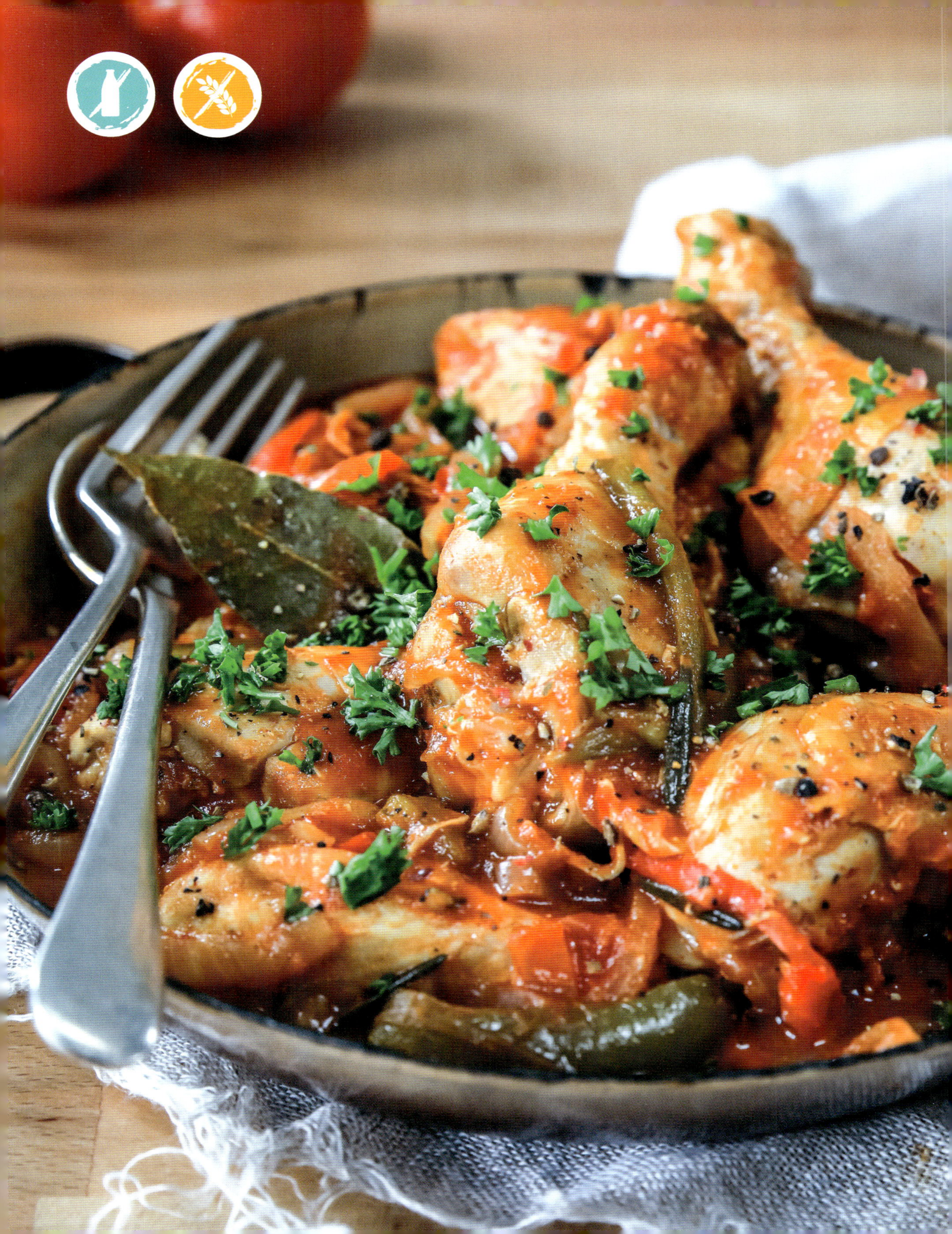

Pour 2 personnes

10 min

1 h 10

POTIMARRON AUX MARRONS, NOISETTES ET CHAMPIGNONS

INGRÉDIENTS

- 1 petit potimarron
- 100 g de champignons de Paris
- 100 g de marrons cuits épluchés
- 1 petite poignée de noisettes
- 10 cl de crème végétale au choix
- 2 gousses d'ail
- 1 oignon
- 2 c. à soupe d'huile d'olive

Préchauffez le four à 180 °C (th. 6).

Coupez le potimarron en deux dans le sens de la longueur. Enlevez les graines. Déposez dans un plat, arrosez de 1 cuillerée à soupe d'huile d'olive et enfournez pour 30 minutes.

Pelez l'ail et l'oignon, hachez-les finement et faites-les revenir dans une sauteuse avec le reste d'huile d'olive.

Lavez les champignons. Émincez-les. Coupez les marrons en dés. Versez tout dans la sauteuse, couvrez et poursuivez la cuisson 20 minutes, en remuant régulièrement. Ajoutez la crème et laissez cuire encore 2 minutes.

Répartissez la farce dans les demi-potimarrons. Concassez les noisettes et déposez-les sur la farce. Enfournez pour 15 minutes.

NOTE DU COACH

Un plat d'automne rassasiant, réconfortant et facile à faire ! Le trio gagnant !

POUR UN REPAS COMPLET

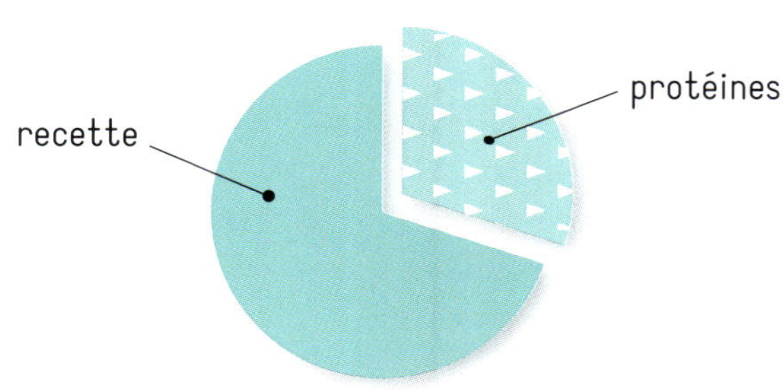

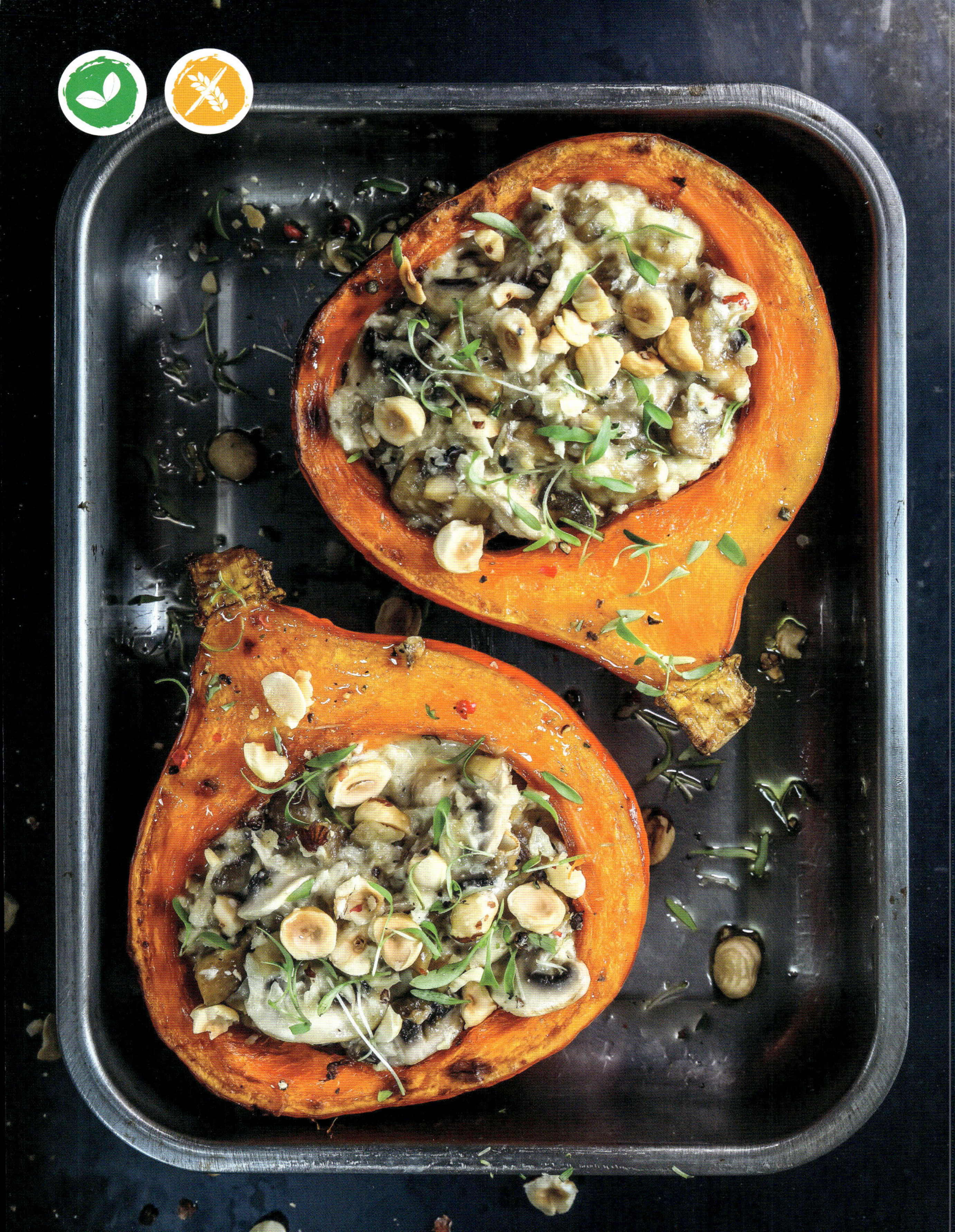

Pour 1 personne

10 min

8 min

NOUILLES SAUTÉES
AU BROCOLI, NOIX DE CAJOU

INGRÉDIENTS

- 125 g de nouilles de riz
- 160 g de brocoli
- 1 oignon
- 1 gousse d'ail
- 20 cl de lait de coco
- 1 poignée de noix de cajou
- 3 cm de gingembre
- quelques feuilles de coriandre fraîche
- 1 c. à café de curry
- 2 c. à soupe d'huile de coco

Faites cuire les nouilles selon les indications figurant sur l'emballage. Égouttez et rincez à l'eau froide.

Lavez le brocoli et détaillez-le en petits morceaux. Pelez l'ail, l'oignon et le gingembre, et hachez-les finement. Versez le tout dans une sauteuse, ajoutez le curry et l'huile de coco. Faites revenir à feu moyen et à couvert pendant 4 minutes.

Ajoutez les nouilles ainsi que le lait de coco et poursuivez la cuisson 4 minutes supplémentaires. Parsemez de coriandre ciselée et de noix de cajou, servez aussitôt.

POUR UN REPAS COMPLET

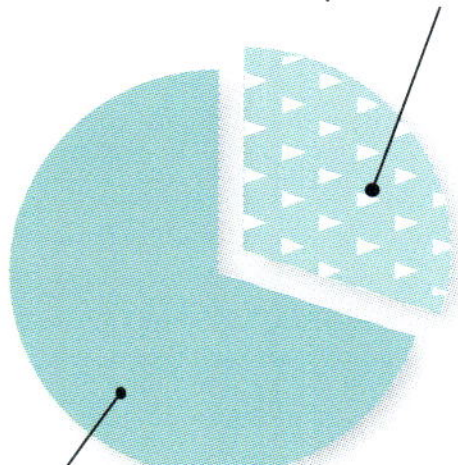

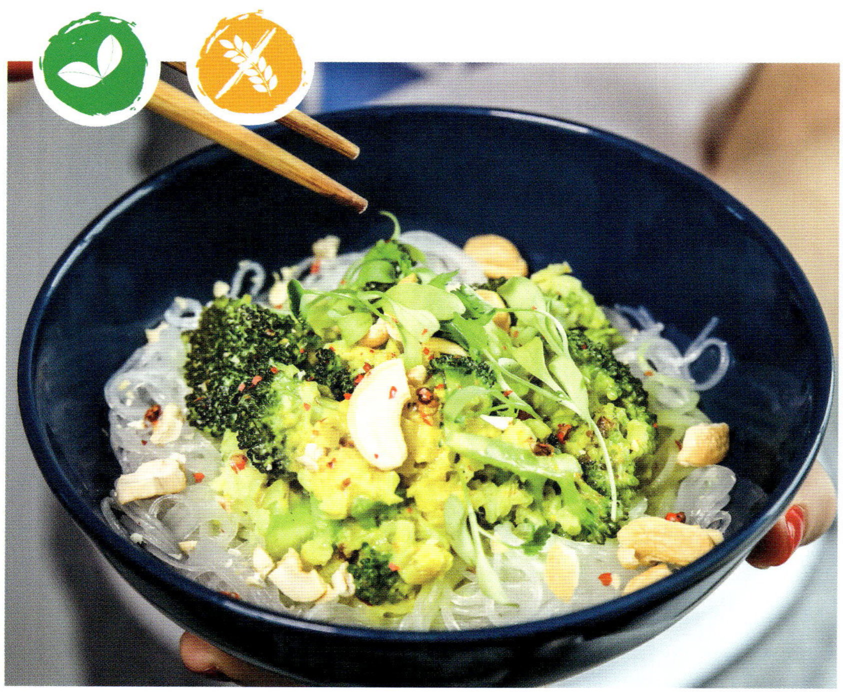

NOTE DU COACH

Vous pouvez remplacer le brocoli par un autre légume.

SAUTÉ DE BŒUF AU POIVRON

Pour 1 personne

10 min

10 min

INGRÉDIENTS

- 150 g de rumsteck
- 1 poivron rouge
- 1 oignon
- graines de sésame
- 1 c. à soupe de vinaigre balsamique
- 1 c. à soupe d'huile d'olive
- sel, poivre

Lavez et épépinez le poivron. Pelez et émincez l'oignon. Coupez la viande en lamelles.

Faites revenir l'oignon dans l'huile d'olive.

Saisissez la viande, salez et poivrez à votre convenance, puis réservez-la.

Faites revenir le poivron. Baissez le feu, versez le vinaigre.

Rajoutez la viande et l'oignon, et laissez cuire environ 5 minutes. Parsemez de sésame et servez.

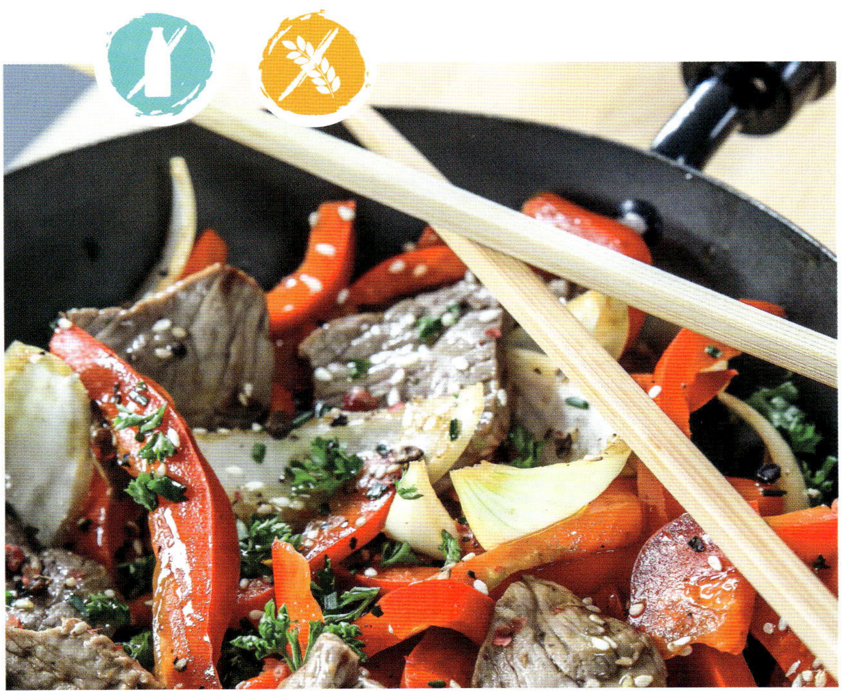

POUR UN REPAS COMPLET

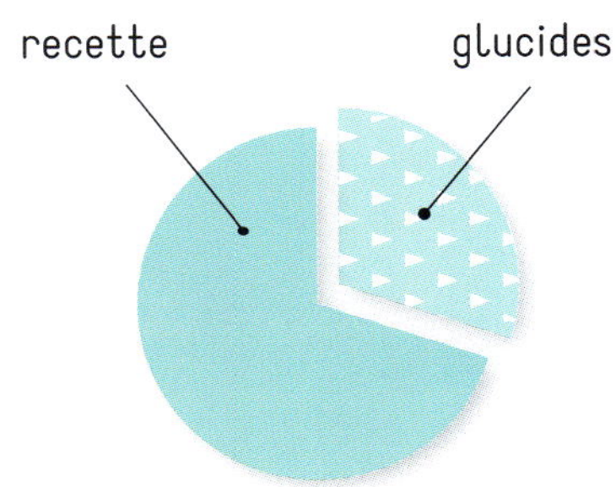

NOTE DU COACH

Choisissez votre viande rouge de qualité. Vous mangez ce que les animaux ont mangé.

Pour 4 personnes

10 min

15 min

WOK DE POULET AUX LÉGUMES

INGRÉDIENTS

- 400 g de filets de poulet
- 1 oignon
- 1 gousse d'ail
- 1 carotte
- 1 courgette
- cacahuètes non salées
- 2 petits poivrons verts
- ½ c. à café de wasabi
- 1 c. à soupe de sauce soja
- 1 c. à soupe d'huile d'olive
- 1 c. à soupe d'huile de sésame grillé
- curcuma, paprika
- poivre

Coupez le poulet en dés et placez-le dans un plat avec la sauce soja et le wasabi. Réservez.

Épluchez l'ail, l'oignon, la carotte et la courgette. Coupez l'oignon et les poivrons en lamelles. À l'aide d'un épluche-légumes, confectionnez des tagliatelles de carotte et de courgette.

Dans un wok à feu moyen, faites revenir l'oignon et les lamelles de poivron dans l'huile d'olive pendant 5 minutes en remuant.

Ajoutez les dés de poulet avec la sauce soja et faites de nouveau revenir pendant 5 minutes.

Ajoutez les autres légumes et la gousse d'ail écrasée, puis baissez un peu le feu. Saupoudrez de curcuma et de paprika. Laissez mijoter 5 minutes.

Servez aussitôt en ajoutant quelques cacahuètes et assaisonnez avec l'huile de sésame et quelques tours de moulin à poivre.

NOTE DU COACH

Vous pouvez faire cette recette sans sauce soja ni wasabi, à votre convenance.

POUR UN REPAS COMPLET

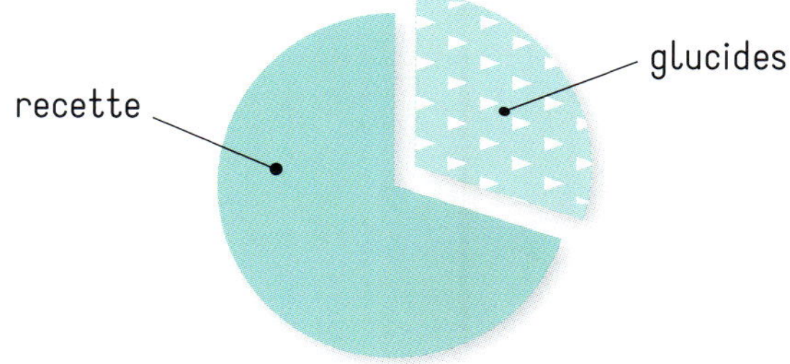

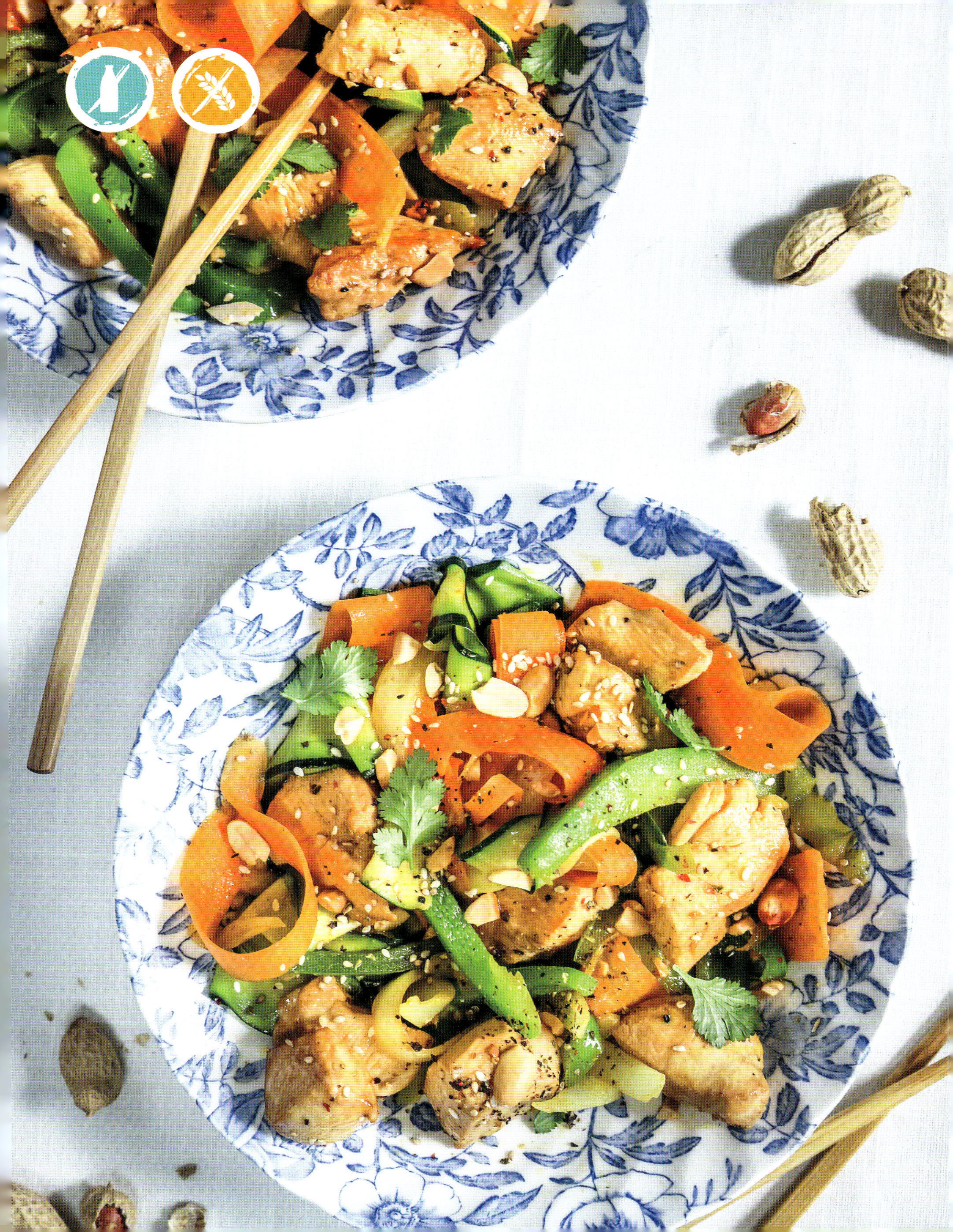

Pour 1 personne

10 min

20 min

PAVÉ DE CABILLAUD À LA PISTACHE

INGRÉDIENTS

- 150 g de cabillaud
- 200 g de courgettes
- 10 g de pistaches
- 1 c. à soupe d'huile d'olive
- ½ citron
- sel, poivre

Arrosez le cabillaud avec de l'huile d'olive. Salez et poivrez.

Faites cuire en papillote 20 minutes à 180 °C (th. 6).

À l'aide d'un épluche-légumes, coupez des tagliatelles de courgettes et faites revenir pendant 10 minutes dans le reste d'huile d'olive.

Dans un blender, mixez les pistaches.

Dressez le cabillaud dans l'assiette, arrosé d'un filet de jus de citron avec les tagliatelles de légume et la purée de pistache.

NOTE DU COACH

Découvrez la pistache dans vos plats santé, toujours non grillée, non salée.

POUR UN REPAS COMPLET

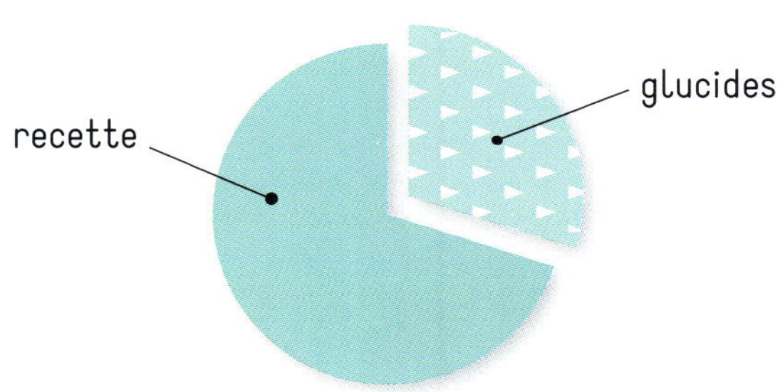

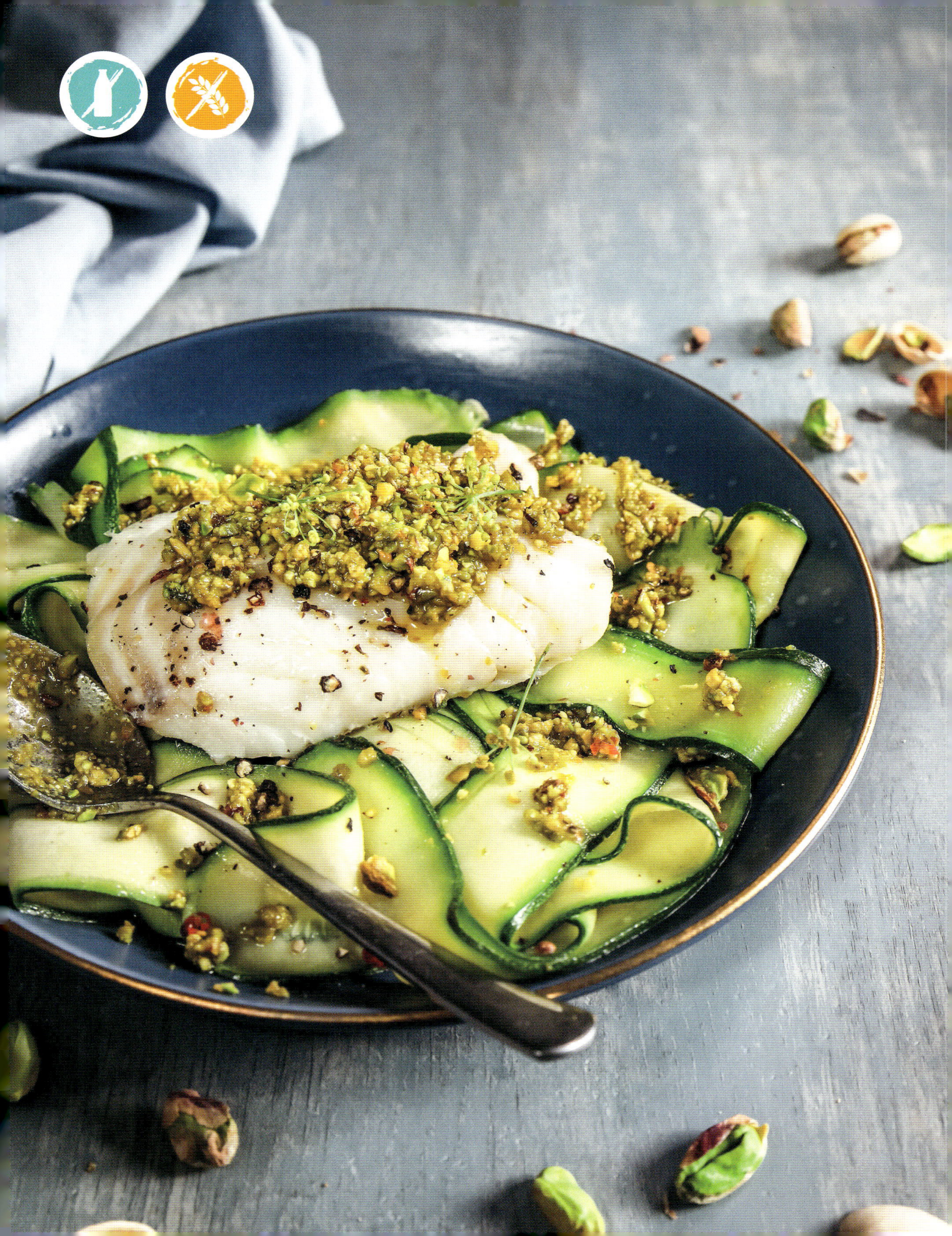

Pour 2 personnes

15 min

35 min

SOUPE MINESTRONE

INGRÉDIENTS

- 50 g de haricots blancs cuits
- 80 g de petites pâtes (type alphabet ou vermicelles)
- 1 courgette
- 1 carotte
- 2 pommes de terre
- 1 bouquet garni
- 1 poireau
- 1 tomate
- ½ cube de bouillon de bœuf bio
- 1 gousse d'ail
- huile d'olive
- sel, poivre

Épluchez et faites cuire à la vapeur la courgette, la carotte et les pommes de terre jusqu'à mi-cuisson (5 à 10 minutes). Dans une poêle, faites revenir dans un filet d'huile d'olive tous les légumes coupés en petits dés.

Ajoutez le bouillon de bœuf dilué dans 10 cl d'eau, le bouquet garni, les haricots, la gousse d'ail écrasée. Salez et poivrez à votre goût. Laissez mijoter à feu doux 15 minutes.

Ajoutez 90 cl d'eau ainsi que les pâtes. Laissez cuire encore 10 minutes.

MENU COMPLET

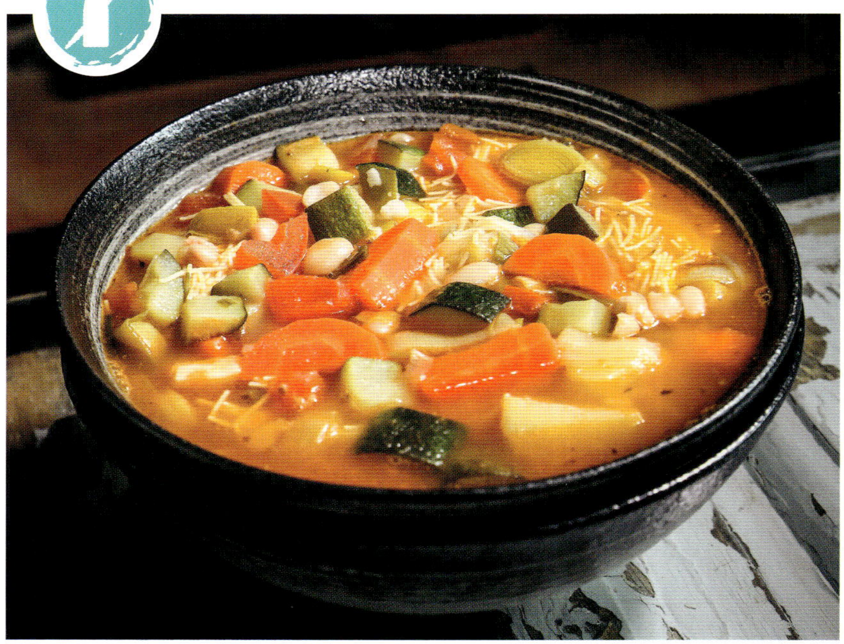

NOTE DU COACH

Choisissez des légumes bio, de préférence...

POULET SAUTÉ AU QUINOA

Pour 2 personnes

10 min

10 min

INGRÉDIENTS

- 100 g de quinoa
- 1 filet de poulet
- ¼ de poivron rouge
- 250 g de haricots verts
- 1 oignon
- 25 g de fromage frais
- ciboulette
- 2 c. à café de paprika
- ½ c. à soupe d'huile de coco
- sel, poivre

Faites cuire le quinoa selon les indications figurant sur l'emballage.

Dans un wok, faites revenir l'oignon et le poivron en lamelles et les haricots verts coupés avec l'huile de coco 2 ou 3 minutes. Sur feu vif, ajoutez le poulet et le paprika. Salez et poivrez légèrement. Faites sauter 3 ou 4 minutes, jusqu'à ce que le poulet soit cuit.

Parsemez le plat de fromage frais émietté et de ciboulette ciselée. Vous pouvez mélanger avec le quinoa ou le servir à part selon votre envie du jour !

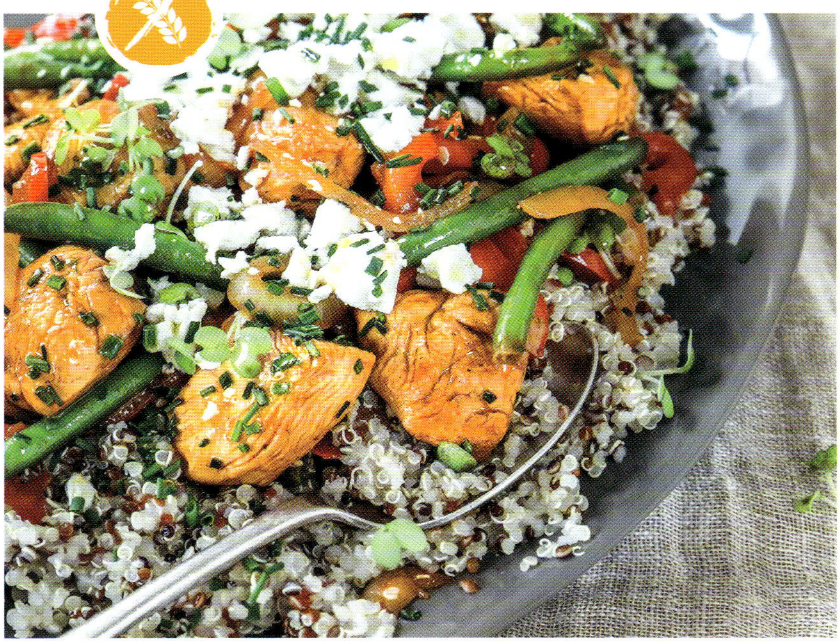

MENU COMPLET

NOTE DU COACH

Choisissez du poulet de bonne qualité, avec un label de préférence. Privilégiez toujours la qualité à la quantité.

Pour 2 personnes

10 min

20 min

BOWL CHAUD AUX LÉGUMES D'HIVER

INGRÉDIENTS

- 1 chou-fleur
- 2 patates douces
- 4 carottes
- 1 gros oignon
- 4 poignées de pousses d'épinards
- 200 g de quinoa
- 4 c. à soupe de pois chiches cuits
- 1 petite barquette d'allumettes de lardons
- feta

Faites cuire le quinoa en suivant les indications figurant sur l'emballage.

Coupez le chou-fleur et les patates douces, et faites-les cuire à la vapeur pendant 10 minutes.

Lavez les carottes et coupez-les en rondelles, émincez l'oignon.

Faites revenir les allumettes de lardons.

Placez dans un grand bol l'oignon coupé, les carottes, les pois chiches sans les mélanger et en laissant de la place pour le reste des aliments.

Ajoutez les légumes encore chauds ou tièdes et le quinoa cuit dans l'espace restant.

Parsemez de quelques dés de feta, de pousses d'épinards et d'allumettes de lardons.

NOTE DU COACH

Ici, on a l'opportunité de manger moins de viande, sans se priver du goût.

MENU COMPLET

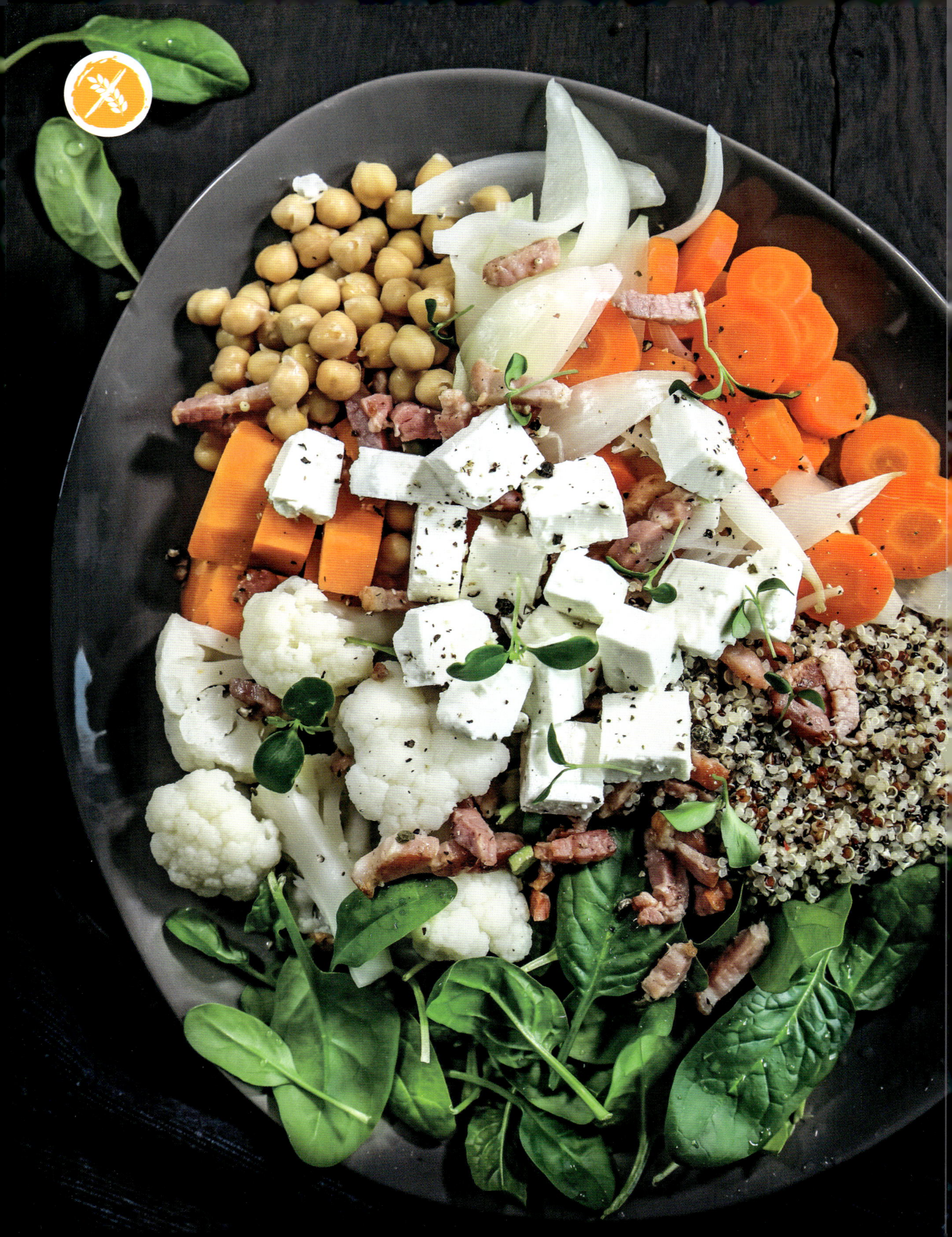

Pour 4 personnes

15 min

25 min

CABILLAUD AU RIZ COMPLET, CAROTTES ET BROCOLI

INGRÉDIENTS

- 480 g de dos de cabillaud
- 260 g de riz complet
- 250 g de carottes
- 120 g de brocoli
- 1 oignon
- 8 brins de coriandre
- ½ verre de vin blanc
- 2 citrons verts
- 4 c. à soupe d'huile d'olive
- farine de riz
- sel, poivre noir

Faites cuire le riz complet selon les indications mentionnées sur l'emballage.

Pelez les carottes et coupez-les en rondelles. Précuisez les carottes et les bouquets de brocoli 10 minutes à la vapeur ou à l'étouffée.

Faites revenir l'oignon émincé dans un filet d'huile d'olive et un demi-verre de vin blanc.

Ajoutez les carottes, puis le brocoli. Salez et poivrez. Recouvrez d'un demi-verre d'eau et laissez cuire 15 minutes.

Enfarinez le cabillaud préalablement arrosé de jus de citron. Faites-le cuire au milieu d'une poêle dans le reste d'huile et finissez la cuisson des légumes.

NOTE DU COACH

C'est exactement comme ça que je cuisine et que j'accompagne mon poisson blanc en général.

MENU COMPLET

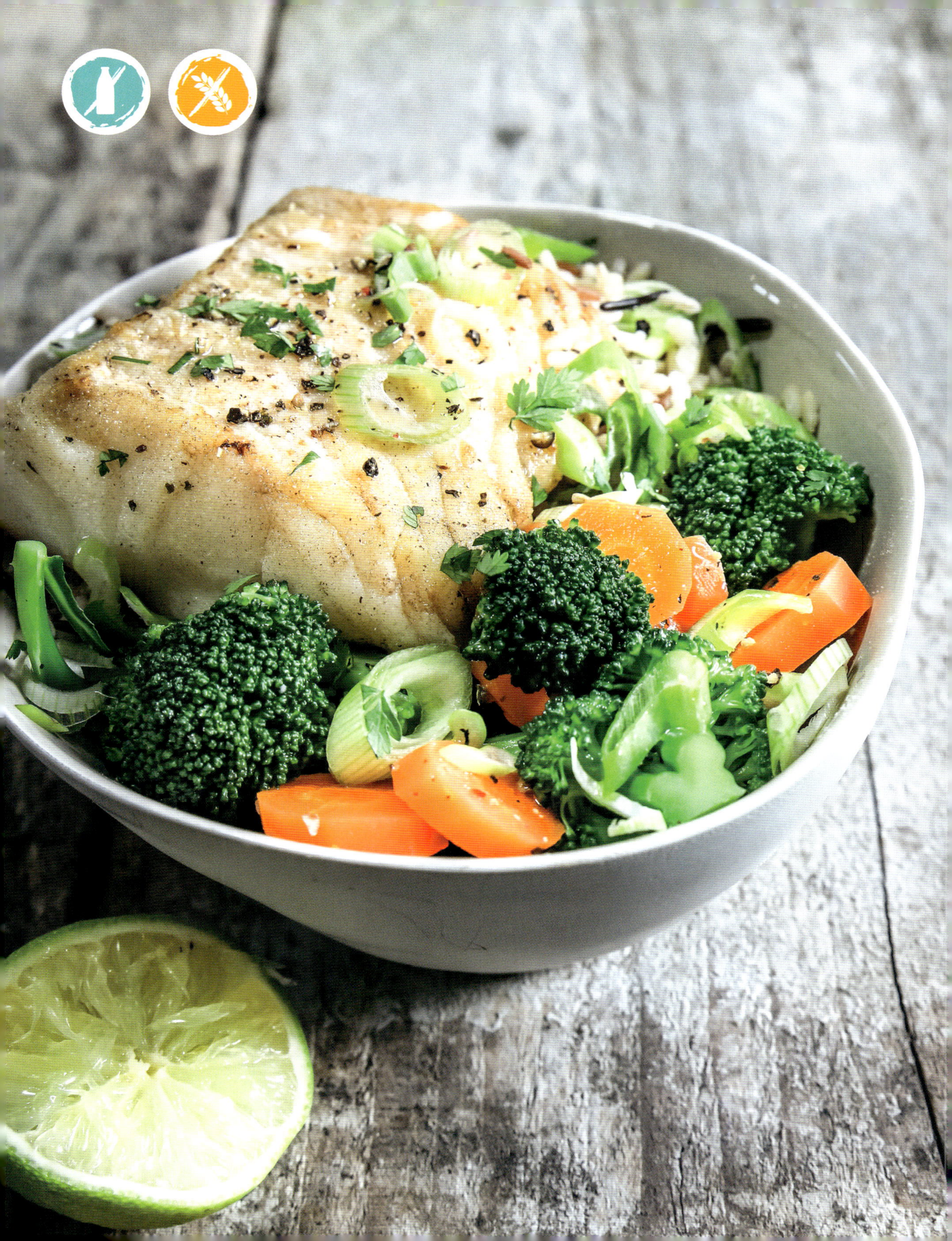

Pour 4 personnes

15 min

45 min

TAJINE DE POULET AUX OLIVES

INGRÉDIENTS

- 4 gros morceaux de poulet
- 15 olives vertes dénoyautées
- 2 oignons
- 5 gousses d'ail
- 1 citron confit
- ½ citron
- 1 c. à café de persil et de coriandre hachés
- 1 c. à café de curcuma et de safran
- 1 c. à café de poivre
- 1 c. à café de gingembre en poudre
- 3 c. à soupe d'huile d'olive

Commencez la préparation de la sauce en râpant les oignons et les gousses d'ail.

Récupérez la chair du citron confit et mettez-la dans un saladier avec les morceaux de poulet, l'oignon et l'ail râpés, les épices, le persil et la coriandre. Mélangez le tout. Réservez la peau du citron.

Faites chauffer l'huile dans une cocotte ou une casserole. Faites-y dorer le poulet 5 à 10 minutes.

Quand la viande est colorée, mouillez à hauteur avec de l'eau. Couvrez (en laissant juste un petit espace) et laissez cuire 30 minutes. Tournez à mi-cuisson.

Puis ajoutez les olives, 2 cuillerées à soupe d'eau et le jus du citron. Mélangez. Laissez cuire 2 à 3 minutes supplémentaires.

Dressez dans un plat (à tajine ou dans le plat de service), arrosez avec la sauce et parsemez le poulet de lamelles coupées dans la peau du citron confit.

NOTE DU COACH

Le tajine est excellent pour la santé. Agrémentez-le comme vous l'aimez.

POUR UN REPAS COMPLET

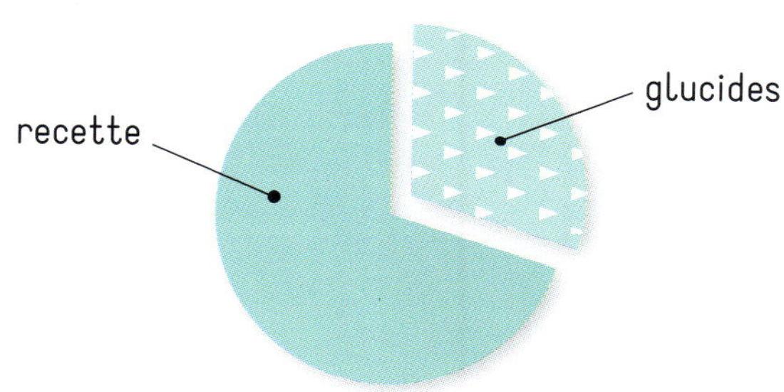

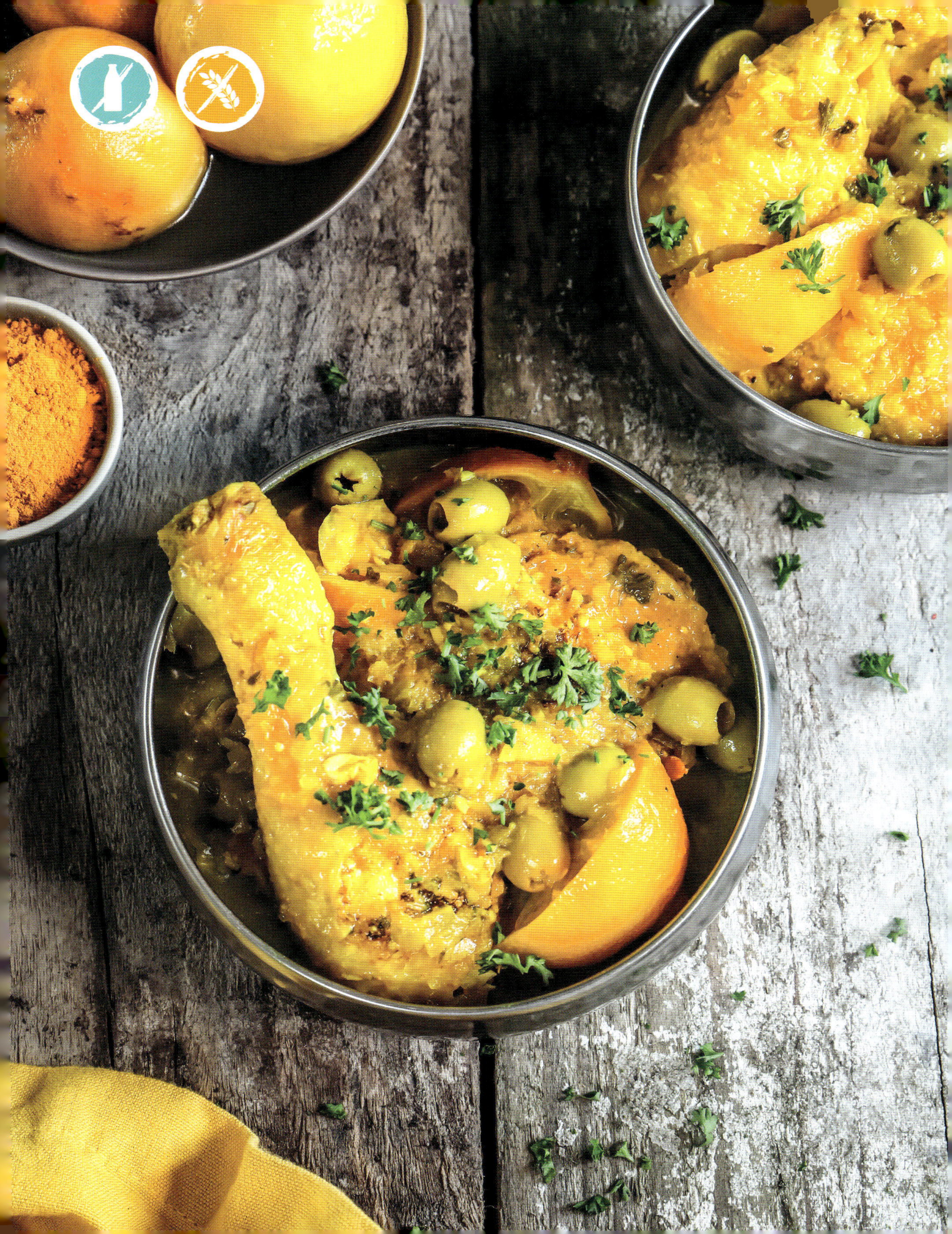

Pour 4 personnes

15 min

40 min

QUICHE AU THON DE JESS

INGRÉDIENTS

- 1 pâte brisée maison ou sans huile de palme
- 1 petite boîte de thon au naturel
- 4 œufs bio
- 5 c. à soupe de crème de riz
- 1 petit verre de lait d'avoine
- ail, basilic et coriandre
- sel, poivre

Préchauffez le four à 200 °C (th. 6-7).

Étalez la pâte brisée dans un moule en verre. Piquez le fond de tarte avec une fourchette. Enfournez pour 5 à 10 minutes.

Dans un saladier, battez les œufs avec la crème de riz et le lait d'avoine. Ajoutez le thon. Assaisonnez avec de l'ail, du basilic et de la coriandre. Salez et poivrez.

Versez la préparation sur le fond de tarte et faites cuire 30 minutes.

POUR UN REPAS COMPLET

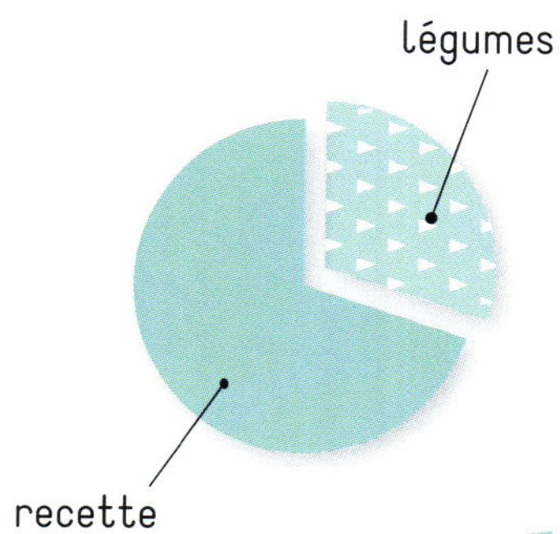

NOTE DU COACH

Coupez des parts et apportez-les à table avec des petites carottes coupées en bâtonnets ! Cette quiche plaira à toute la famille.

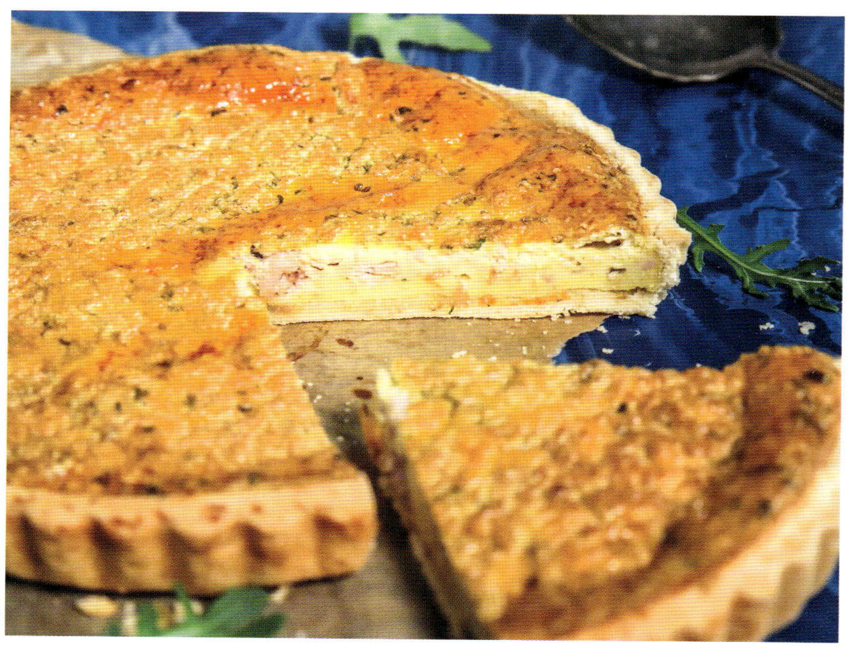

POÊLÉE DE SEICHES

Pour 1 personne

10 min

5 min

INGRÉDIENTS

- 3 petites seiches
- 60 g de spaghettis de riz
- 3 poignées de pousses d'épinards
- 100 g de haricots rouges cuits
- 2 échalotes
- 2 gousses d'ail
- 1 verre de vin blanc
- citron
- huile d'olive

Faites revenir les échalotes émincées dans une poêle à feu doux avec un fond d'huile d'olive et le vin blanc. Ajoutez les haricots rouges, remuez.

Dans le même temps, faites cuire les spaghettis de riz selon les indications figurant sur l'emballage.

Une fois cuits, ajoutez-les dans la poêle ainsi que l'ail pressé et remuez. Baissez le feu, libérez un espace au centre de la poêle et déposez-y les seiches. Aspergez de jus de citron. Faites sauter 2 minutes. Éteignez le feu. Ajoutez les pousses d'épinards.

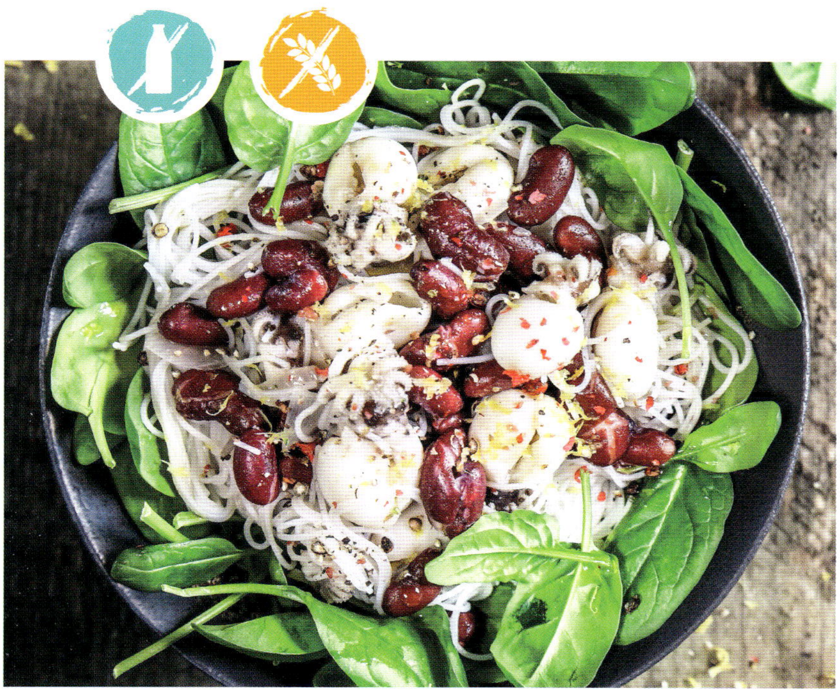

MENU COMPLET

NOTE DU COACH

La seiche est une excellente source de fer ! Mangez-en de temps en temps.

Pour 2 personnes

15 min

20 min

SAUMON MARINÉ À LA JESS

INGRÉDIENTS

- 2 pavés de saumon
- 200 g de riz semi-complet
- 1 feuille de nori
- ¼ de concombre
- 1 avocat
- 2 c. à soupe de graines de sésame
- 1 c. à soupe de graines germées
- quelques copeaux de gingembre frais

- **Pour la sauce**
- 5 c. à soupe de vinaigre de riz
- ½ citron
- 3 c. à soupe d'huile de sésame
- 1 c. à café de wasabi
- 2 c. à soupe de sauce soja salée
- 2 c. à soupe de sauce soja sucrée

Faites cuire le riz semi-complet selon les indications figurant sur l'emballage.

Dans un saladier, versez le riz cuit, la feuille de nori coupée en petits carrés, le concombre et le saumon détaillés en cubes et l'avocat en lamelles.

Préparez la sauce en mélangeant tous les condiments. Arrosez-en la préparation. Parsemez ce plat de gingembre frais et de graines germées.

Et dégustez immédiatement !

NOTE DU COACH

J'adoooore les sushis ! Version santé ici : vous savez ce que vous mangez quand c'est vous qui préparez.

POUR UN REPAS COMPLET

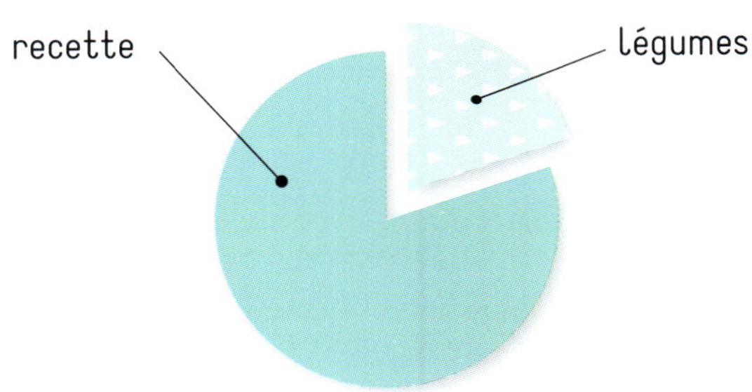

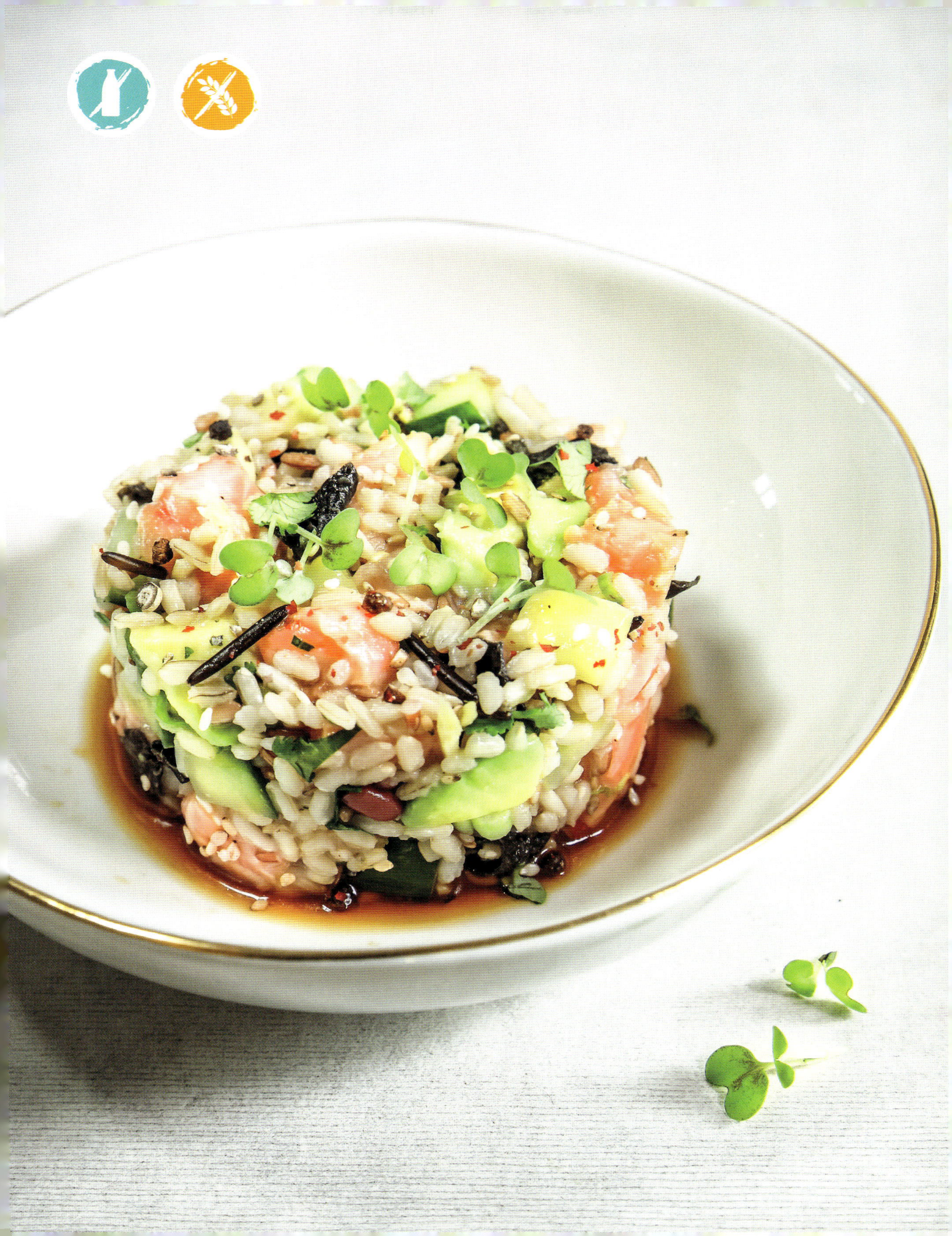

Pour 2 personnes

15 min

10 min

SALADE VÉGÉ DE JESS ET JO

INGRÉDIENTS

- 200 g de quinoa
- 100 g de haricots azuki cuits
- ¼ de concombre
- 2 tranches de feta
- 1 oignon rouge
- 1 gousse d'ail
- 20 feuilles de coriandre fraîche
- 1 citron

- **Pour la sauce**
- 1 c. à soupe d'huile de noisette
- 1 c. à soupe d'huile d'olive
- 3 c. à soupe de vinaigre de cidre
- 1 c. à café de moutarde
- sel, poivre

Faites cuire le quinoa selon les instructions figurant sur le paquet.

Émincez l'oignon rouge et l'ail.

Dans un saladier, versez le quinoa cuit, les haricots rouges, le concombre épluché et détaillé en cubes, et la feta émiettée. Ajoutez l'oignon, l'ail, la coriandre et le zeste du citron.

Arrosez votre préparation de la sauce. Dégustez.

NOTE DU COACH

Multipliez par 2 la quantité de concombre, soit ½ , et vous êtes à 100 % sur les proportions T12S.

POUR UN REPAS COMPLET

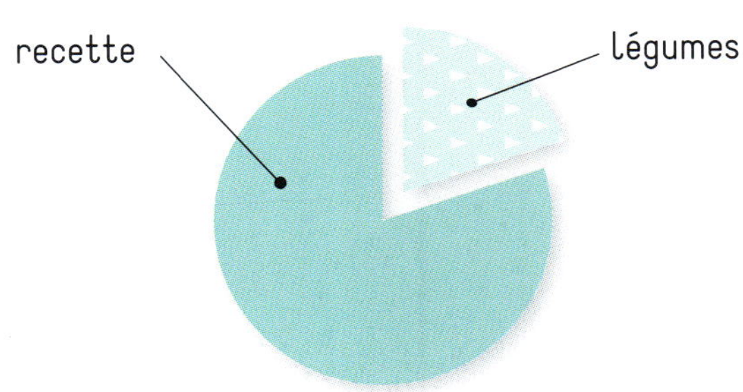

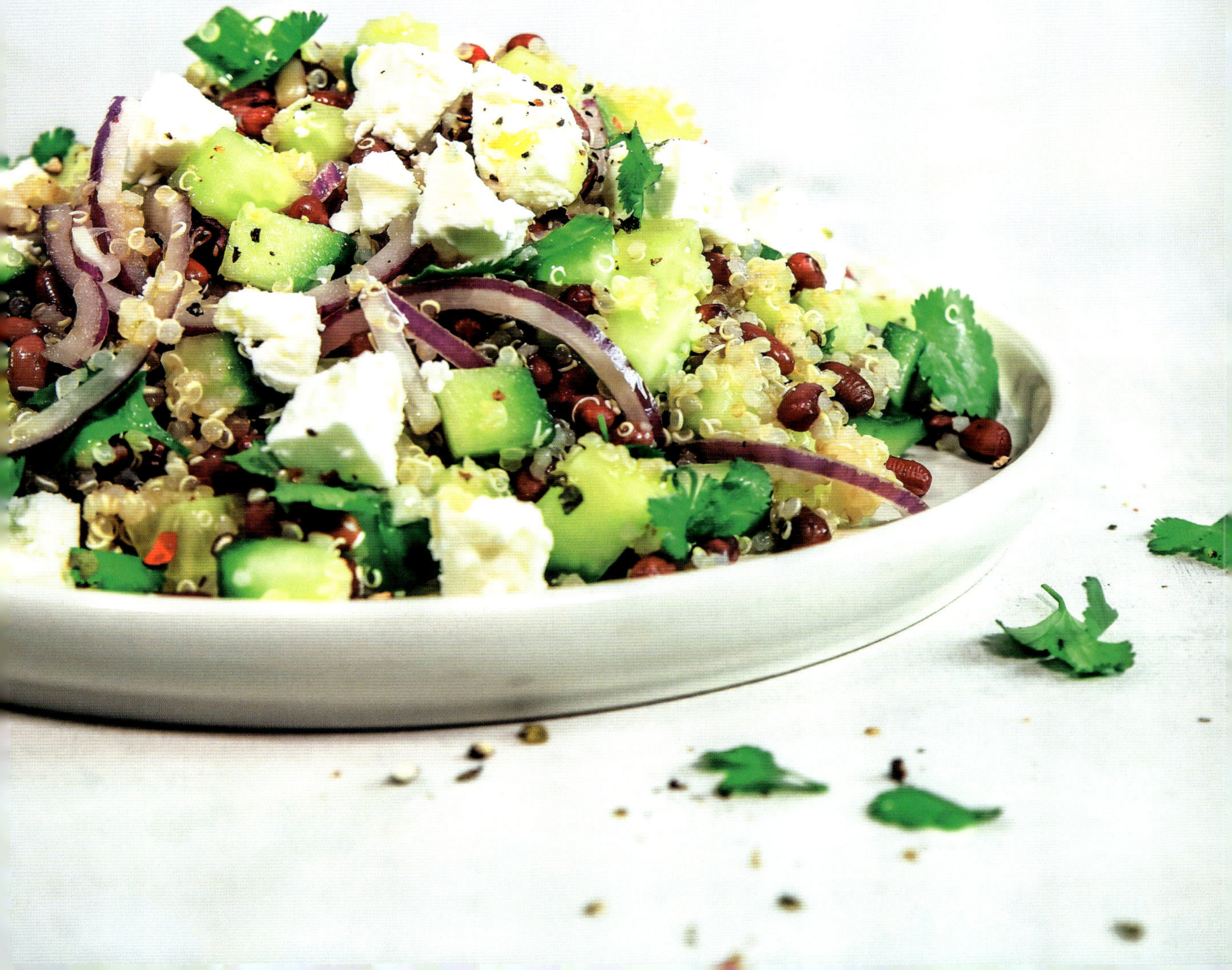

Pour 1 personne

15 min

15 min

PÂTES CARBONARA ET COURGETTES FAÇON JESS

INGRÉDIENTS

- 60 g de pâtes
- 1 oignon
- 1 barquette d'allumettes de lardons
- 2 courgettes
- 1 gousse d'ail
- huile d'olive

Faites cuire les pâtes selon les instructions figurant sur l'emballage.

Dans une poêle à feu doux, faites revenir l'ail, l'oignon émincé et les allumettes de lardons dans un filet d'huile d'olive.

Ajoutez les courgettes coupées en morceaux. Versez un demi-verre d'eau. Recouvrez et laissez cuire 5 minutes.

Mélangez les pâtes avec les courgettes aux lardons.

MENU COMPLET

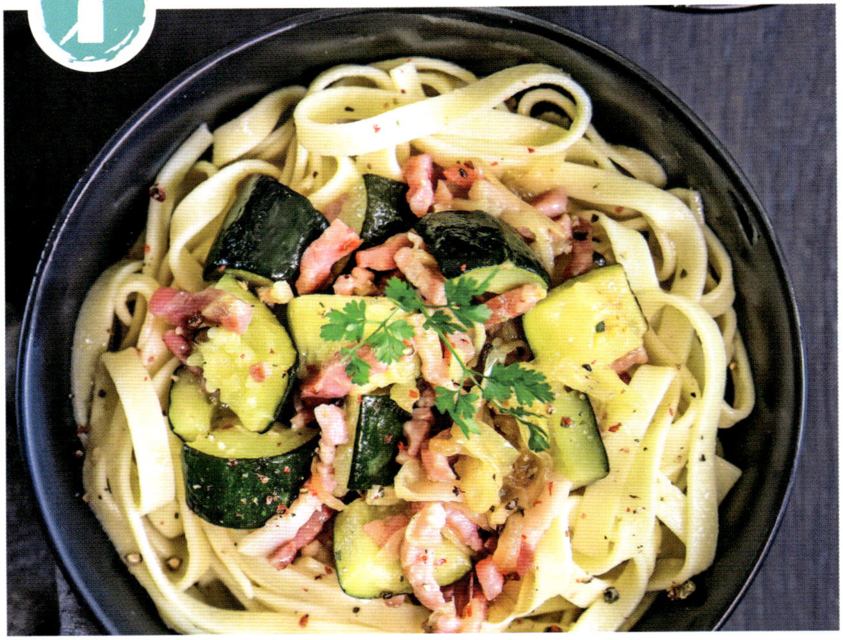

NOTE DU COACH

Voilà comment mon fils a aimé la courgette. Et voilà comment rendre les « carbos » bonnes pour la santé.

FILET MIGNON MIJOTÉ

Pour 4 personnes

20 min

35 min

INGRÉDIENTS

- 1 filet mignon
- 250 g de farfalle semi-complètes
- ½ barquette d'allumettes de lardons
- 3 courgettes
- 200 g de haricots rouges cuits
- ½ verre de vin rouge
- thym et cerfeuil
- 1 c. à soupe de moutarde
- huile d'olive

Dans un faitout, faites revenir le filet mignon 5 minutes de chaque côté dans un fond d'huile d'olive.

Coupez les courgettes en dés. Ajoutez-les dans le faitout avec les lardons, le vin rouge et les herbes. Faites cuire les farfalle à part selon les indications figurant sur l'emballage.

Laissez mijoter la viande et les courgettes à 80 °C pendant 10 minutes. Tournez le filet mignon et remuez régulièrement pendant 10 minutes de plus. Ajoutez les haricots rouges et la moutarde. Remuez pendant 5 minutes. Coupez le filet mignon en tranches et servez.

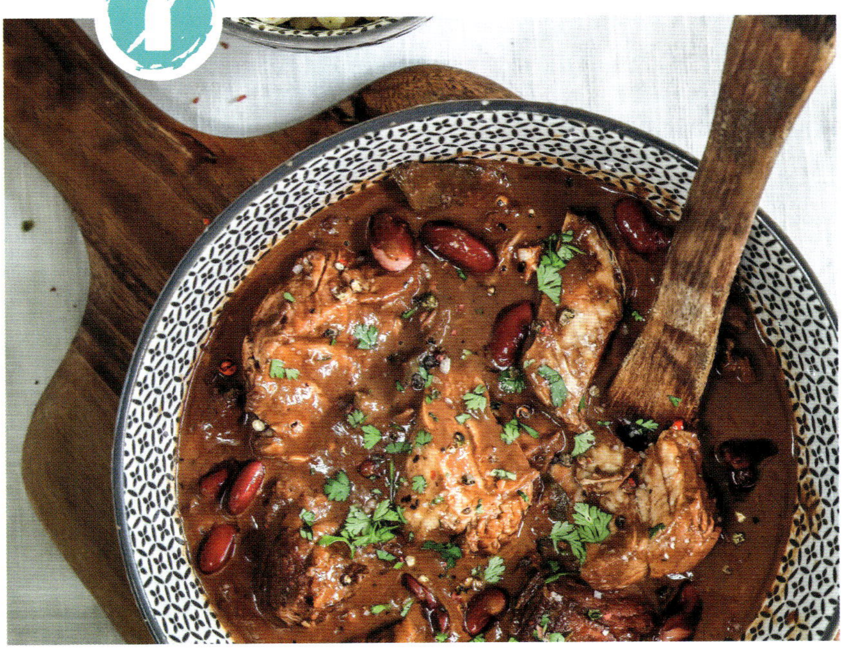

MENU COMPLET

NOTE DU COACH

Cuisinez au vin ! C'est extra. En avant les saveurs santé !

Pour 4 personnes

30 min

35 min

COUSCOUS FACILE POULET ET MERGUEZ

INGRÉDIENTS

- 4 cuisses de poulet (fermier de préférence)
- 4 merguez
- 200 g de pois chiches cuits
- 120 g de semoule
- 120 g de quinoa
- 5 carottes
- 4 navets
- 2 tomates
- 4 courgettes
- 2 boîtes de concentré de tomate
- 1 cube de bouillon de bœuf bio
- 2 c. à soupe d'épices à couscous
- 2 ou 3 c. à café de harissa
- 3 c. à soupe d'huile d'olive

Épluchez les carottes, les navets, les tomates. Coupez-les en cubes. Versez l'huile d'olive dans un autocuiseur et faites revenir les cuisses de poulet. Quand la viande est dorée, ajoutez 1 l d'eau, le cube de bouillon de bœuf, le concentré de tomate, les carottes, les navets et les tomates, les épices à couscous et la harissa.

Fermez l'autocuiseur et comptez 25 minutes de cuisson une fois que celui-ci est monté en pression.

En attendant, détaillez les courgettes en cubes et égouttez les pois chiches. Faites cuire le quinoa en suivant les instructions figurant sur l'emballage.

Une fois les 25 minutes écoulées, évacuez la vapeur de l'autocuiseur, ouvrez et mettez-y les courgettes et les pois chiches. Remettez sur le feu pour 10 minutes de cuisson une fois que l'autocuiseur est sous pression.

Faites cuire les merguez sur un grill ou à la poêle, mais pas avec les légumes. Servez accompagné du quinoa.

NOTE DU COACH

Les merguez sont à déguster de façon « exceptionnelle ». Achetez-les chez votre boucher. Si vous appréciez le couscous, ne le faites pas systématiquement avec les merguez.

MENU COMPLET

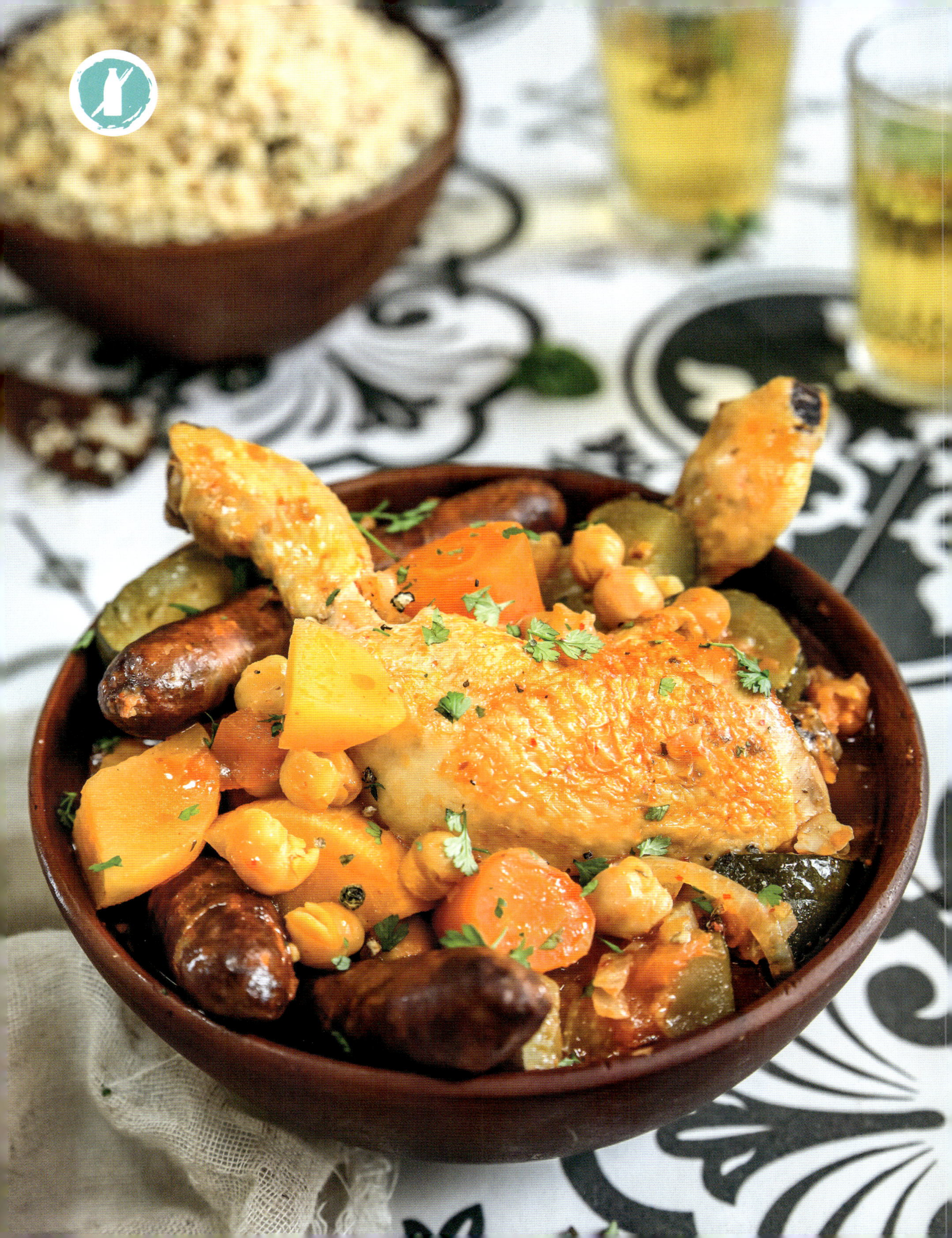

Pour 1 personne

15 min

10 min

SALADE DE COURGETTES AU THON

INGRÉDIENTS

- ½ paquet de spaghettis de riz
- 2 courgettes
- 1 boîte de thon au naturel
- feta (ou fromage frais)
- 1 oignon
- 1 gousse d'ail
- ciboulette
- 1 cube de bouillon de bœuf bio
- ½ verre de vin blanc
- huile d'olive

Dans une poêle, faites revenir l'oignon émincé dans un filet d'huile d'olive. Ajoutez le demi-verre de vin blanc et le bouillon de bœuf mélangé dans un demi-verre d'eau chaude. Couvrez pour 5 minutes. Ajoutez le thon et faites cuire pendant 5 minutes. Déposez la préparation dans une assiette creuse et laissez refroidir.

Dans un saladier, mélangez les courgettes crues préalablement épluchées à l'Économe avec les spaghettis de riz cuits. Ajoutez le thon, la feta émiettée la ciboulette et l'ail pressé. Préparez la vinaigrette de Jess (voir page 56) et assaisonnez-en la salade.

MENU COMPLET

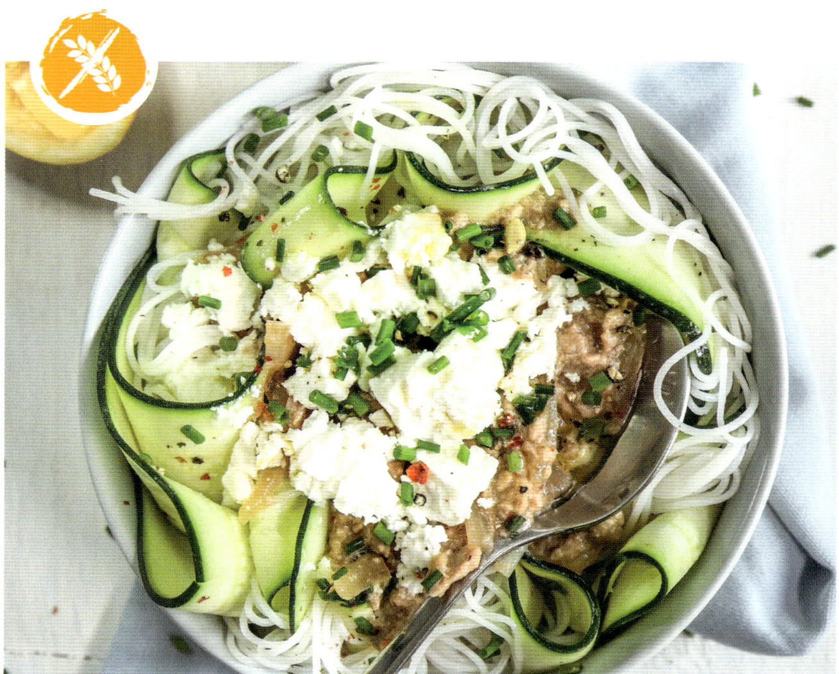

NOTE DU COACH

Notre salade est devenue très populaire sur Instagram. La voici pour vous !

QUICHE SANS PÂTE CHÈVRE, SAUMON ET ÉPINARDS

Pour 4 personnes

15 min

35 min

Faites décongeler les épinards. Mélangez les œufs avec la farine. Puis incorporez le lait et le fromage de chèvre. Salez et poivrez.

Déposez les épinards et le saumon coupé en dés dans un plat à tourte, puis versez le mélange dessus.

Faites cuire au four à 210 °C (th. 7) pendant environ 35 minutes.

INGRÉDIENTS

- ½ bûche de chèvre
- 1 pavé de saumon
- 300 g d'épinards surgelés
- 150 g de farine d'avoine
- 4 œufs
- ½ verre de lait de riz ou d'avoine
- sel, poivre

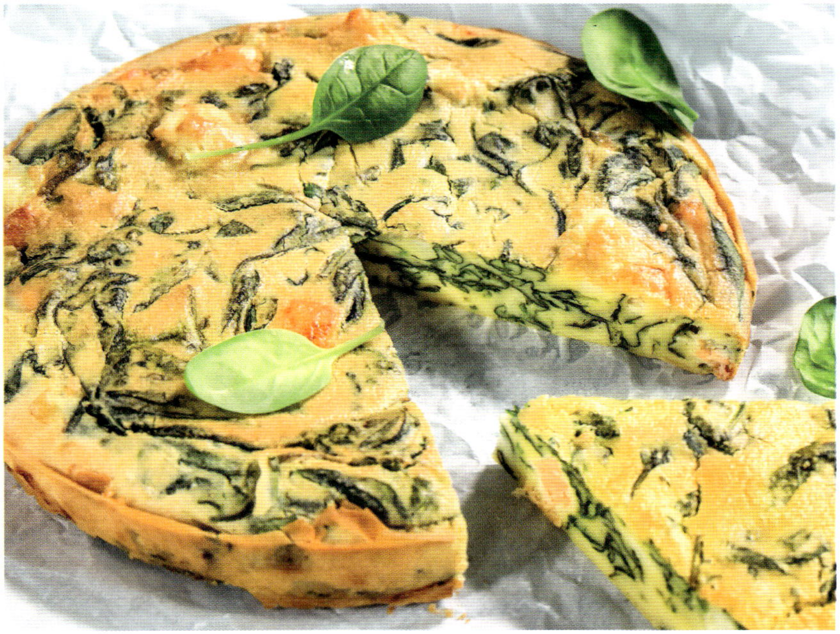

MENU COMPLET

NOTE DU COACH

Cette recette s'adapte parfaitement aussi au format « moule à cake ».

Pour 4 personnes

15 min

10 min

PÂTES DE JESS À LA BOLOGNAISE

INGRÉDIENTS

- 250 g de spaghettis de riz
- 300 g de viande hachée
- 2 carottes
- 1 oignon
- 30 cl de coulis de tomate
- thym et laurier
- huile d'olive

Faites cuire les spaghettis de riz selon les instructions figurant sur l'emballage.

Faites revenir les carottes coupées en rondelles et l'oignon haché fin dans un filet d'huile d'olive. Recouvrez et laissez cuire à feu moyen pendant 5 minutes.

Versez le coulis de tomate et ajoutez le bœuf haché et les herbes. Mélangez et recouvrez. Laissez cuire pendant 5 minutes.

Déposez les spaghettis cuits dans un saladier et versez la préparation dessus.

POUR UN REPAS COMPLET

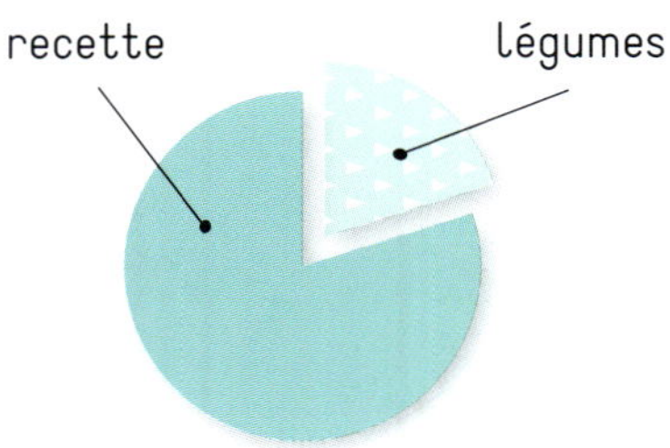

NOTE DU COACH

Idéalement, accompagnez ce plat d'une salade verte ou d'un légume vert.

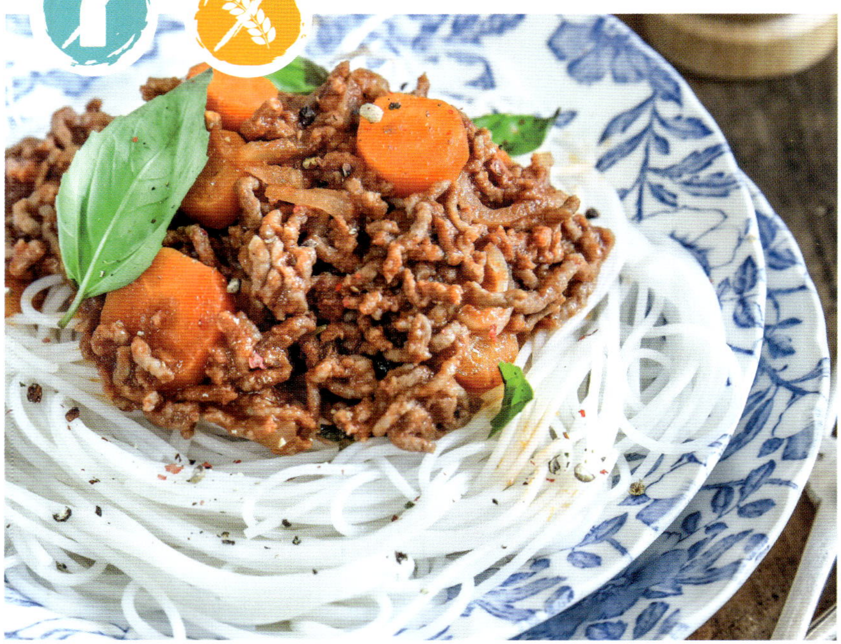

ESCALOPES DE POULET PANÉES

Pour 2 personnes

5 min

10 min

Mélangez dans une assiette la farine de riz et l'œuf. Ajoutez l'ail, le poivre, du sel et le gingembre.

Aplatissez les escalopes de poulet. Arrosez-les de jus de citron et enrobez-les de panure.

Faites cuire dans une poêle à feu moyen avec un filet d'huile d'olive 5 minutes de chaque côté. Servez chaud.

INGRÉDIENTS

- 2 escalopes de poulet
- 1 œuf
- 3 c. à soupe de farine de riz
- 1 c. à café d'ail en poudre
- ½ c. à café de poivre
- 1 ½ c. à café de gingembre en poudre
- ½ citron
- huile d'olive
- sel aux aromates

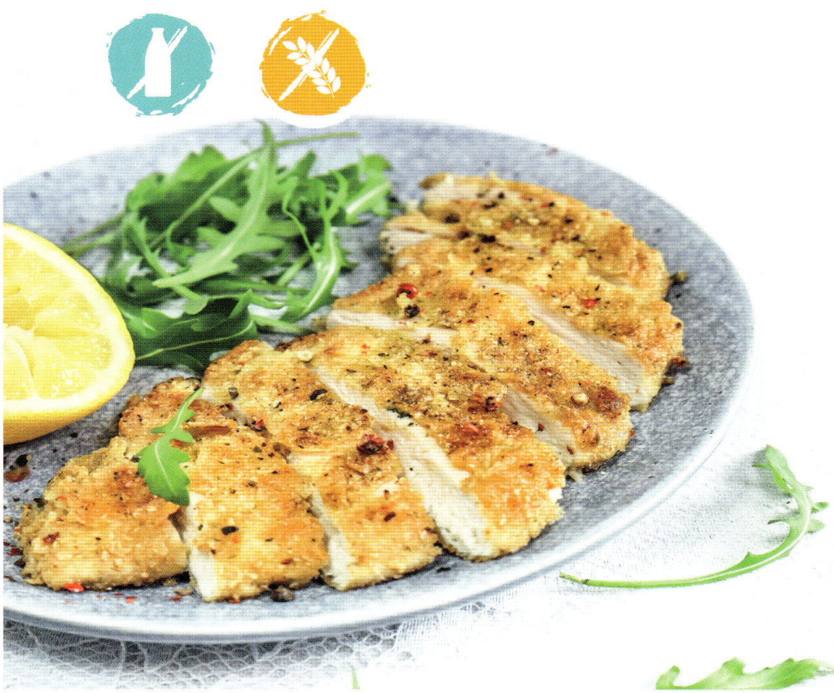

POUR UN REPAS COMPLET

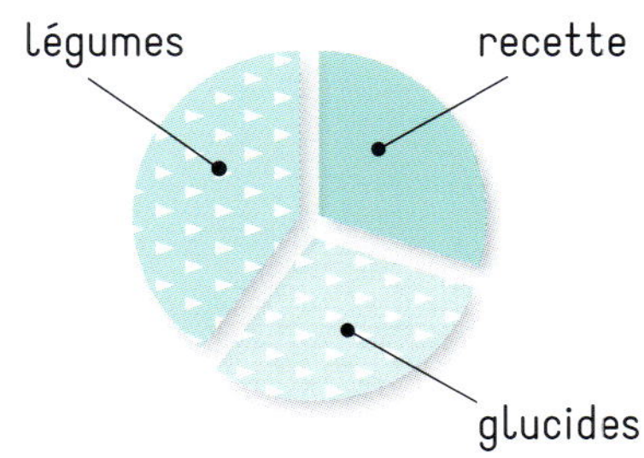

NOTE DU COACH

Un plat d'enfance populaire revisité en version saine pour le plaisir des grands et petits ! Et pour donner de bonnes habitudes alimentaires à vos enfants.

Pour 1 personne

5 min

25 min

SOUPE DE LENTILLES CORAIL, CAROTTE LAIT DE COCO ET CURRY

INGRÉDIENTS

- 50 g de lentilles corail
- 1 petite carotte
- 30 cl de lait de coco
- 1 gousse d'ail
- 1 c. à café de curry
- 1 c. à soupe d'huile d'olive
- sel, poivre

Mettez une casserole d'eau salée à bouillir. Coupez la carotte en rondelles et versez-la dans l'eau bouillante pour une précuisson.

Dans une sauteuse, mettez l'ail émincé dans l'huile d'olive.

Rincez plusieurs fois les lentilles. Ajoutez-les dans la sauteuse, de même que la carotte égouttée et le curry. Salez et poivrez.

Recouvrez de 30 cl d'eau, puis faites cuire environ 20 minutes à feu doux, en remuant de temps en autre.

Mixez la soupe quand les lentilles et les carottes sont tendres.

Au moment de servir, ajoutez jusqu'à 30 cl de lait de coco selon votre goût (plus ou moins sucré).

NOTE DU COACH

Fini les soupes en sachet ou en brique !

POUR UN REPAS COMPLET

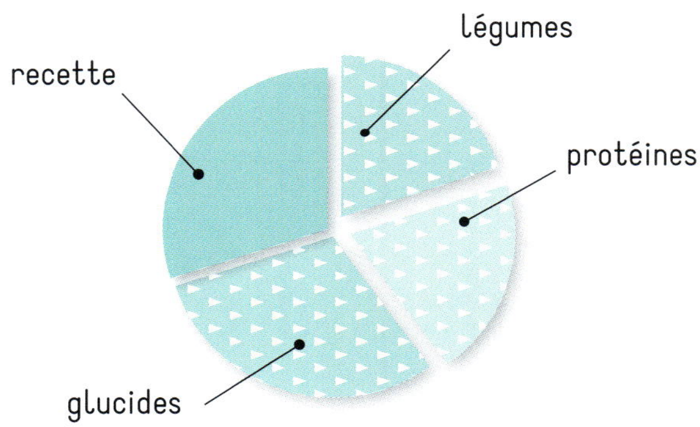

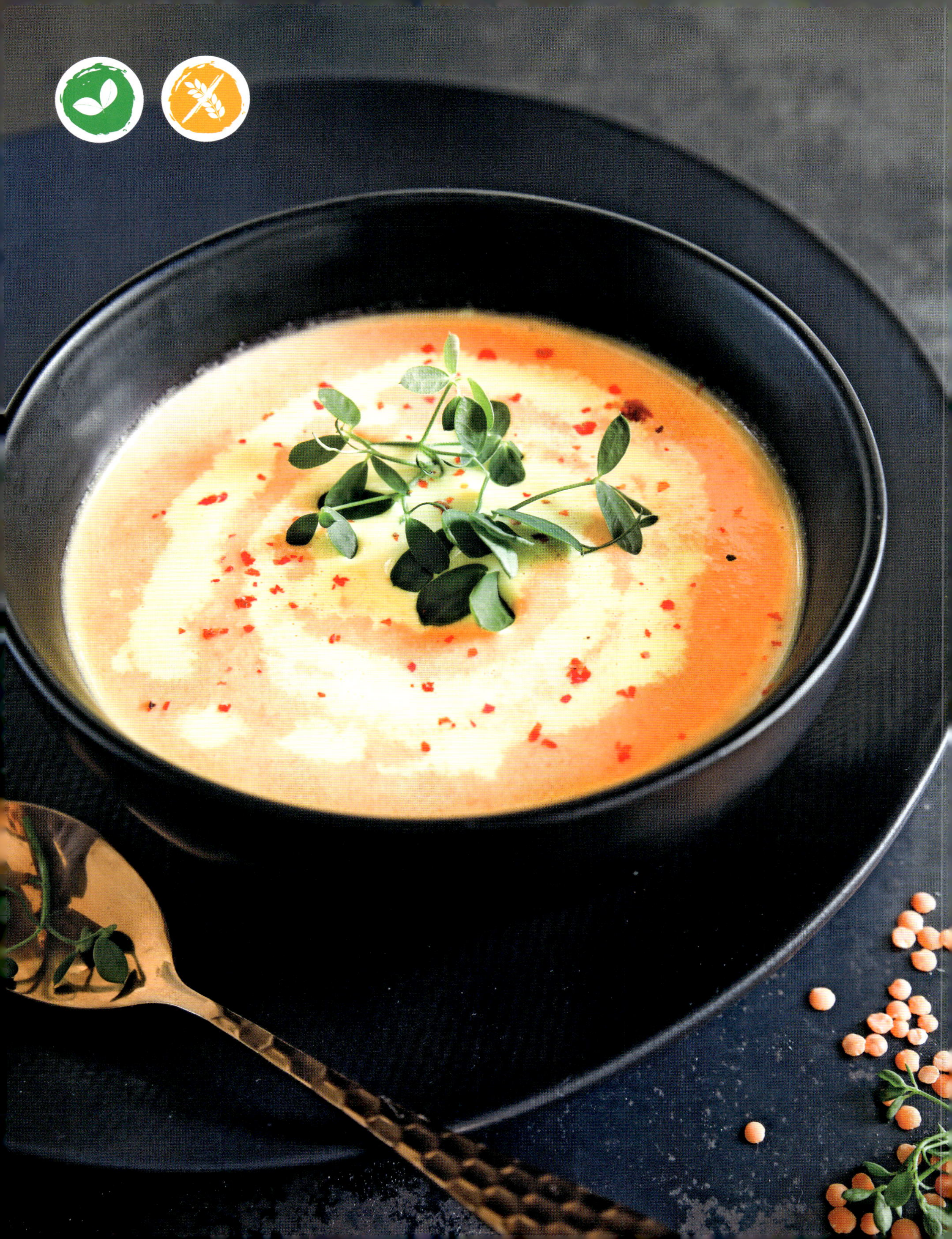

Pour 8 burritos

10 min

20 min

BURRITOS HARICOTS ROUGES ET PURÉE D'AVOCAT

INGRÉDIENTS

- 1 paquet de tortillas
- 50 g de quinoa
- 160 g de haricots rouges cuits
- 1 carotte
- 1 avocat
- 100 g de purée de tomate
- 1 gousse d'ail
- ½ c. à café de paprika
- 1 c. café d'huile de sésame grillé
- sel, poivre

Faites cuire le quinoa selon les instructions figurant sur l'emballage.

Rincez et égouttez les haricots rouges, pelez et hachez l'ail. Versez-les dans une casserole avec la purée de tomate. Laissez cuire 6 minutes à feu doux en remuant de temps en temps.

Rincez et râpez la carotte. Prélevez la chair de l'avocat et réduisez-la en purée avec l'huile de sésame, le paprika, du sel et du poivre.

Garnissez 1 tortilla sur votre assiette et roulez-la.

NOTE DU COACH

Choisissez des tortillas de bonne qualité (regardez les additifs avant d'acheter...).

POUR UN REPAS COMPLET

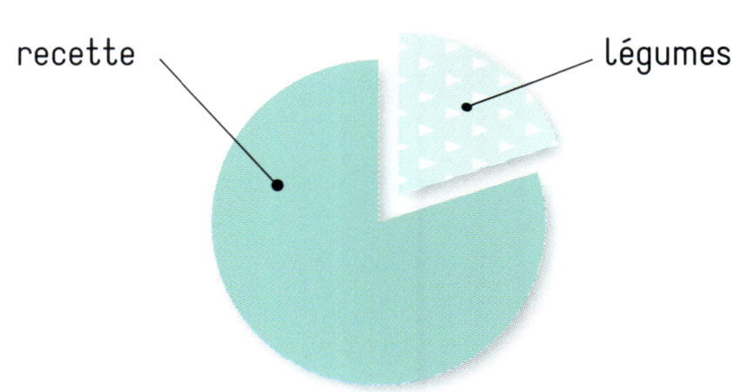

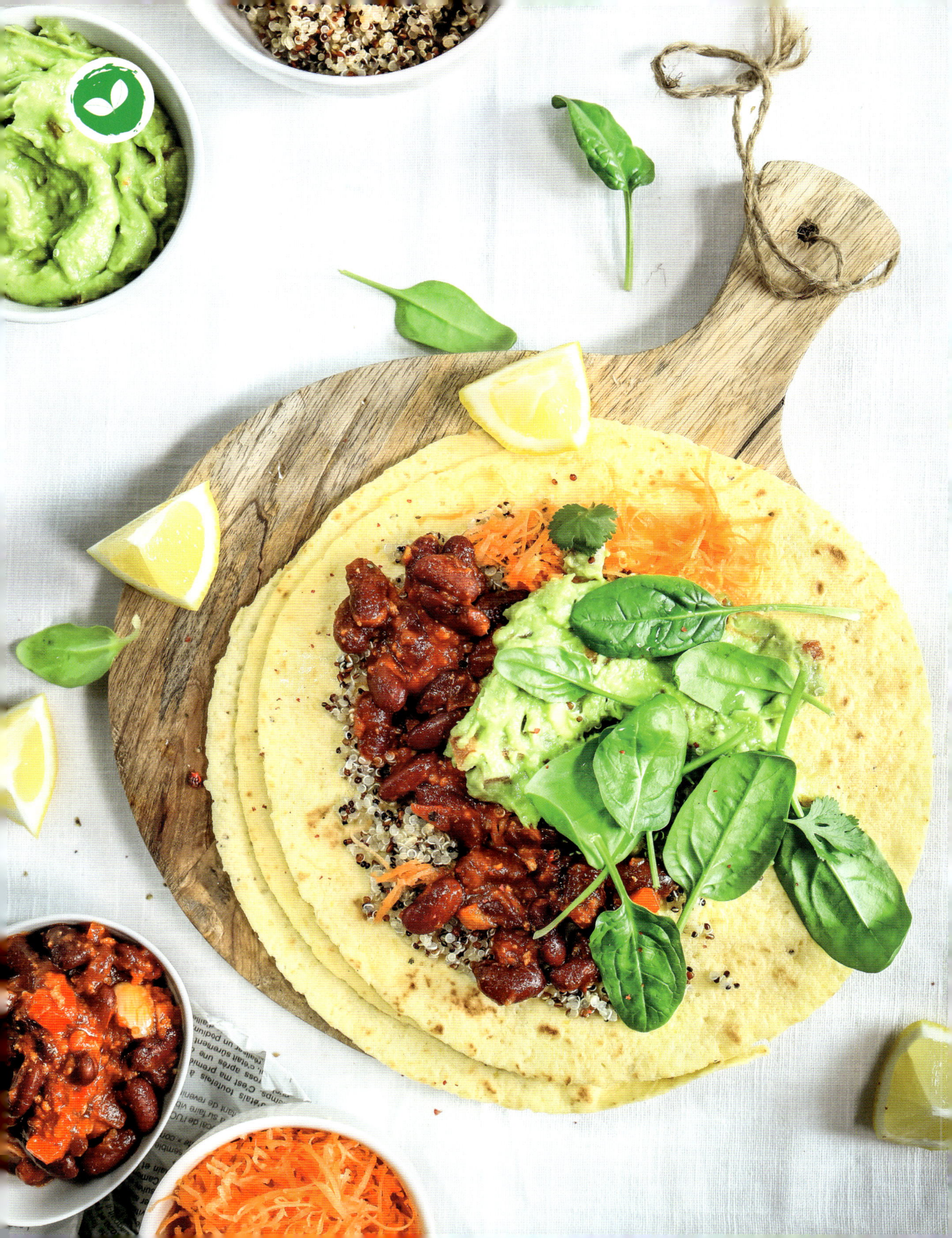

Pour 2 personnes

10 min

15 min

LE BURGER D'ALEX

INGRÉDIENTS

- 2 pains burgers (en boulangerie)
- 2 steaks hachés
- 1 tomate
- 1 oignon rouge
- 4 feuilles de salade
- 2 Carrés Frais®
- 4 tranches de cheddar
- 2 c. à soupe de sauce tomate
- 1 c. à café de moutarde
- 1 c. à soupe d'huile d'olive

Ouvrez les pains et mettez-les au four 5 minutes à 160 °C (th. 5-6).

Faites revenir dans une poêle l'oignon émincé avec un filet d'huile d'olive. Réservez.

Faites cuire les steaks hachés à la poêle et sortez-les avant la fin de la cuisson.

Préparez la sauce en mélangeant la moutarde, la sauce tomate et les Carrés Frais®.

Étalez la sauce sur les tranches de pain.

Superposez dans chaque pain 1 tranche de cheddar, 1 steak, des oignons, 1 tranche de cheddar, 3 rondelles de tomate, 2 feuilles de salade. Refermez le pain.

NOTE DU COACH

Enfin, pouvoir déguster un burger sans avoir de regrets !

POUR UN REPAS COMPLET

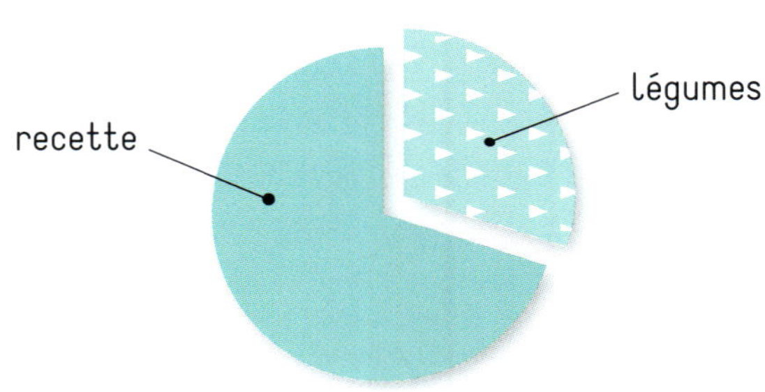

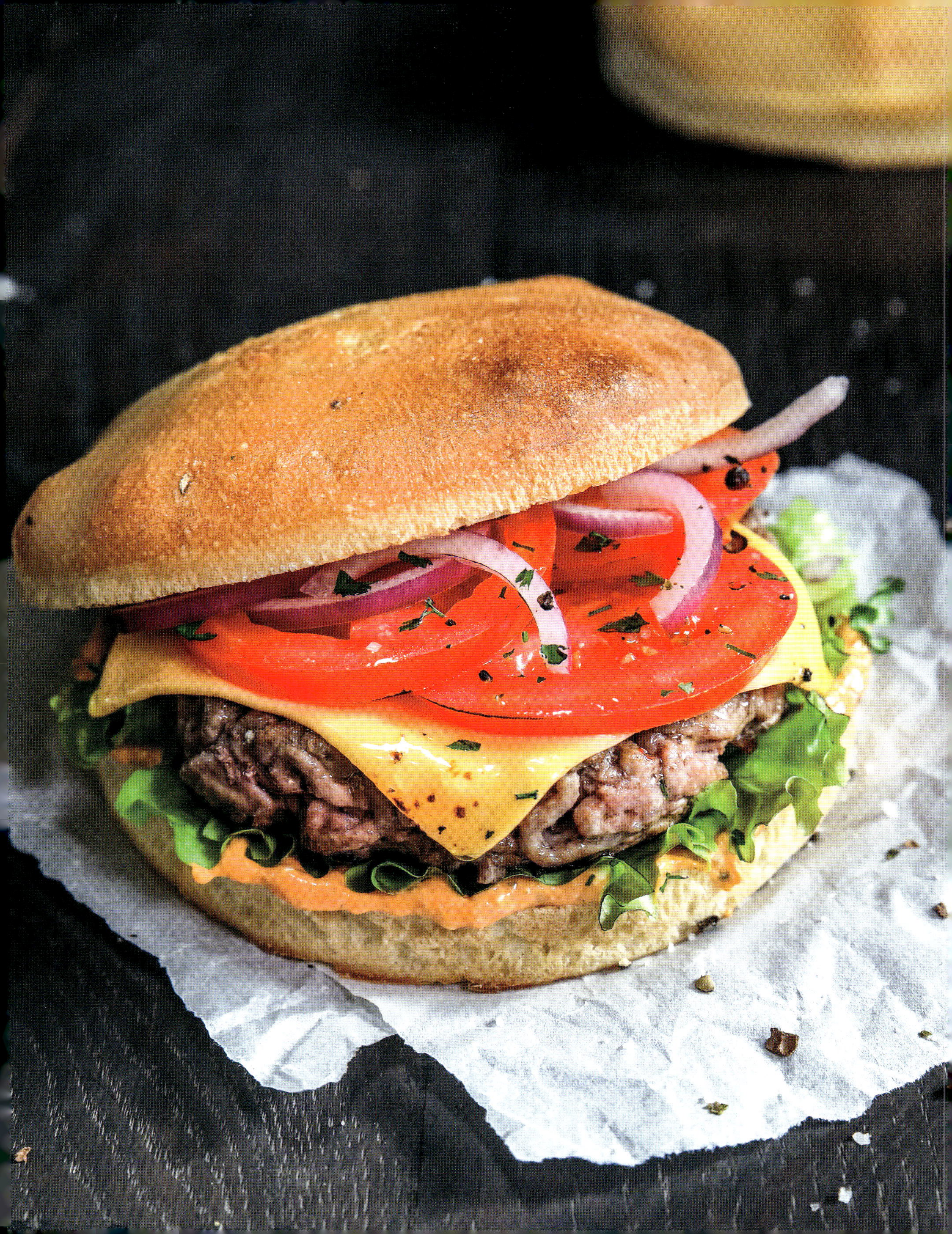

Pour 1 personne

10 min

30 min

MAQUEREAUX AU FOUR

INGRÉDIENTS

- 2 petits maquereaux évidés
- 1 tomate
- 1 courgette
- 1 oignon blanc
- 1 gousse d'ail
- ½ citron
- huile d'olive
- sel, poivre

Pelez et hachez l'ail. Rincez et essuyez la tomate et la courgette. Préchauffez le four à 180 °C (th. 6).

Posez les maquereaux dans un plat à four antiadhésif. Mettez autour tous les ingrédients (sauf le citron) découpés au préalable en petits morceaux.

Arrosez d'un filet d'huile d'olive. Faites cuire 30 minutes en retournant à mi-cuisson.

Servez chaque maquereau avec un quartier de citron.

POUR UN REPAS COMPLET

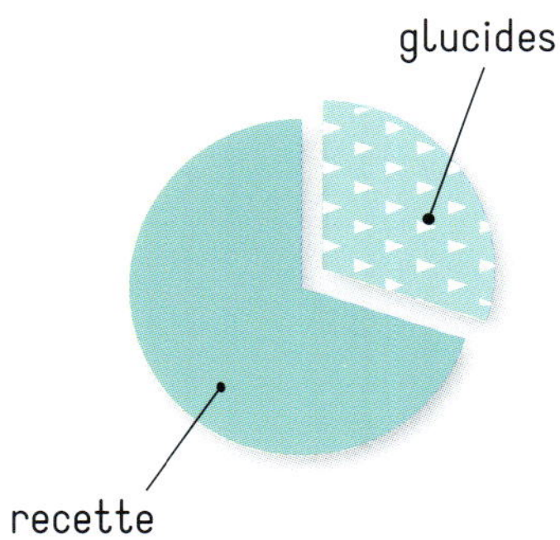

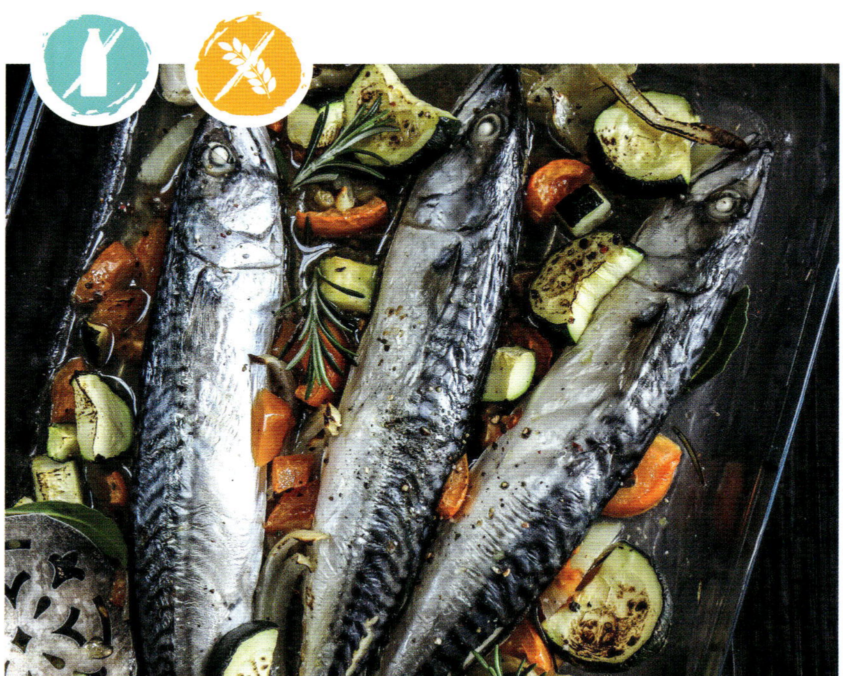

NOTE DU COACH

Préparer un poisson entier n'a jamais été aussi simple !

VELOUTÉ DE LÉGUMES

Pour 4 personnes

25 min

5 min

Faites cuire à la vapeur tous les légumes épluchés, lavés et coupés.

Versez 1,5 l d'eau dans un grand faitout. Portez à ébullition avec le cube de bouillon de bœuf et les légumes et laissez mijoter.

Mixez le tout.

INGRÉDIENTS

- 5 pommes de terre
- 5 carottes
- 1 poireau
- 1 oignon
- 3 courgettes
- ½ cube de bouillon de bœuf bio

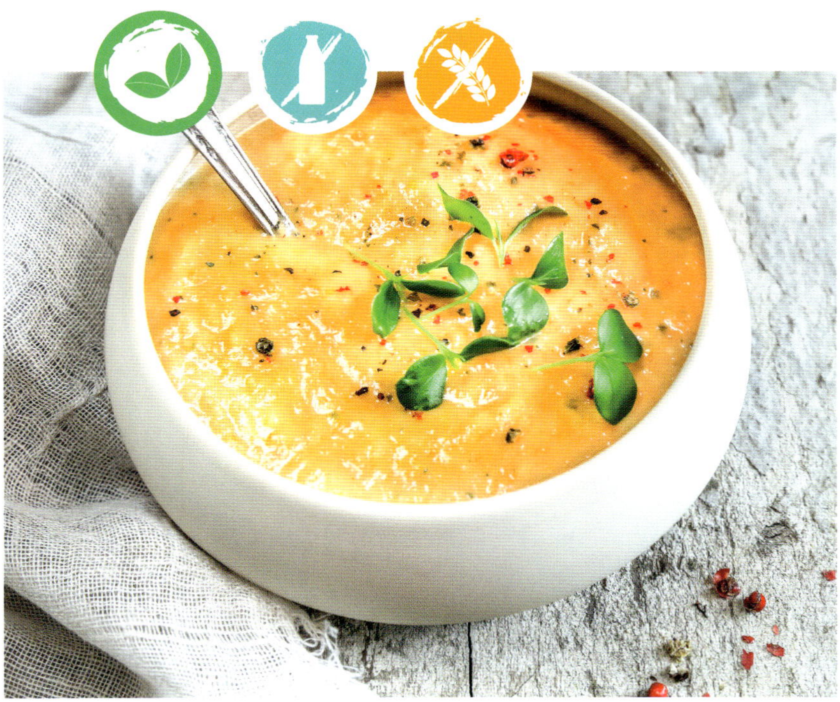

POUR UN REPAS COMPLET

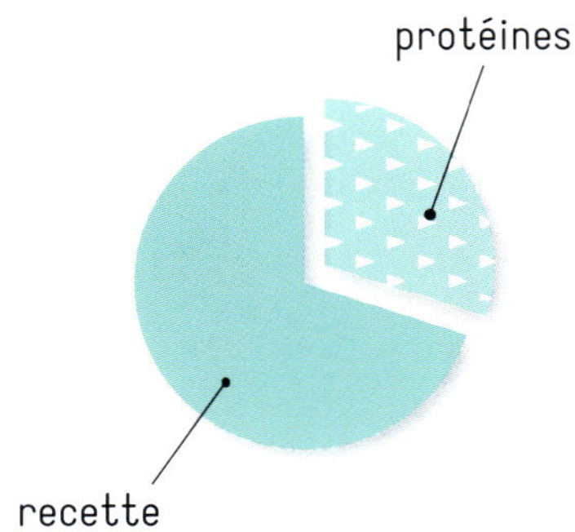

NOTE DU COACH

Convient pour une entrée ou pour un repas complet si vous ajoutez une source de protéines.

Pour 2 personnes

20 min

30 min

SALADE GOURMANDE

INGRÉDIENTS

- 3 pommes de terre
- 1 carotte
- ½ salade
- 2 tomates
- ½ avocat
- 50 g de feta
- 1 barquette de lardons
- 1 petite escalope de poulet
- 2 œufs
- ail en poudre
- piment d'Espelette
- huile de sésame
- sel, poivre

Faites cuire les pommes de terre dans de l'eau bouillante ou à la vapeur.

Faites revenir dans une poêle les lardons avec les pommes de terre coupées en morceaux. Ajoutez-y le poulet tranché en lamelles.

Saupoudrez de sel, de poivre et d'ail. Recouvrez pour 10 minutes de cuisson en remuant de temps en temps.

Rincez et râpez la carotte. Coupez les tomates en tranches. Épluchez l'avocat et réduisez la chair en purée avec l'huile de sésame, du piment d'Espelette, du sel et du poivre.

Faites cuire les œufs selon votre préférence (durs ou mollets).

Composez la salade en associant tous les ingrédients.

NOTE DU COACH

100 % des proportions respectées pour cette salade super gourmande !

MENU COMPLET

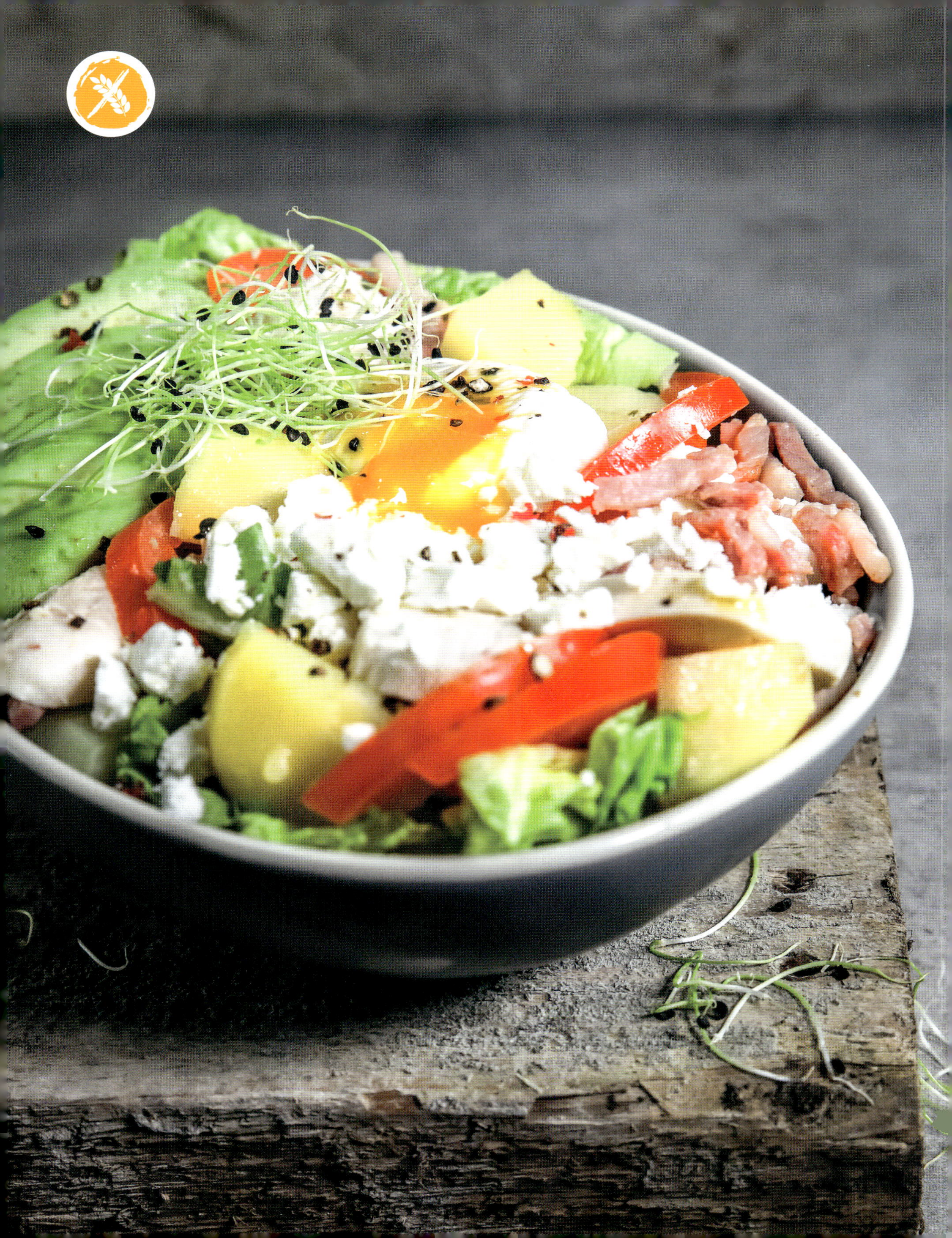

Pour 2 personnes

25 min

45 min

PETIT SALÉ AUX LENTILLES

INGRÉDIENTS

- 1 barquette d'allumettes de lardons
- 250 g de lentilles vertes cuites
- 3 pommes de terre
- 2 carottes
- 1 oignon
- ¼ de verre de vin blanc
- huile d'olive
- sel, poivre

Faites cuire à la vapeur les pommes de terre et les carottes pendant 20 minutes.

Faites cuire séparément les lentilles pendant environ 40 minutes.

Faites revenir l'oignon émincé et les lardons dans une poêle avec de l'huile d'olive. Ajoutez le vin blanc. Laissez cuire 5 minutes en remuant à feu moyen.

Ajoutez les légumes coupés en morceaux et les lentilles. Poursuivez la cuisson 5 minutes à feu doux. Salez et poivrez.

NOTE DU COACH

Sans les saucisses, c'est meilleur pour la santé.

MENU COMPLET

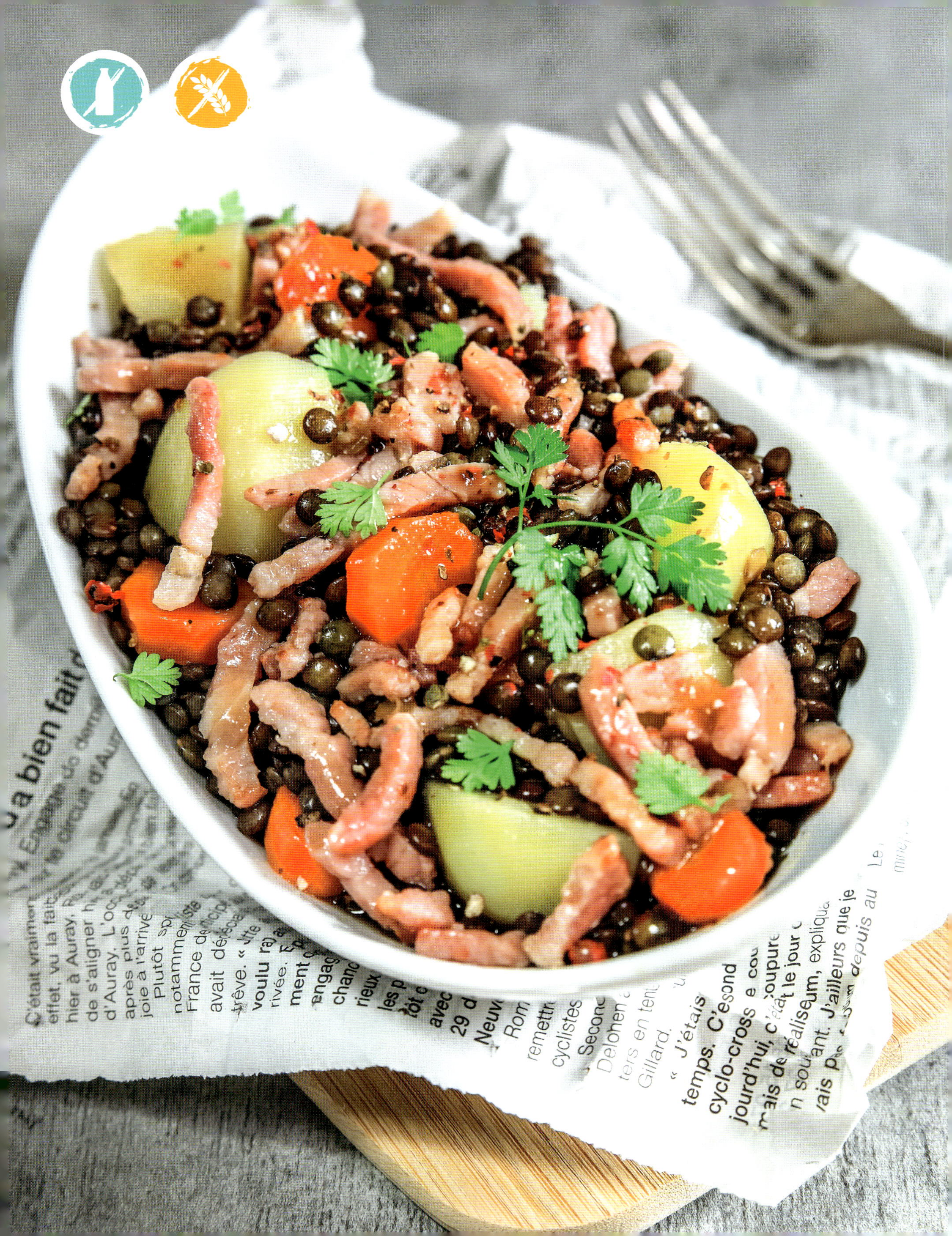
a bien fait
C'était vraiment
hier à Auray
de s'aligner
d'Auray. L'oc
après plus
joie à l'arrivé
Plutôt
notammen
France de
avait déc
trêve.
voulu
rivée.
cyclistes
Gillard.
temps. C'esond
cyclo-cross
jourd'hui, c'était
mais de réalisé
n souriant. J'ailleurs que je
vais p
depuis au

Pour 1 personne

25 min

15 min

SAINT-JACQUES AUX ASPERGES ET LAIT DE COCO

INGRÉDIENTS

- 4 grosses ou 6 petites noix de saint-jacques
- 1 tranche de bacon
- 10 asperges vertes
- ½ verre de lait de coco
- huile d'olive
- sel, poivre

Taillez les asperges et faites-les revenir à la poêle dans un fond d'huile d'olive pendant 10 minutes en les retournant délicatement. Réservez.

Faites cuire le bacon en petits morceaux à la poêle et réservez.

Chauffez le lait de coco dans une casserole avec une pincée de sel et de poivre.

Snackez à la poêle les saint-jacques 3 minutes sur une face et 2 minutes sur l'autre.

Dans une assiette, dressez les asperges, les saint-jacques, le bacon et arrosez de lait de coco.

NOTE DU COACH

Mangez des fruits de mer une fois par semaine si vous le pouvez.

POUR UN REPAS COMPLET

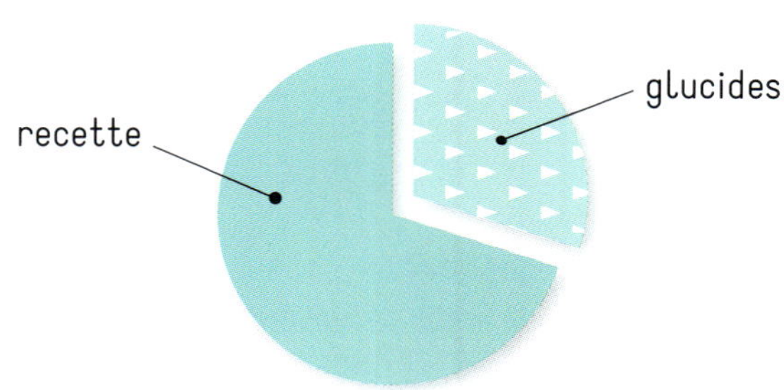

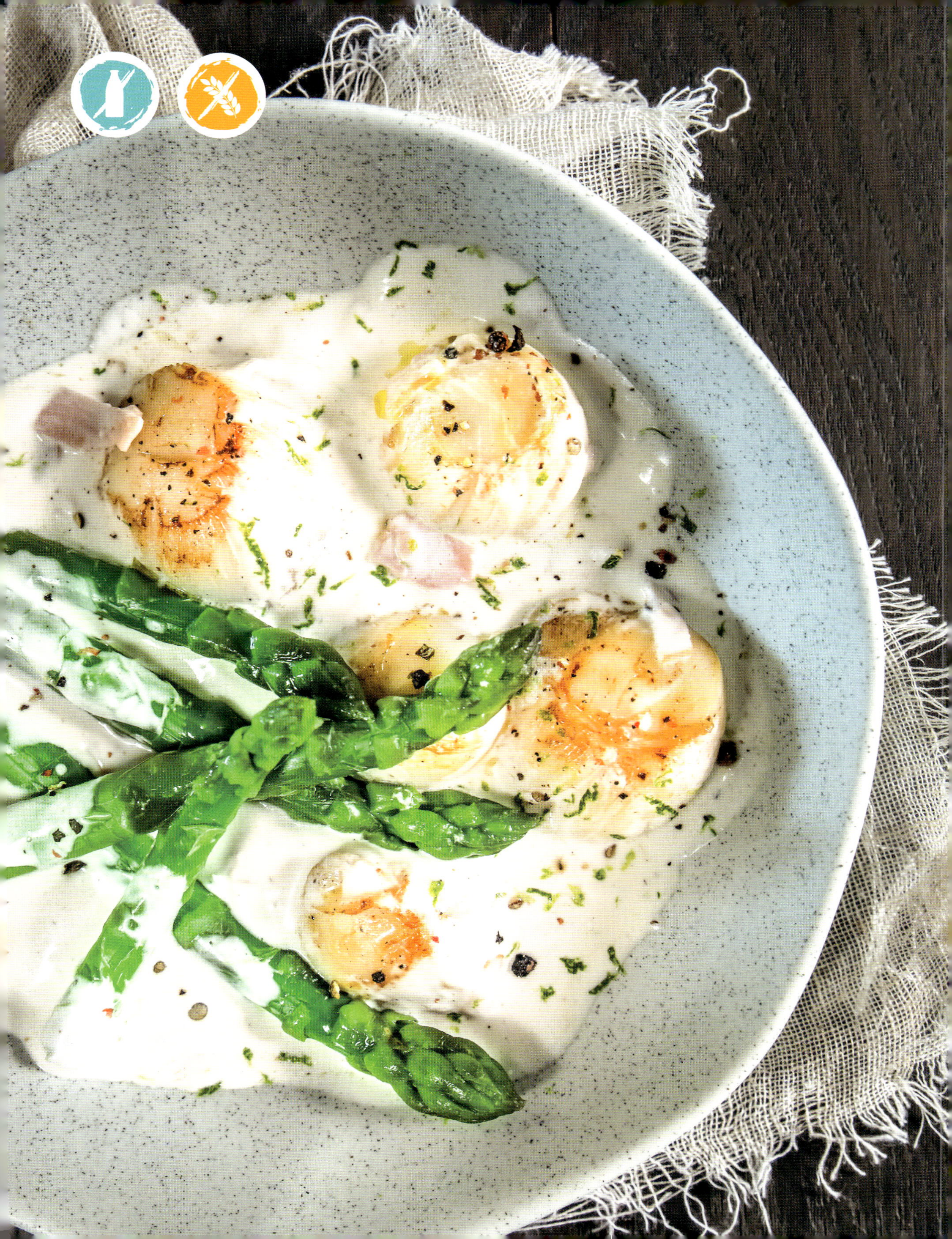

Pour 2 personnes

10 min

APÉRO TREMPETTE

INGRÉDIENTS

- 1 petit chou-fleur
- 3 carottes
- 1 pot de fromage blanc
- 1 boîte de thon au naturel
- ail
- 1 citron

Lavez les légumes. Détaillez le chou-fleur en bouquets et les carottes en bâtonnets après les avoir épluchées.

Dans un bol, mélangez le fromage blanc, le thon, l'ail et le jus du citron.

Trempez les légumes dans la sauce.

POUR UN REPAS COMPLET

MENU COMPLET

NOTE DU COACH

Accompagnez avec quelques tranches de pain d'épeautre, par exemple, et vous serez sur du 100 % T12S pour un apéritif dînatoire.

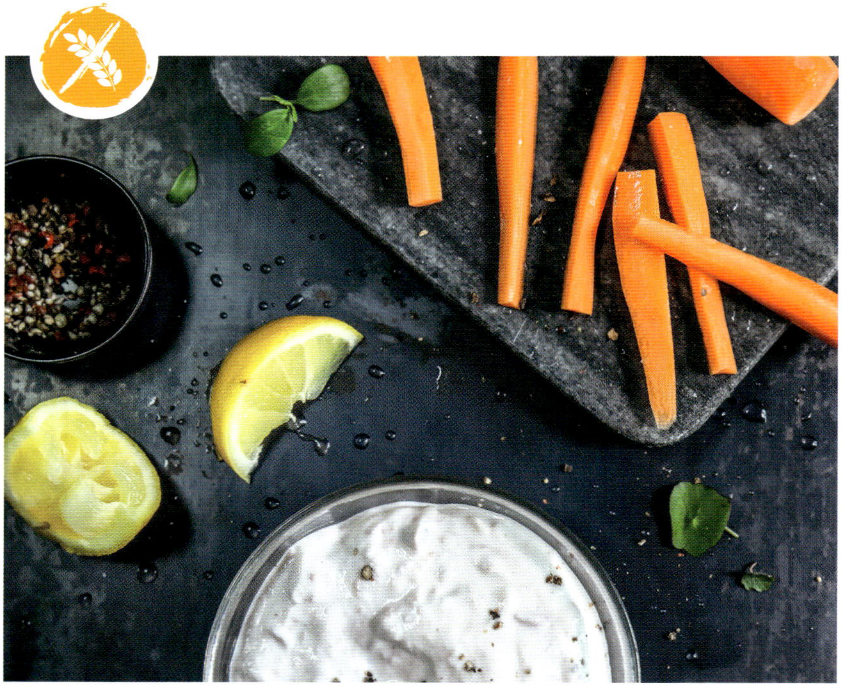

GUACAMOLE DE JESS

5 min

Écrasez les avocats à la fourchette. Coupez la tomate en petits morceaux.

Pressez le citron et ciselez la coriandre.

Mélangez tous les ingrédients.

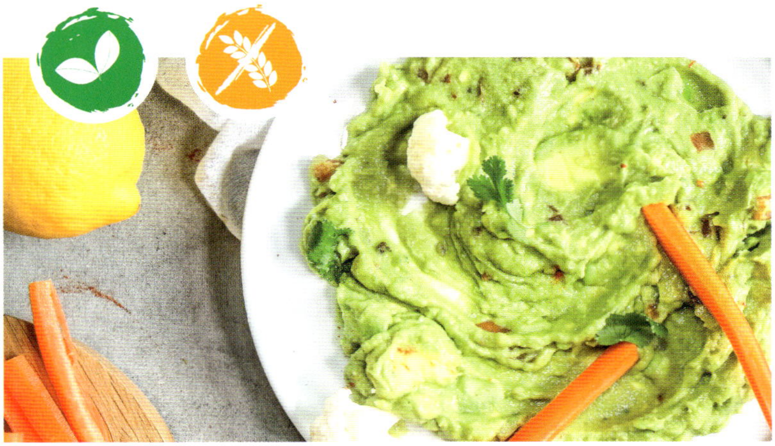

INGRÉDIENTS

- 2 avocats bien mûrs
- ½ tomate
- ¼ de citron jaune ou vert
- 20 feuilles de coriandre fraîches
- 1 c. à café de paprika
- mélange d'épices guacamole
- sel, poivre

HOUMOUS

Mélangez l'ensemble des ingrédients dans un mixeur jusqu'à obtenir une texture homogène.

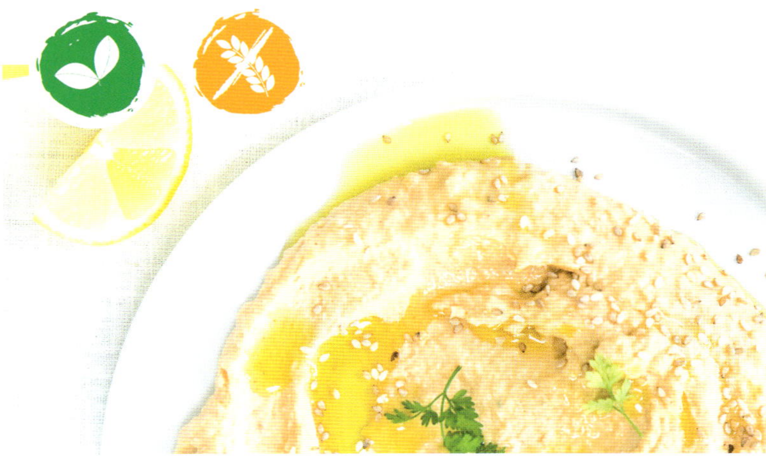

INGRÉDIENTS

- 250 g de pois chiches cuits
- 40 g de tahin (purée de sésame)
- ½ verre de lait d'avoine
- 1 gousse d'ail hachée
- le jus de ¼ de citron
- 1 c. à café de paprika
- 4 c. à soupe d'huile d'olive ou de sésame
- 1 pincée de sel

12 SEMAINES D'ENTRAÎNEMENTS SPORTIFS

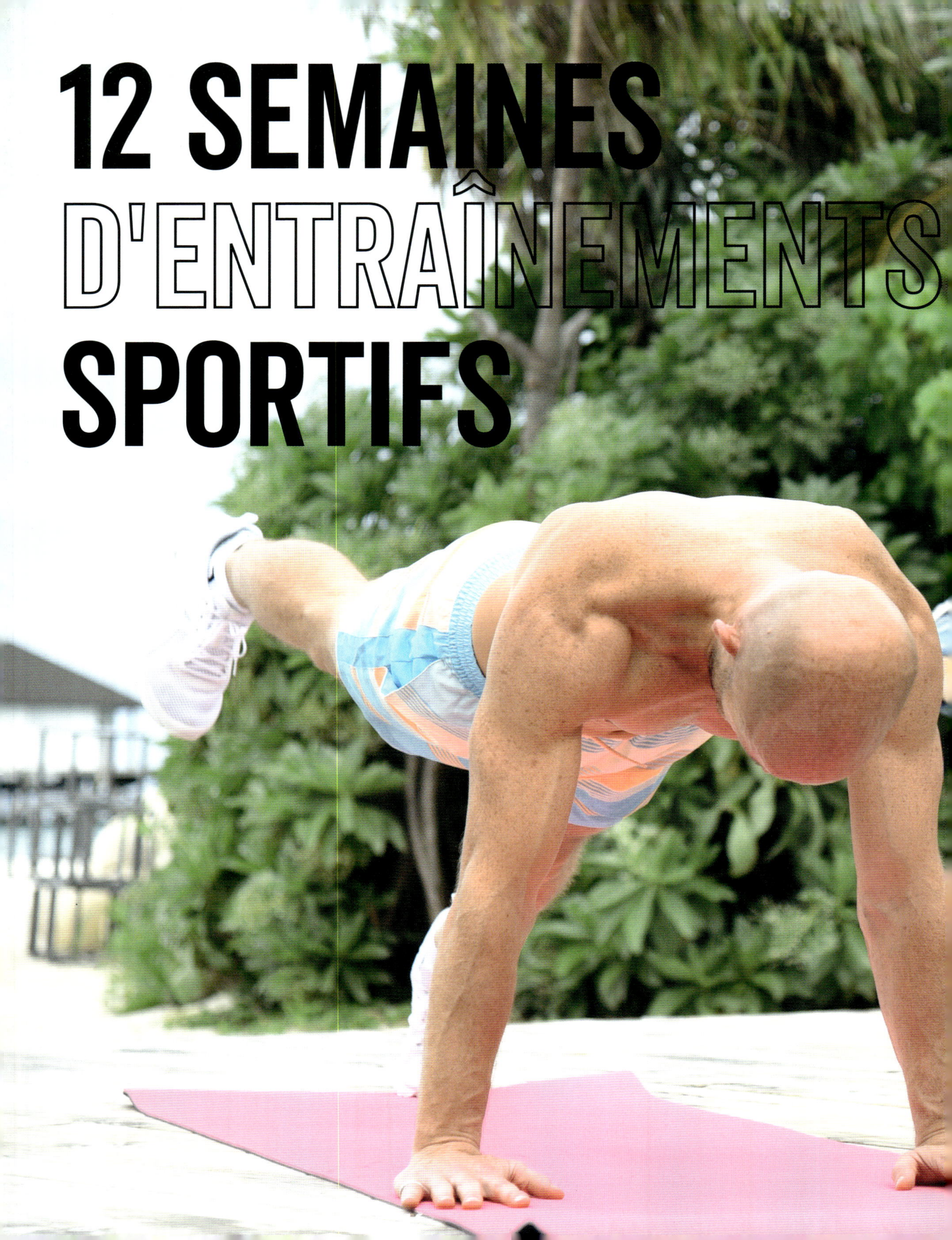

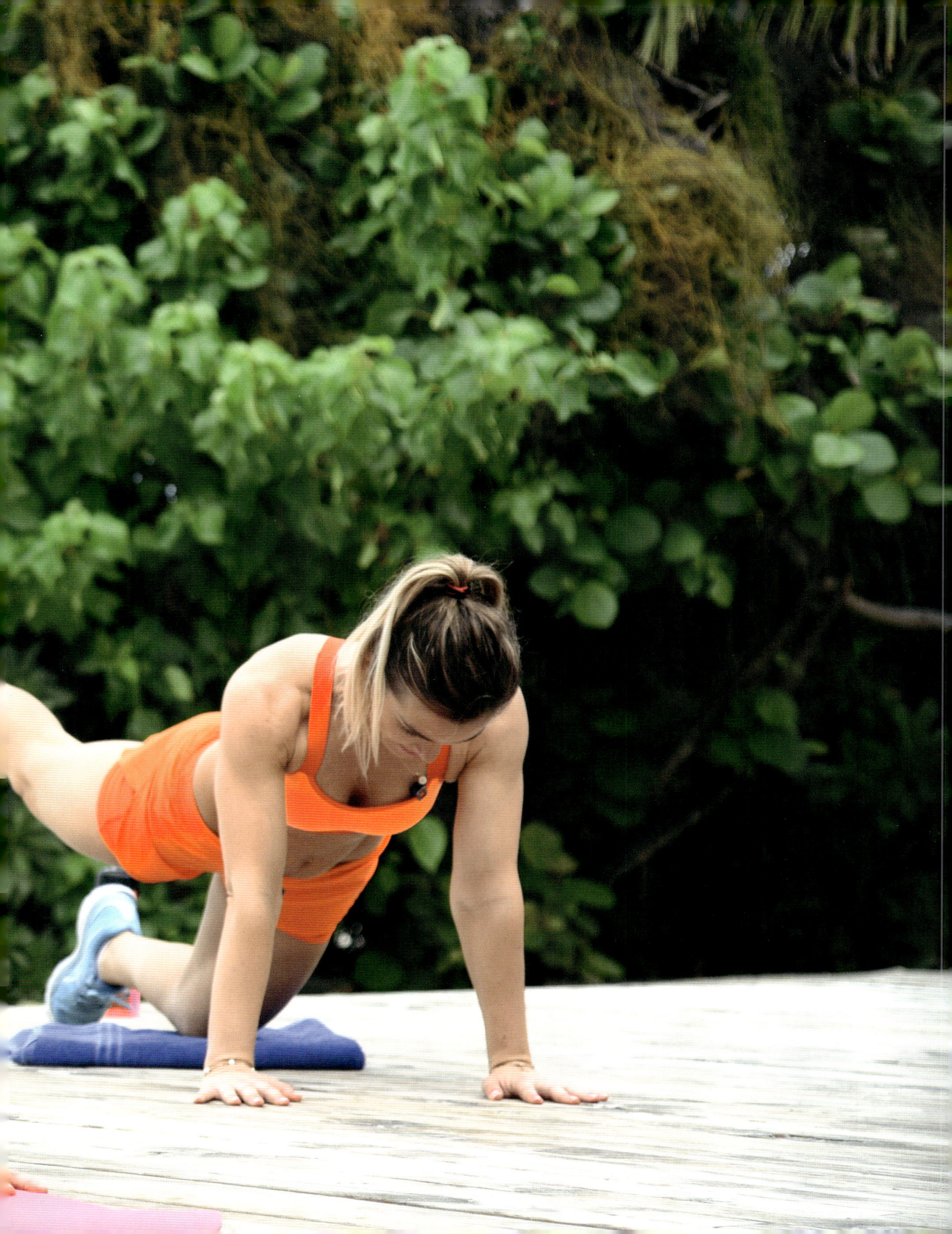

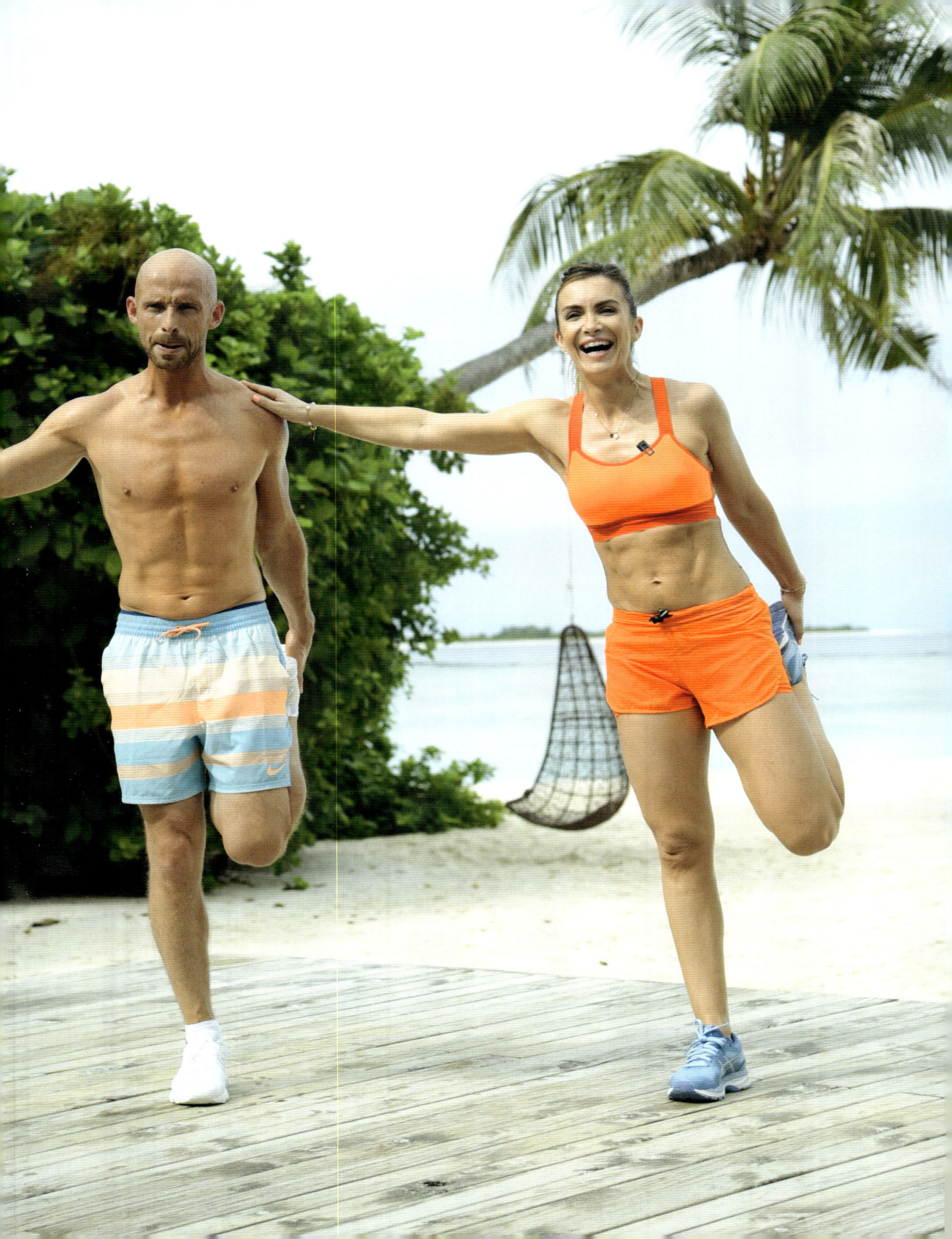

HIIT ET HICT EN PRATIQUE

Le HIIT *(High Intensity Interval Training)* est un entraînement court mais ultra-efficace, où on va alterner des phases d'activité intensive avec des phases de repos. Il est adapté à tous, car chacun va impulser sa propre intensité selon ses capacités du moment. Et surtout, il fait perdre du gras efficacement !

Le HICT *(High Intensity Continu Training)* est aussi un entraînement de courte durée dont le travail s'effectue de manière continue et à haute intensité, mais sans intervalles. On enchaîne sans faire de pause, sauf pour boire de temps en temps !

“ON NE LÂCHE RIEN !”

POUR BIEN DÉMARRER VOS ENTRAÎNEMENTS T12S

- Notez dans votre agenda vos 4 séances de la semaine : 2 HIIT, 1 HICT et 1 séance que vous choisissez parmi les 3 autres.
- Faites vos séances avec des baskets de type « running », une brassière offrant un maintien fort et une bouteille d'eau.
- Commencez par un échauffement de 5 minutes : marchez ou trottinez sur place pendant 2 minutes, puis faites chacun des exercices de la séance du jour 3 fois à allure modérée.
- Lancez votre chrono sur 18 minutes.
- Puis commencez la série et donnez-vous à fond dès les premières secondes, mais il est normal de ralentir en cours de route. À la fin de chacune des séries de 30 secondes, vous devez être essoufflé.

Vous pouvez aussi retrouver
un échauffement en vidéo, *via* ce QR Code :

BILAN DE DÉPART

DATE : ....

FACE

PROFIL

DOS

MENSURATIONS

- Votre poids : ....
- Votre taille : ....
- Votre tour de poitrine : ....
- Votre tour de taille : ....
- Votre tour de hanche : ....
- Votre tour de bras : ....
- Votre tour de cuisse : ....

FAIRE LE POINT

- Tonus : ☆ ☆ ☆ ☆ ☆
- Humeur : ☆ ☆ ☆ ☆ ☆
- Digestion et transit : ☆ ☆ ☆ ☆ ☆
- Sommeil : ☆ ☆ ☆ ☆ ☆
- Confiance en soi : ☆ ☆ ☆ ☆ ☆
- Bien-être : ☆ ☆ ☆ ☆ ☆

MOIS 1

HIIT 1

SANS MATÉRIEL

6 EXERCICES

3 TOURS

INTERVALLE :
30 secondes d'activité intensive / 30 secondes de repos

TOUT NIVEAU

18 MINUTES D'ENTRAÎNEMENT

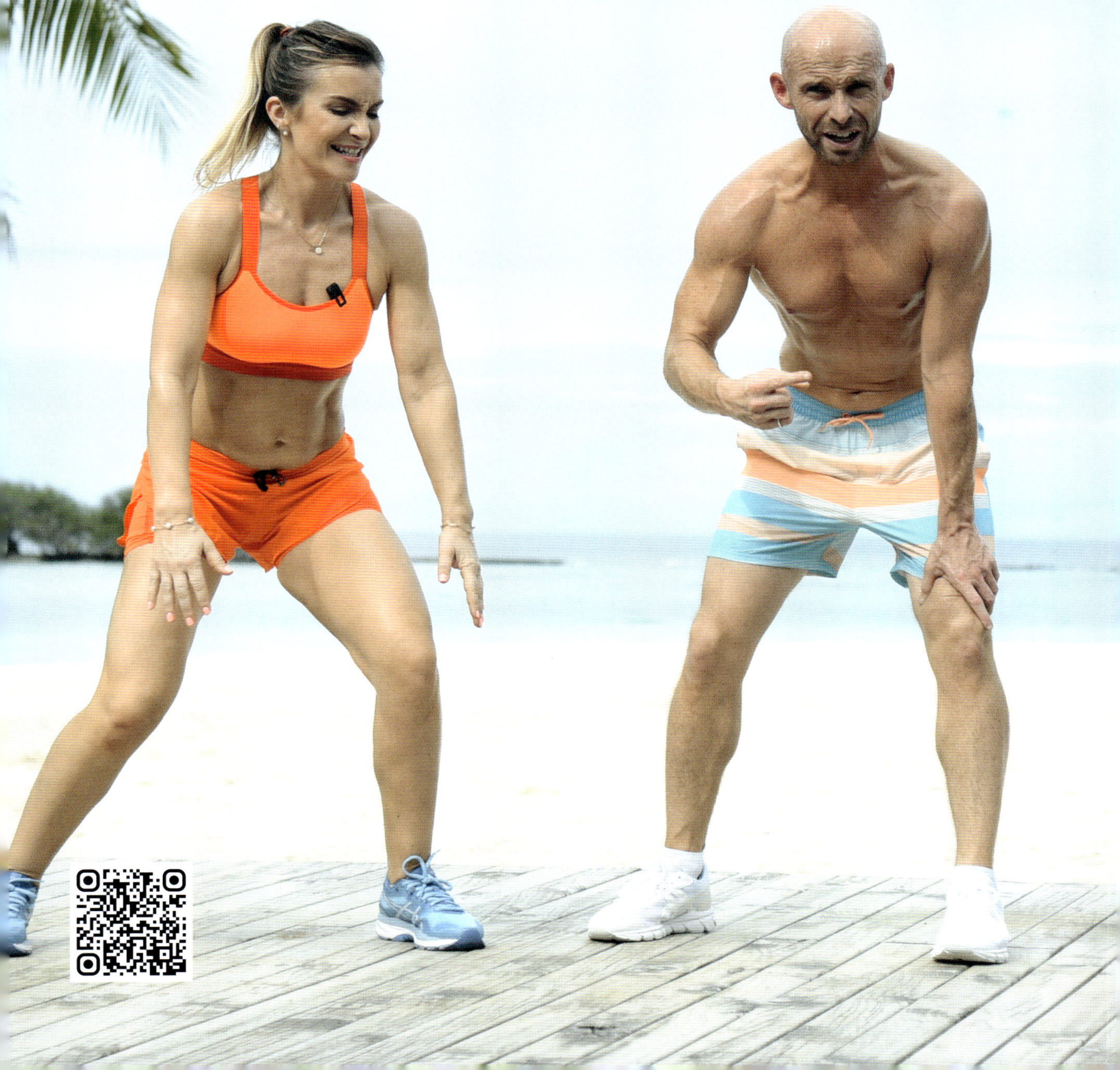

HIIT 1
MOIS **1**

EXERCICE 1. ☐

SQUAT

Debout, les pieds espacés de la largeur des hanches (ou un peu plus), abaissez les fesses vers l'arrière et le bas tout en maintenant le buste droit, puis remontez. Donnez une grande amplitude à votre mouvement.
Option : réduisez l'amplitude.

CONSEILS DU COACH :
Imaginez que vous allez vous asseoir sur une chaise. Repoussez le sol avec vos talons à la remontée pour engager davantage vos muscles fessiers.
Ancrez vos talons dans le sol à l'aller comme au retour, pour protéger les articulations des genoux. Vos pieds ne doivent jamais se soulever du sol.

EXERCICE 2. ☐

MONTÉES DE GENOUX

Debout, les pieds espacés de la largeur du bassin, montez vos genoux alternativement le plus haut possible, en sautant.
Option : sans sauter.

CONSEILS DU COACH :
Gardez le buste droit et votre regard loin devant. Amenez bien vos genoux en direction de la poitrine, et non l'inverse. Vous risqueriez de vous blesser le dos !

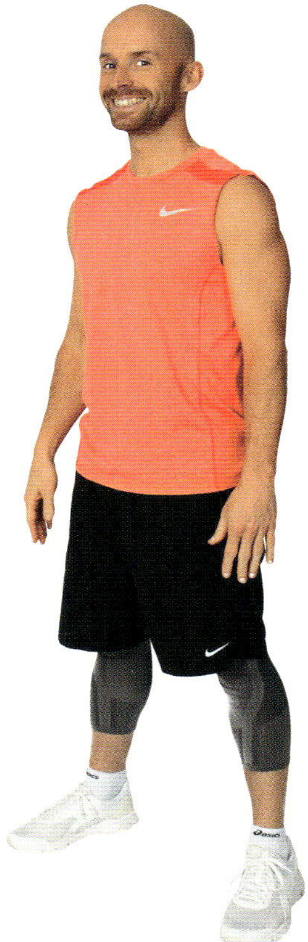

1.

SQUAT

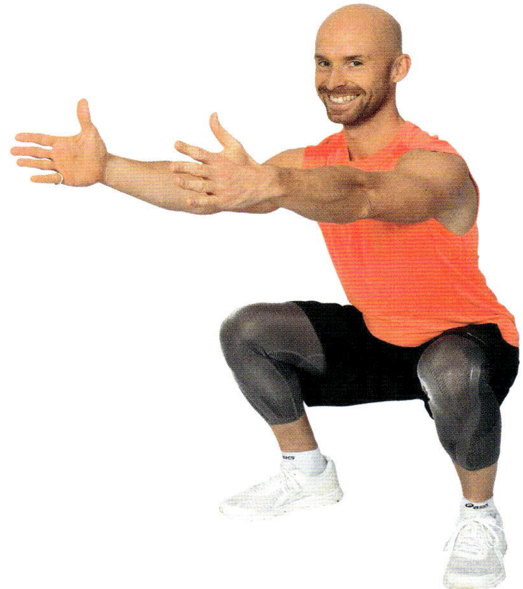

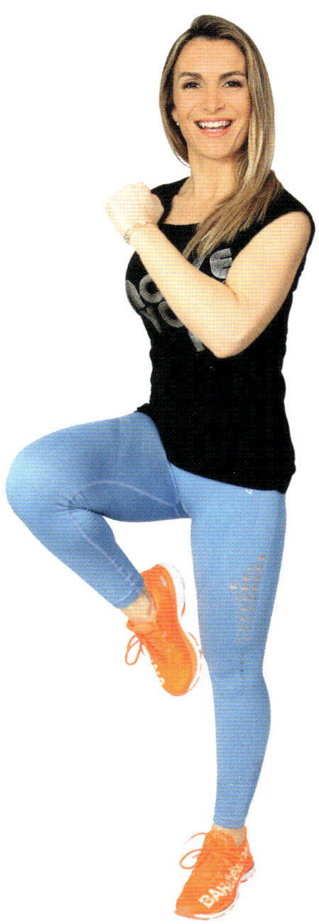

2.

MONTÉES DE GENOUX

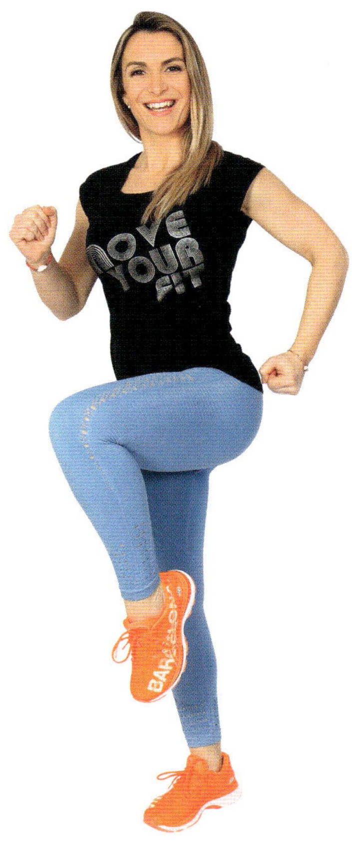

EXERCICE 3. MOUNTAIN CLIMBERS

En planche faciale (sur les pieds ou sur les genoux), ramenez avec dynamisme vos genoux alternativement en direction de votre poitrine.
Option : genoux au sol, maintenez la position de gainage en statique.

CONSEILS DU COACH :

Les épaules sont au-dessus de vos poignets, les abdominaux engagés. Le regard vers le sol, pas comme sur la photo !

EXERCICE 4. DÉVELOPPÉS ÉPAULES
BUSTE INCLINÉ, BRAS DEVANT/DERRIÈRE

Prenez la position de départ : debout, les pieds espacés de la largeur des hanches, genoux fléchis, buste incliné à 45° vers l'avant, bras ouverts latéralement et fléchis, l'angle des coudes à 90°. Maintenant, tendez vos bras dans le prolongement du dos, puis ramenez-les en position de départ.

CONSEILS DU COACH :

La tête dans l'axe de la colonne vertébrale, le regard dirigé vers le sol, éloignez vos oreilles de vos épaules, serrez vos omoplates dans le dos lors de la descente.
Stabilisez-vous sur vos deux pieds, gardez le buste allongé dans l'inclinaison, rentrez le ventre.

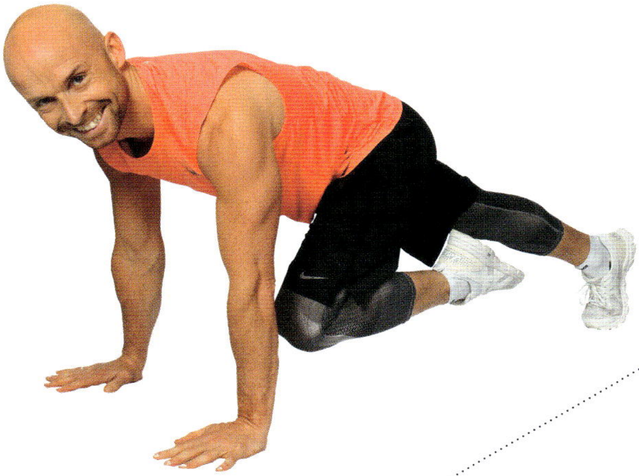

3.

MOUNTAIN CLIMBERS

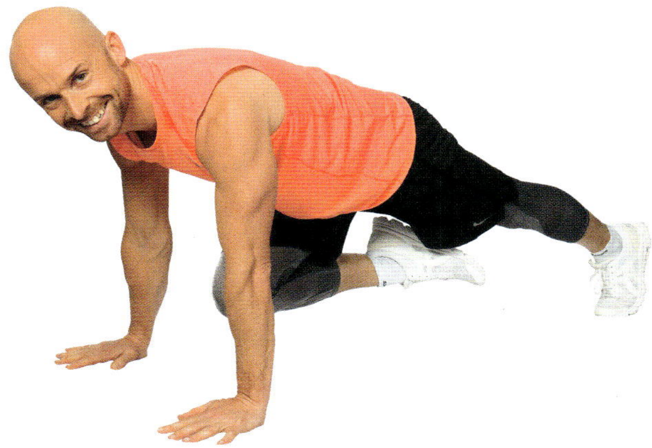

4.

DÉVELOPPÉS ÉPAULES BUSTE INCLINÉ, BRAS DEVANT/DERRIÈRE

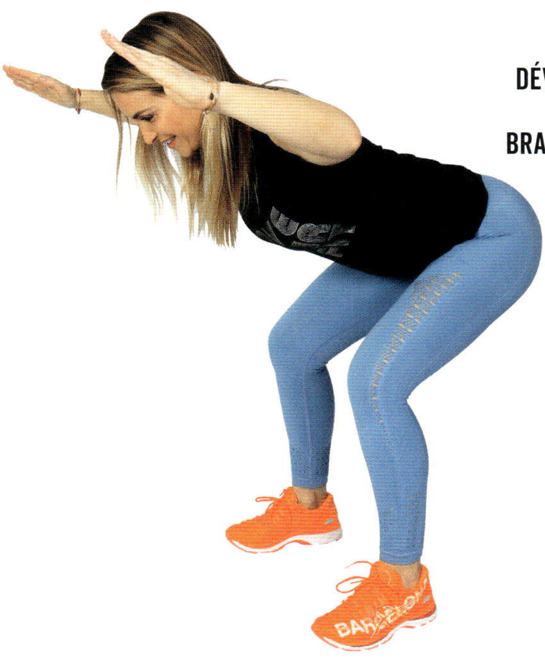

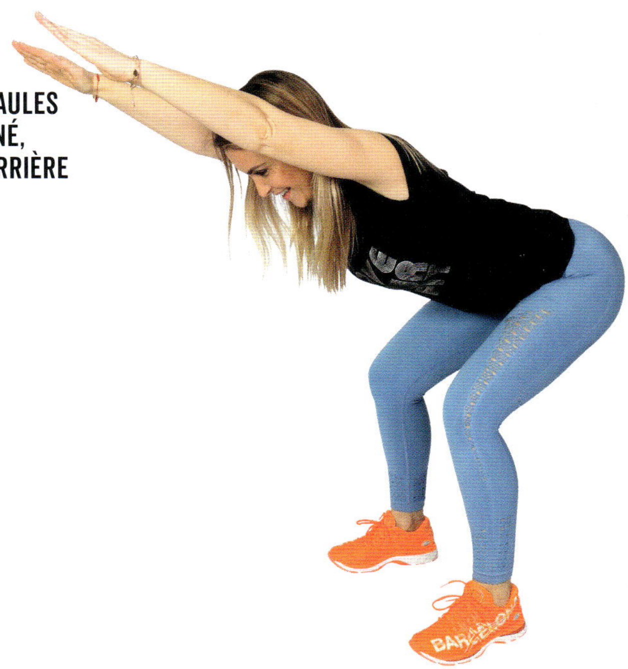

EXERCICE 5. ☐

JUMPING JACK

Debout, pieds joints, mains aux hanches, ouvrez et fermez vos jambes en sautant.
Options : 1. Dégagez alternativement vos pieds latéralement (plus facile). 2. Levez et abaissez vos bras latéralement sur chaque jumping jack (version plus avancée).

CONSEILS DU COACH :

Loin devant, buste droit, fier comme un « i ». Fléchissez bien vos genoux à l'écart.
Pointes de pieds vers l'extérieur à l'ouverture pour éviter de se blesser les genoux.

EXERCICE 6. ☐

PLANCHE FACIALE GAINAGE

Allongé sur le ventre, placez vos coudes juste en dessous de vos épaules. Choisissez l'option à genoux ou celle sur la pointe des pieds (plus avancée). Basculez votre bassin, rentrez le ventre, serrez les abdos et engagez le périnée. Maintenez la position.
Options : 1. À genoux, angle à 90°. 2. À genoux, ces derniers étant éloignés de votre buste (en gainage). 3. Sur les pieds. 4. Sur les mains et les pieds.

CONSEILS DU COACH :

Repoussez le sol avec vos avant-bras de façon à éloigner vos oreilles de vos épaules. Tête dans l'axe de votre colonne vertébrale.

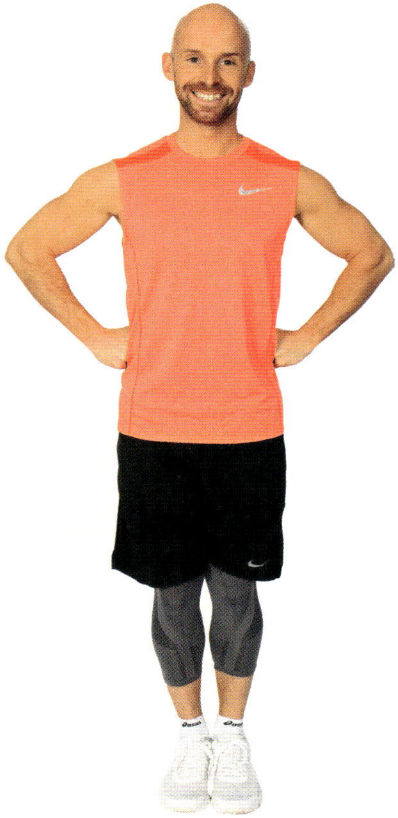

5.

JUMPING JACK

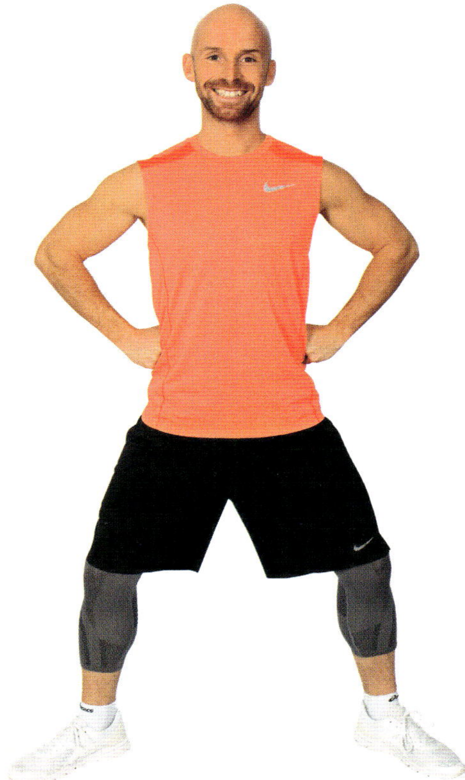

6.

PLANCHE FACIALE GAINAGE

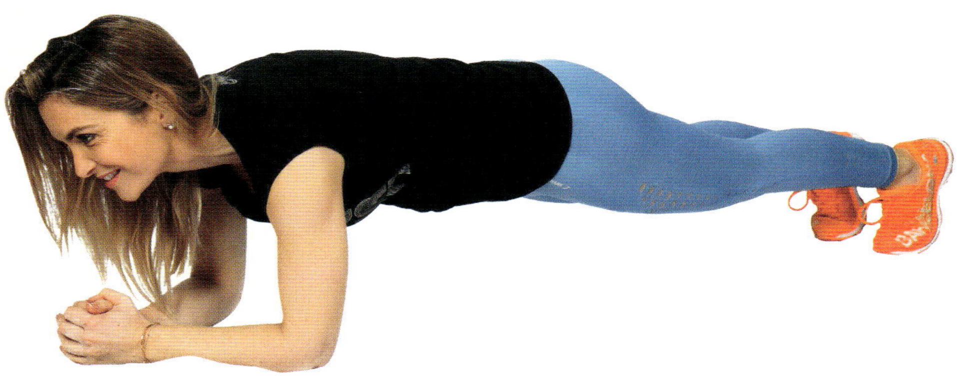

POURQUOI DES COURBATURES ?

L'apparition des courbatures est normale. Elles surviennent le lendemain ou le surlendemain de votre entraînement. Elles sont sans danger.

Au début de votre T12S, vous allez sentir des courbatures assez fortes, car vos muscles vont mettre un peu de temps à s'habituer à ce nouveau type d'efforts. Ne vous en faites pas, elles seront moins fortes par la suite.

Le mieux, c'est d'accepter d'avoir des courbatures, de les accueillir plutôt que de vouloir les éviter.

CONSEILS DU COACH :

Si vos courbatures sont très fortes, attendez une journée supplémentaire en vous reposant. Si elles sont légères, vous pouvez attaquer votre séance après un bon échauffement.

Pour atténuer les courbatures, vous pouvez faire des bains, des massages, bien vous hydrater et faire une séance de stretching.

“GO GO
BABY GO !”

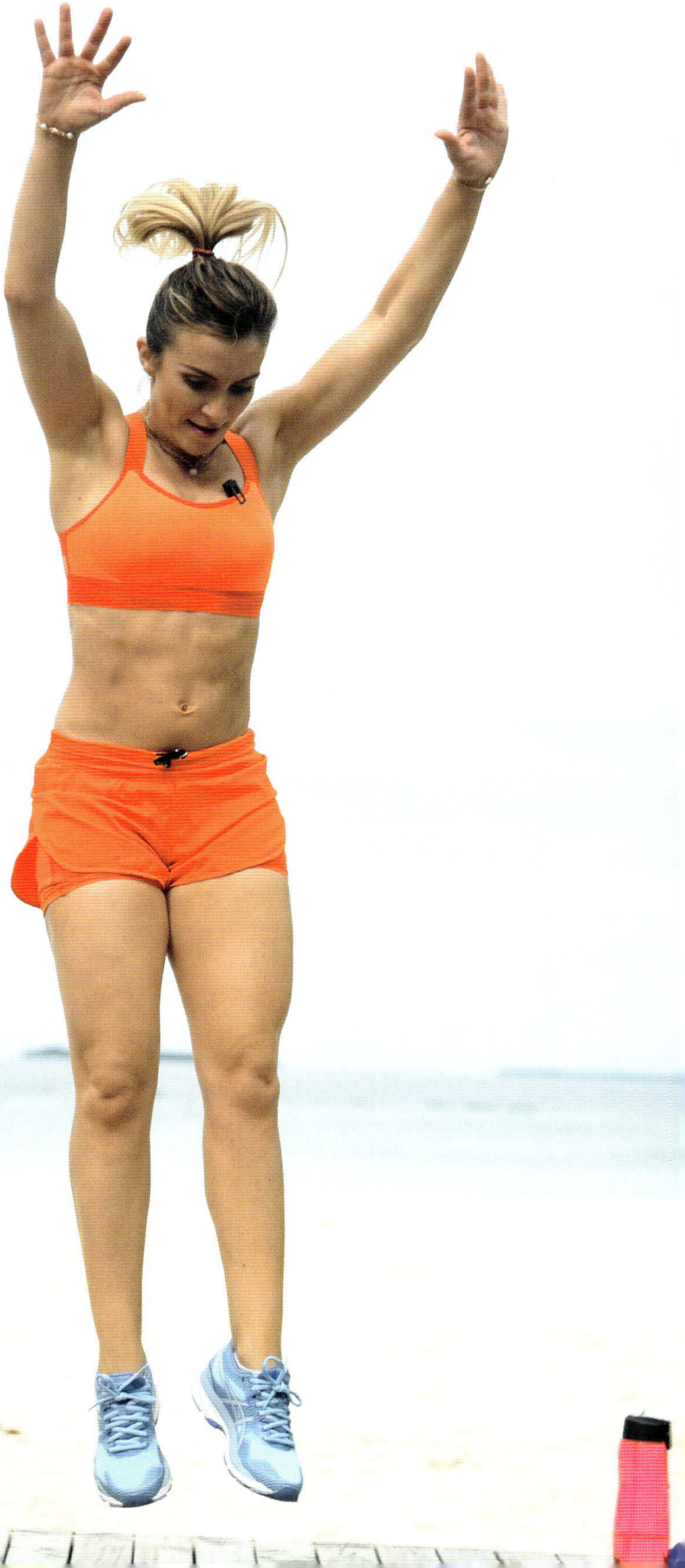

MOIS 1

HIIT 2

AVEC MATÉRIEL

6 EXERCICES

3 TOURS

INTERVALLE :
30 secondes d'activité intensive /
30 secondes de repos

TOUT NIVEAU

18 MINUTES D'ENTRAÎNEMENT

MATÉRIEL
bouteilles, chaise, bâton

HIIT 2

MOIS 1

EXERCICE 1.

THRUSTERS BOUTEILLES

Positionnez-vous debout, pieds espacés de la largeur des hanches (ou un peu plus), une bouteille d'eau dans chaque main. Descendez en squat. Remontez en élevant vos bras vers le ciel (développé épaules).
Options : 1. Sans les bouteilles. 2. Réduisez l'amplitude des squats.

CONSEILS DU COACH :

Lors du squat, poussez vos fesses vers l'arrière et vers le bas ; gardez le buste droit, regard loin devant.
Lors du développé épaules, ne verrouillez pas les articulations des coudes : gardez-les près du buste à la descente des bras. Repoussez le sol avec vos talons pour engager davantage vos muscles fessiers. Ne verrouillez pas vos articulations pour les protéger.

EXERCICE 2.

FENTES ALTERNÉES

BRAS DEVANT AVEC BOUTEILLES

Vous êtes debout, pieds espacés de la largeur des hanches, une bouteille d'eau dans chaque main. Reculez un pied loin derrière. Descendez en fente, le poids du corps centré sur vos deux jambes, angle à 90° au niveau de vos genoux, bras tendus devant vous. Ramenez le pied arrière pour revenir pieds joints et remontez. Changez de jambe.
Option : réduisez l'amplitude.

CONSEILS DU COACH :

Maintenez le buste droit, épaules basses, regard loin devant. Gardez le talon avant dans le sol, soulevez le talon arrière du sol. Gardez vos pieds espacés de la largeur des hanches sur chaque fente, afin de conserver un bon équilibre. Le genou avant reste aligné au-dessus du pied.

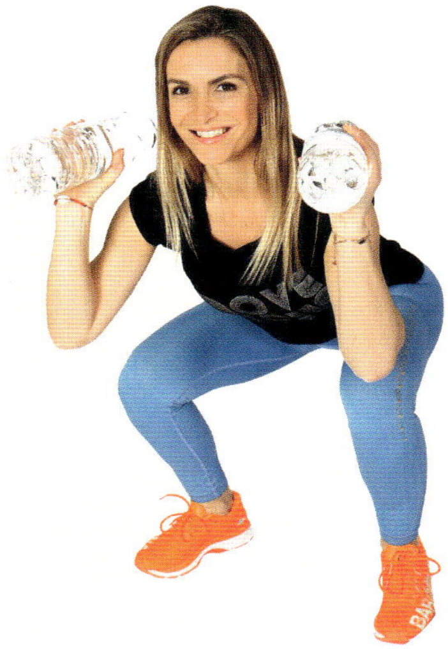

1.

THRUSTERS BOUTEILLES

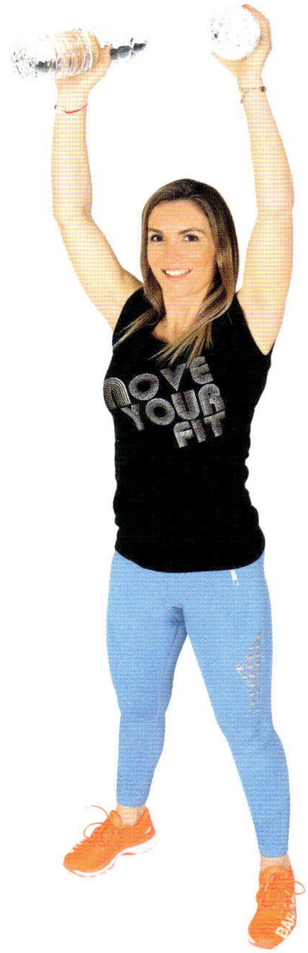

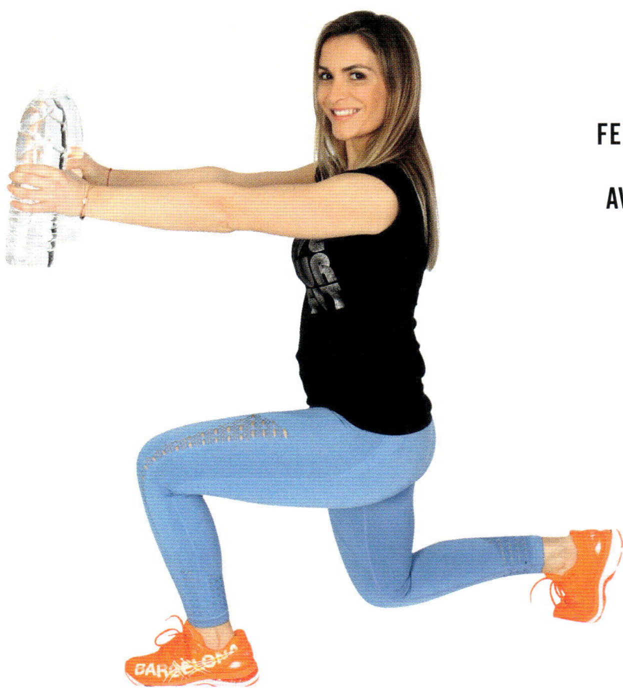

2.

FENTES ALTERNÉES BRAS DEVANT AVEC BOUTEILLES

EXERCICE 3.

DIPS CHAISE

Asseyez-vous, les mains sur la chaise près de vos cuisses. Soulevez vos fesses de la chaise en prenant appui sur vos mains. Descendez vos fesses vers le sol, le plus près possible de la chaise, en fléchissant vos bras, puis remontez. Effectuez ces mouvements sans vous rasseoir.
Options : 1. Plus vos pieds sont proches de la chaise, plus l'exercice est facile. 2. Plus vous les éloignez, plus l'intensité se fera ressentir.

CONSEILS DU COACH :

Éloignez vos oreilles de vos épaules. Dirigez vos coudes vers l'intérieur lorsque vous effectuez le mouvement. Rasez la chaise avec vos fesses.
Assurez-vous que votre chaise est stable.

EXERCICE 4.

ABDOS GENOUX-POITRINE SUR CHAISE

Asseyez-vous, les fesses au bord de la chaise, les mains agrippées à la chaise sur les côtés. Ramenez vos genoux en direction de votre poitrine, puis redescendez vos jambes.
Option : une jambe après l'autre en reposant un pied au sol.

CONSEIL DU COACH :

Ne vous adossez pas au dossier de votre chaise.

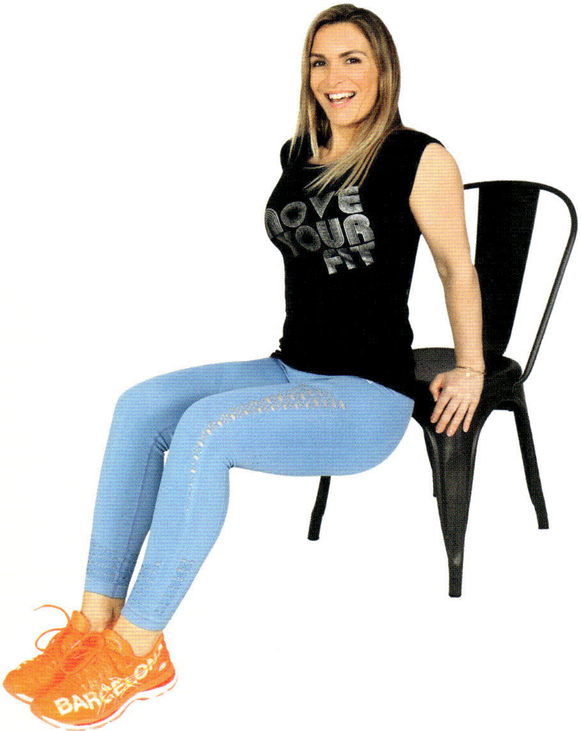

3.

DIPS CHAISE

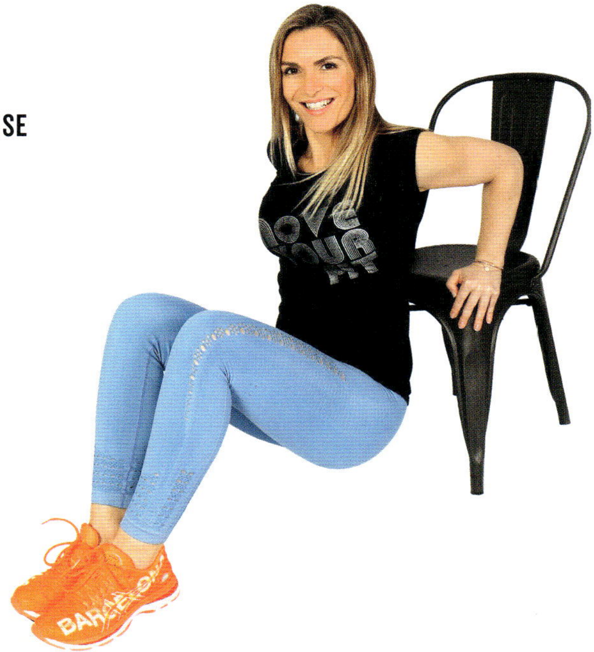

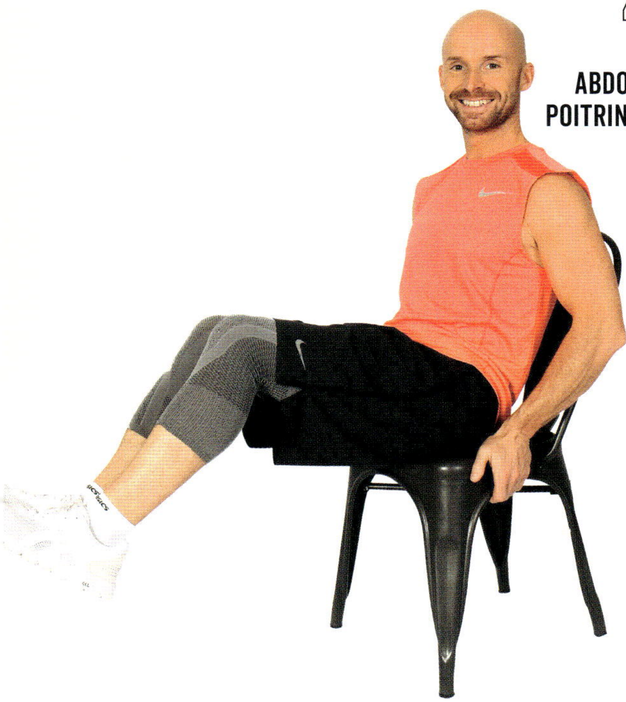

4.

ABDOS GENOUX-POITRINE SUR CHAISE

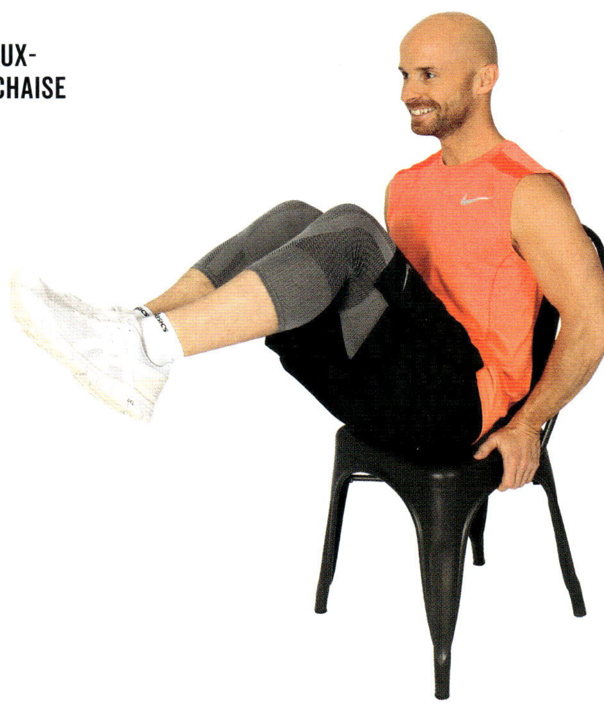

EXERCICE 5. ☐

SQUAT-JUMP
PAR-DESSUS UN BÂTON

Vous êtes debout, les pieds espacés de la largeur des hanches. Faites un squat et sautez par-dessus le bâton à la remontée. De nouveau un squat et sautez par-dessus le bâton à la remontée, etc.
Options : 1. Sans saut. 2. Sans bâton. 3. Réduisez l'amplitude.

CONSEILS DU COACH :

Lors du squat, abaissez les fesses vers l'arrière et le bas tout en maintenant le buste droit. Propulsez-vous sur la remontée. Déroulez vos chevilles.
Amortissez vos réceptions.

EXERCICE 6. ☐

ABDOS AU SOL
ASSIS EN ISOMÉTRIE AVEC BÂTON DANS LES MAINS, LEVER DES JAMBES

Asseyez-vous au sol, les genoux fléchis, un bâton dans les mains au-dessus des genoux. Soulevez vos pieds du sol en inclinant légèrement le buste vers l'arrière. Tenez le bâton dans vos mains, bras tendus, sans toucher vos cuisses. Maintenez la posture.
Options : 1. Plus les jambes sont tendues, plus l'option est avancée. Plus elles sont fléchies, plus elle est accessible. 2. Placez le bâton sous vos genoux et soutenez-les avec cet objet pour alléger votre charge.

CONSEILS DU COACH :

Allongez votre colonne vertébrale, rentrez le ventre.
Restez gainé.

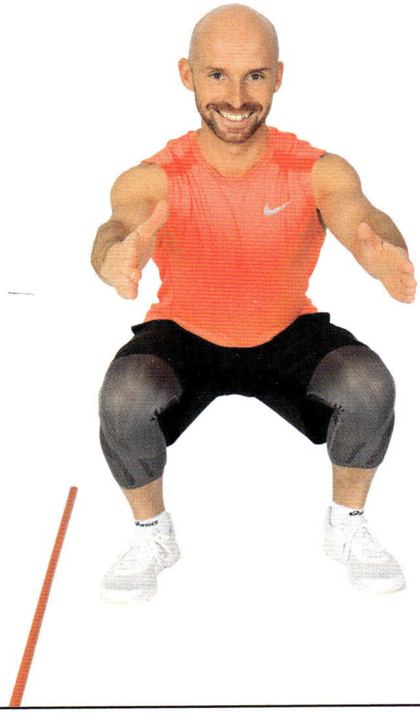

5.

SQUAT-JUMP PAR-DESSUS UN BÂTON

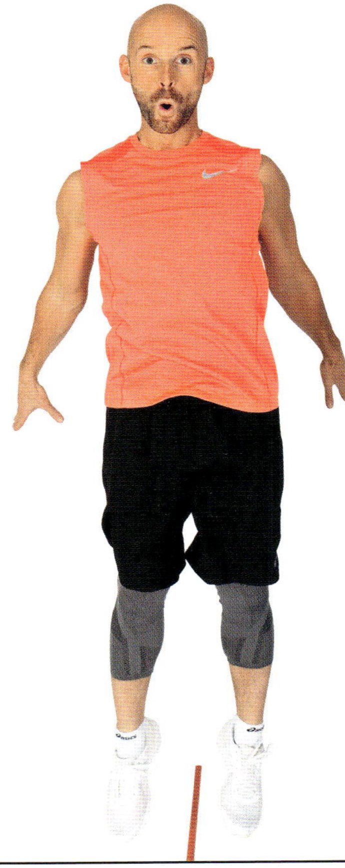

6.

ABDOS AU SOL, ASSIS EN ISOMÉTRIE AVEC BÂTON DANS LES MAINS, LEVER DES JAMBES

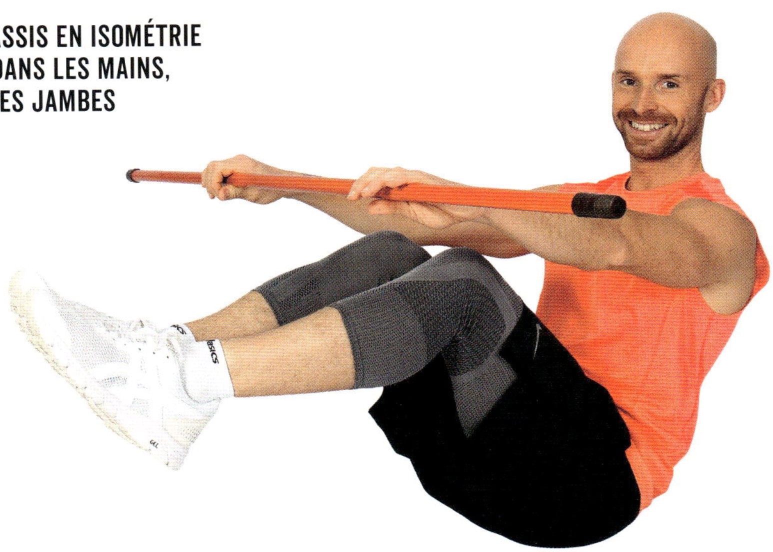

LE STRETCHING

POURQUOI FAIRE DU STRETCHING ?

Allonger et étirer vos muscles une fois dans la semaine vous préserve des blessures. Vos muscles, ayant plus d'élasticité, seront plus performants pendant les efforts et récupèreront aussi plus facilement. Vos entraînements seront donc plus efficaces, pour cramer encore plus de gras !

Au-delà de l'aspect préventif et performance, **le stretching vous offre d'autres avantages bien-être.** Grâce à lui, vous allez :

- acquérir une meilleure souplesse,
- améliorer votre mobilité articulaire,
- vous doter d'une meilleure posture,
- diminuer les douleurs physiques,
- reposer votre esprit,
- lutter contre le stress.

On vous invite à faire une séance de stretching par semaine ici :

“LET'S GO !”

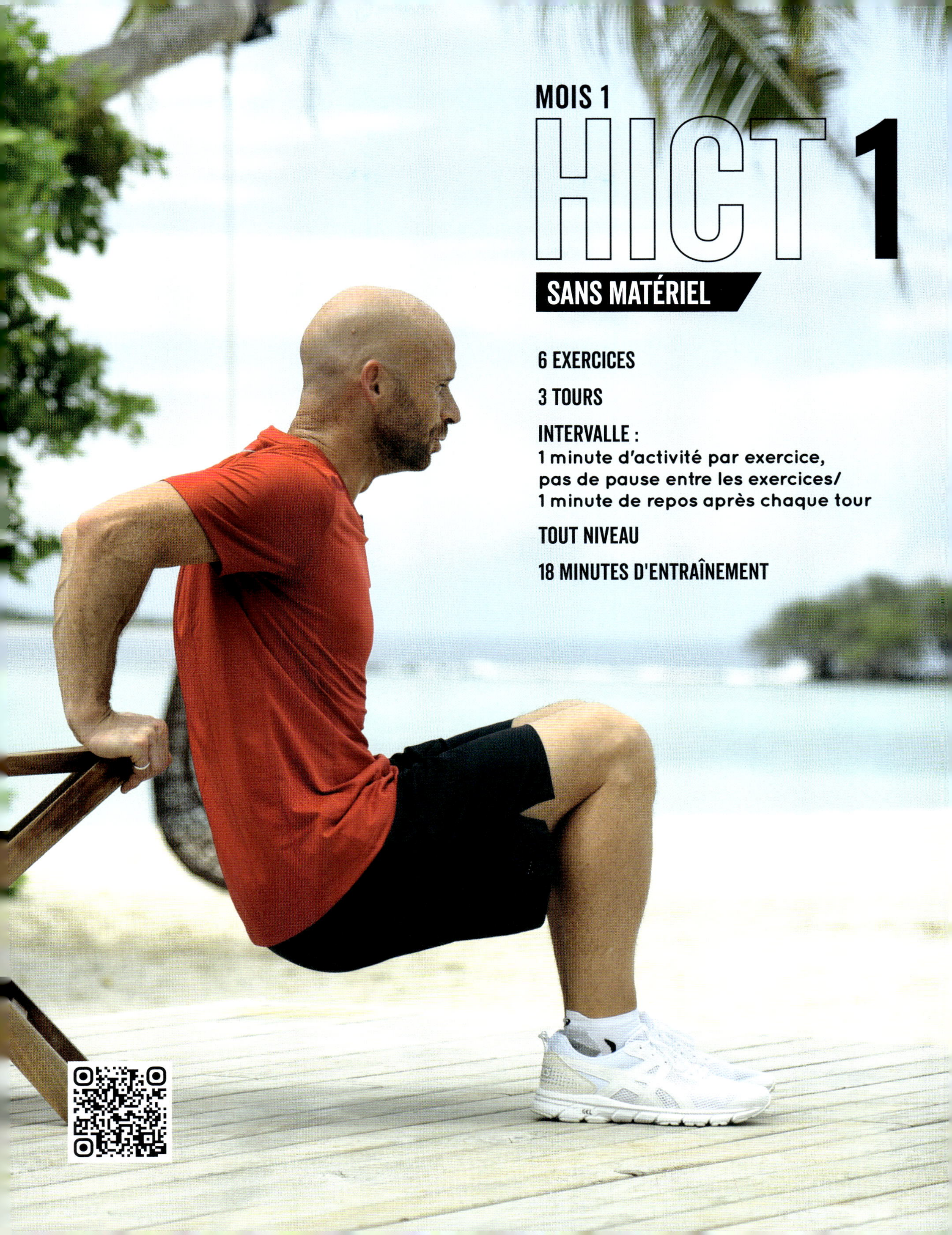

MOIS 1

HICT 1

SANS MATÉRIEL

6 EXERCICES

3 TOURS

INTERVALLE :
1 minute d'activité par exercice,
pas de pause entre les exercices/
1 minute de repos après chaque tour

TOUT NIVEAU

18 MINUTES D'ENTRAÎNEMENT

EXERCICE **1.**

2 JUMPING JACK + 4 MONTÉES DE GENOUX

HICT 1

MOIS 1

POUR LES JUMPING JACK

Debout, pieds joints, mains aux hanches, ouvrez et fermez vos jambes en sautant.
Options : 1. Dégagez alternativement vos pieds latéralement (plus facile). 2. Levez et abaissez vos bras latéralement sur chaque jumping jack (version plus avancée).

CONSEILS DU COACH :

Loin devant, buste droit, fier comme un « i ». Fléchissez bien vos genoux à l'écart.
Pointes de pieds vers l'extérieur à l'ouverture pour éviter de se blesser les genoux.

POUR LES MONTÉES DE GENOUX

Debout, les pieds espacés de la largeur du bassin, montez vos genoux alternativement le plus haut possible, en sautant.
Option : sans sauter.

CONSEILS DU COACH :

Gardez le buste droit et votre regard loin devant. Amenez bien vos genoux en direction de la poitrine, et non l'inverse. Vous risqueriez de vous blesser le dos !

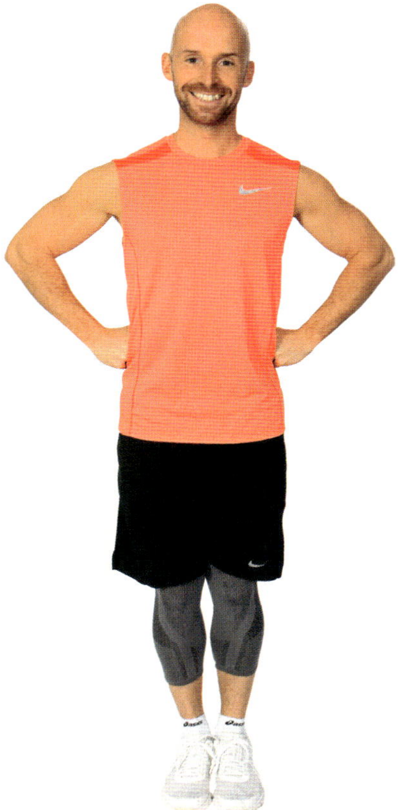

1.

2 JUMPING JACK

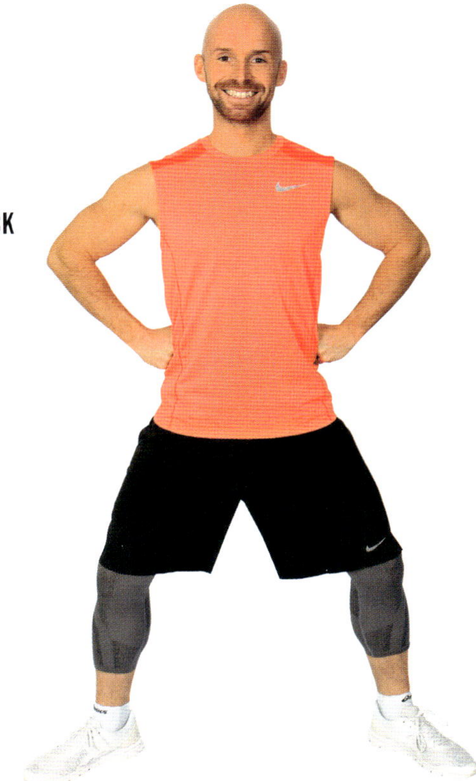

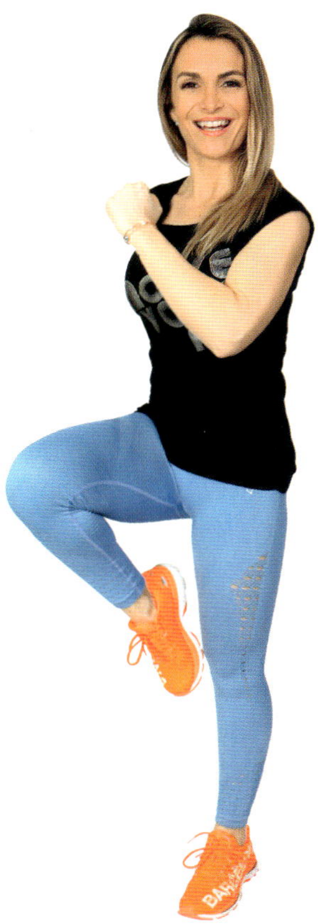

4 MONTÉES DE GENOUX

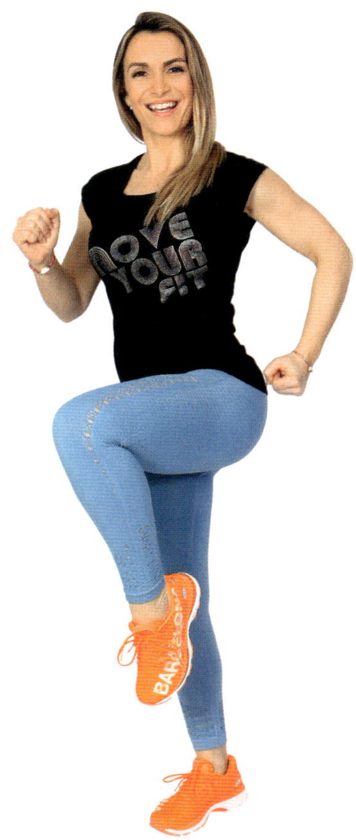

EXERCICE 2.

SQUAT LIFT

Debout, les pieds espacés de la largeur des hanches, descendez en squat, bras tendus devant vous. Remontez en élevant une jambe latéralement et légèrement vers l'arrière. Changez de jambe à chaque remontée.
Options : 1. Réduisez l'amplitude de vos squats. 2. Aidez-vous d'un bâton si vous ne parvenez pas à vous équilibrer lors des lifts.

CONSEILS DU COACH :

Buste droit, tête haute, épaules basses, regardez loin devant. Gardez vos talons dans le sol lors des squats. Serrez vos muscles fessiers lors des remontées.
Imaginez-vous vous asseoir sur une chaise lors des squats. Repoussez le sol avec vos talons à la remontée pour engager davantage vos muscles fessiers.

2.

SQUAT LIFT

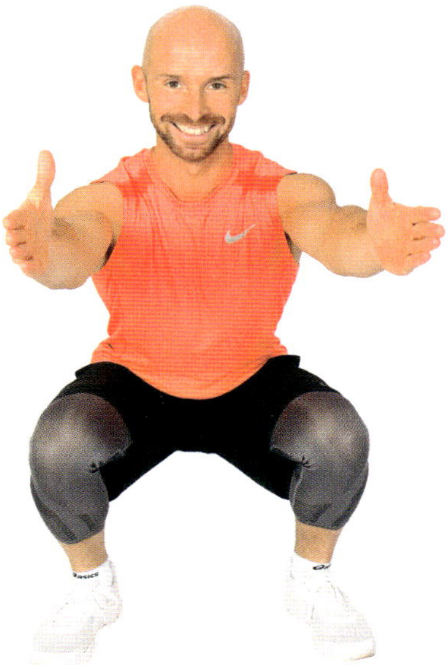

a.

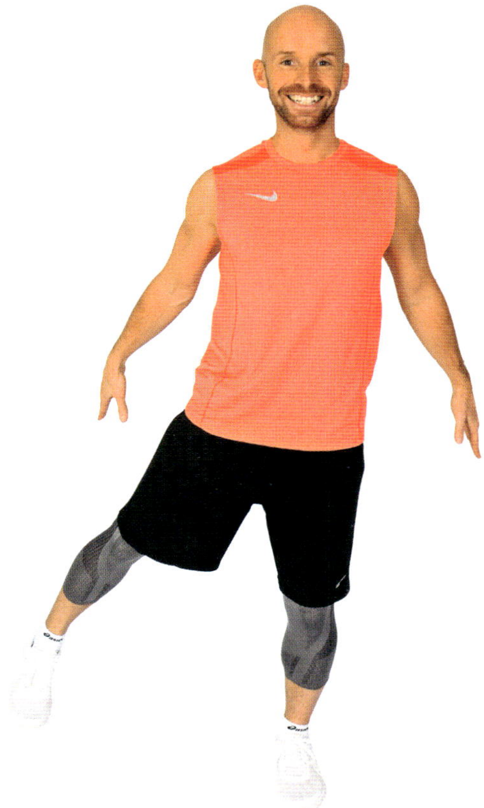

b.

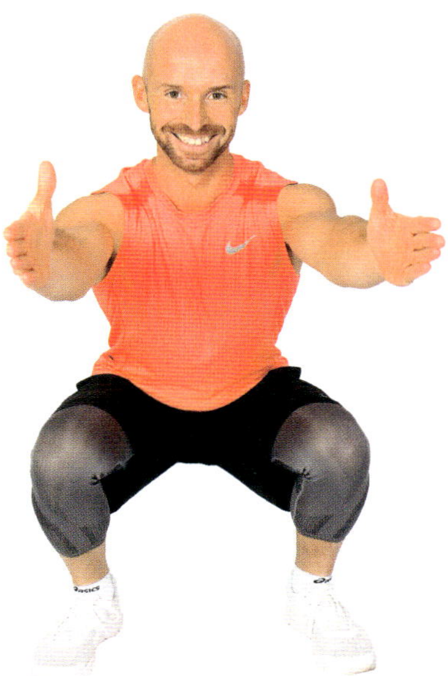

c.

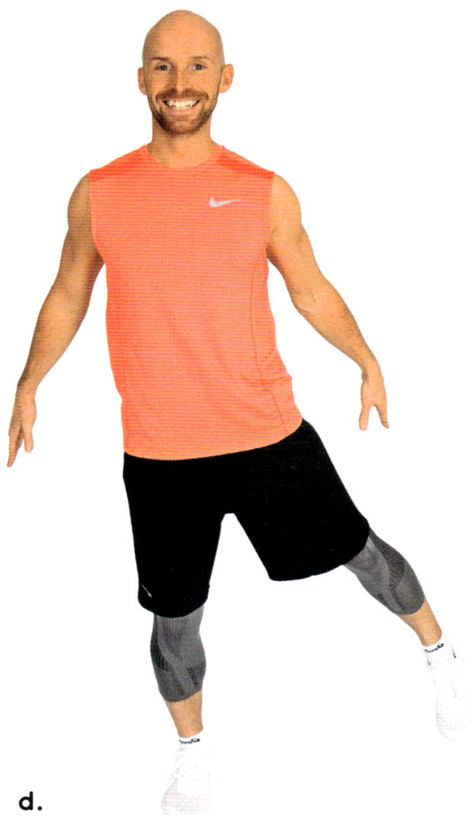

d.

EXERCICE 3.

8 CISEAUX + 8 SAUTS À DROITE ET À GAUCHE

HICT 1

MOIS **1**

POUR LES CISEAUX

Debout, les pieds espacés de la largeur des hanches, placez vos coudes devant vous à hauteur de votre poitrine. Alternez des ciseaux de jambes combinés avec des ciseaux de bras le plus rapidement possible en sautant. Restez bien gainé. Votre respiration est régulière.
Option : dégagez vos jambes alternativement vers l'arrière sans sauter. De même que pour l'alternative au jumping jack, vous êtes alors solide sur vos appuis, votre bassin est fixe, et les dégagés arrière sont contrôlés.

CONSEILS DU COACH :

Mettez du rythme et de l'amplitude dans vos écarts de jambes.
Votre dos reste droit et votre regard porte loin vers l'avant. Restez bien gainé. Amortissez les impacts en gardant toujours une petite flexion dans vos genoux.

POUR LES SAUTS

Vous êtes debout, pieds serrés. Sautez pieds joints à droite, revenez en sautant au centre, sautez pieds joints à gauche, revenez en sautant au centre.
Option : 1 demi-squat à droite, 1 pas sur le côté, 1 demi-squat à gauche, revenez 1 pas sur le côté, 1 demi-squat à droite, etc.

CONSEILS DU COACH :

Les talons sont dans le sol lors des réceptions de profil ; les genoux, fléchis pour amortir les impacts. Mettez du rythme.

3.

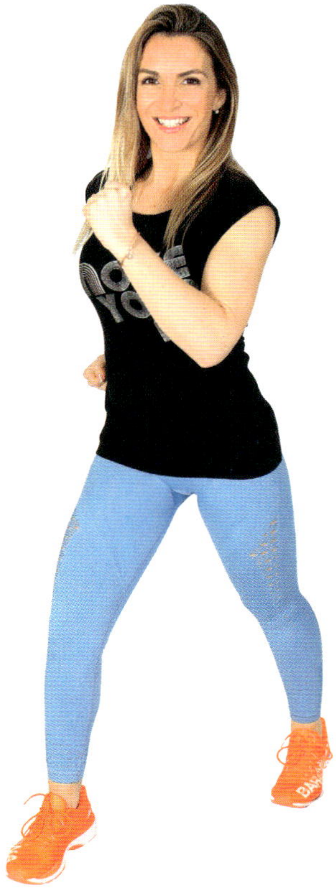

8 CISEAUX

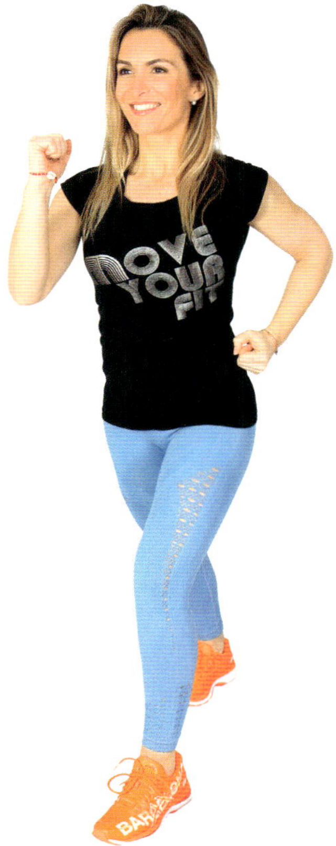

8 SAUTS
À DROITE
ET À GAUCHE

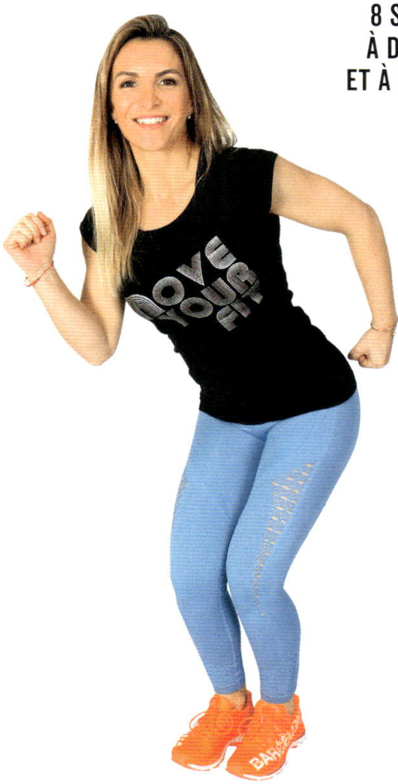

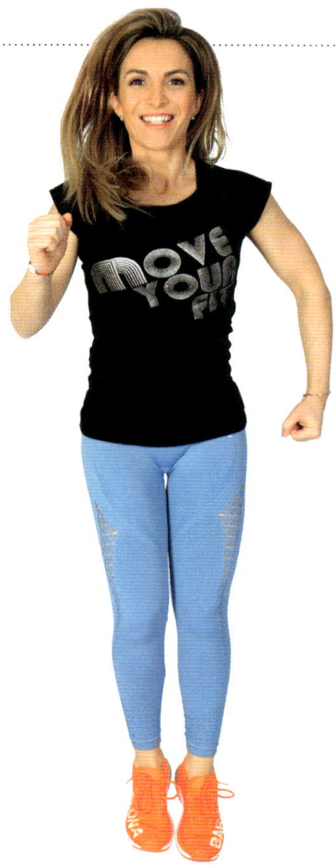

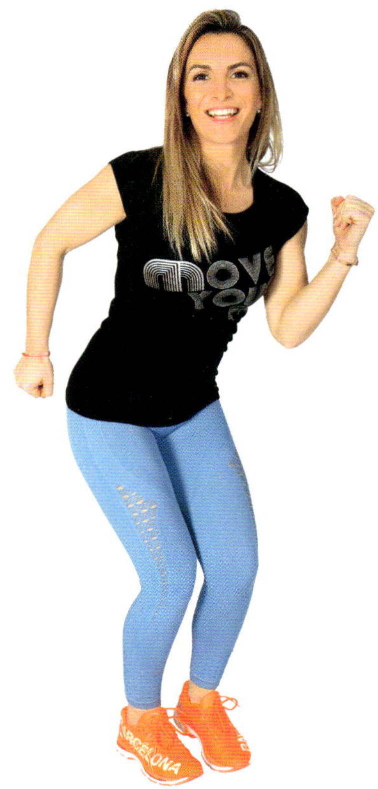

EXERCICE **4.** ☐

PLANCHE FACIALE GAINAGE

AVEC DÉPLACEMENT DES MAINS ET DES PIEDS À DROITE ET À GAUCHE

Vous êtes en planche faciale, en appui sur les mains et les pieds : les pieds sont joints, les mains, rapprochées. Déplacez-vous 2 fois à droite en écartant et serrant vos pieds et vos mains simultanément, puis revenez en effectuant le même mouvement 2 fois vers la gauche.
Options : 1. À genoux, gainage en isométrie, contraction statique (facile). 2. À genoux, écartez et serrez vos mains de droite à gauche, et vice versa (un peu plus dur).

CONSEIL DU COACH :
Restez bien gainé, gardez votre bassin fixe au maximum.

EXERCICE **5.** ☐

RUN

En position debout, courez sur place ou en vous déplaçant si le lieu vous le permet.
Options : 1. Avec moins d'amplitude. 2. Talons et fesses alternés sans sauter, les pieds espacés davantage que votre bassin.

CONSEILS DU COACH :
Mettez du rythme et amenez les talons jusqu'aux fesses.

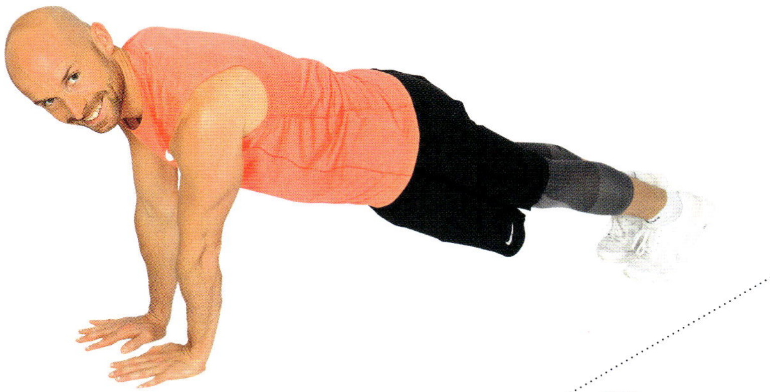

4.

PLANCHE FACIALE GAINAGE AVEC DÉPLACEMENT DES MAINS ET DES PIEDS À DROITE ET À GAUCHE

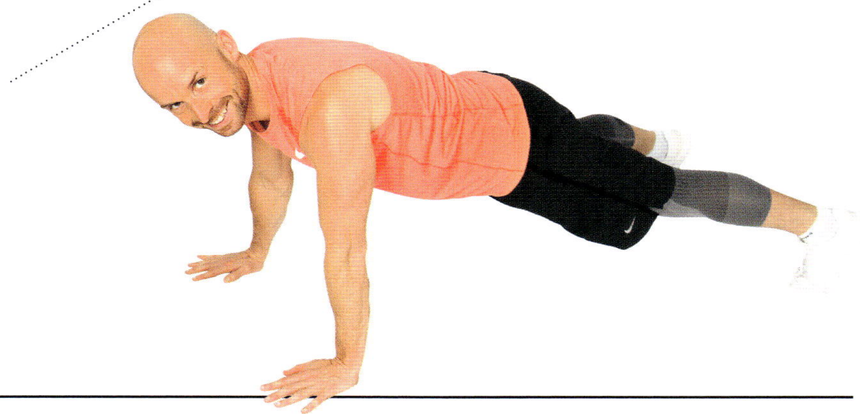

5.

RUN

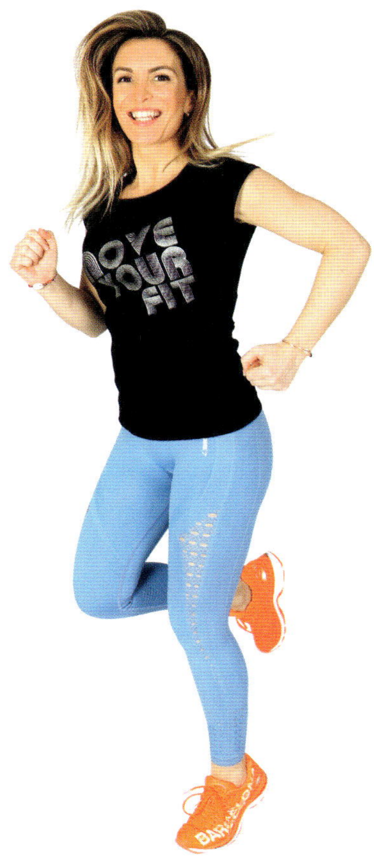

EXERCICE 6.

INCLINAISONS LATÉRALES

OBLIQUES DEBOUT, ALTERNER MAINS EN HAUT 2 TEMPS ET MAINS EN BAS 2 TEMPS

Vous êtes debout, les pieds espacés de la largeur des hanches, le bassin rétroversé. Inclinez votre buste latéralement alternativement à droite et à gauche : les bras sont 2 fois au-dessus de la tête (a et b) et 2 fois le long du corps (c et d). Recommencez le mouvement.
Options : 1. Réduisez l'amplitude. 2. Gardez les bras le long du corps.

CONSEILS DU COACH :

Rentrez le ventre, serrez vos muscles fessiers, gardez le regard loin devant vous.
Engagez bien votre sangle abdominale pour éviter les blessures lombaires.

6.

INCLINAISONS LATÉRALES OBLIQUES DEBOUT, ALTERNER MAINS EN HAUT 2 TEMPS ET MAINS EN BAS 2 TEMPS

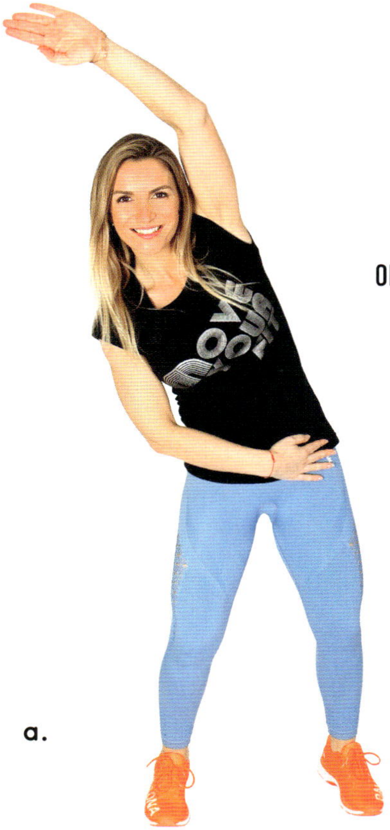

a.

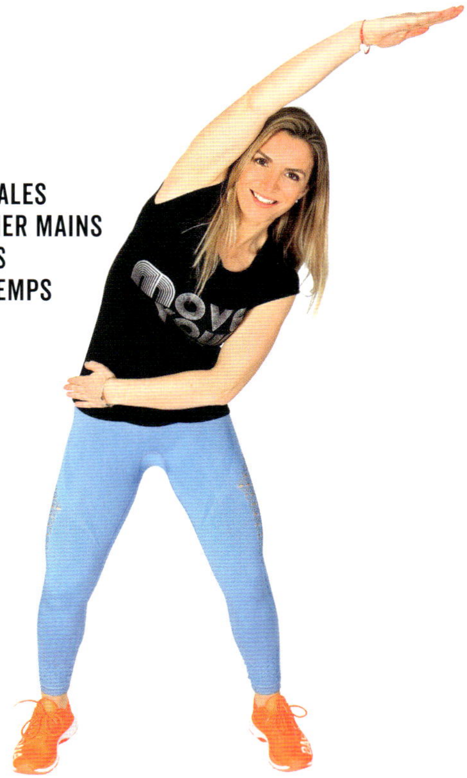

b.

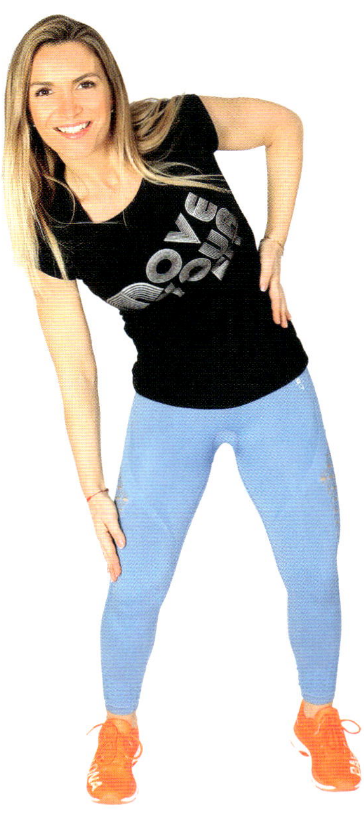

c.

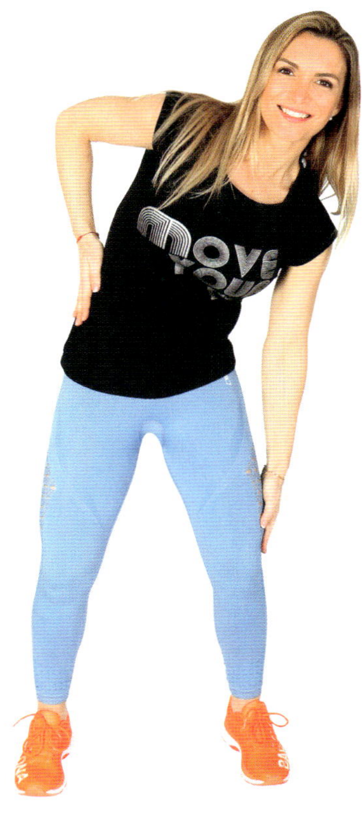

d.

BILAN MOIS 1

DATE : ....

FACE

PROFIL

DOS

MENSURATIONS

- Votre poids : ....
- Votre taille : ....
- Votre tour de poitrine : ....
- Votre tour de taille : ....
- Votre tour de hanche : ....
- Votre tour de bras : ....
- Votre tour de cuisse : ....

FAIRE LE POINT

- Tonus : ☆☆☆☆☆
- Humeur : ☆☆☆☆☆
- Digestion et transit : ☆☆☆☆☆
- Sommeil : ☆☆☆☆☆
- Confiance en soi : ☆☆☆☆☆
- Bien-être : ☆☆☆☆☆

“BRAVO, SOYEZ FIER DE VOUS !”

MOIS 2

HIIT 3

SANS MATÉRIEL

6 EXERCICES

3 TOURS

INTERVALLE :
40 secondes d'activité intensive / 20 secondes de repos

TOUT NIVEAU

18 MINUTES D'ENTRAÎNEMENT

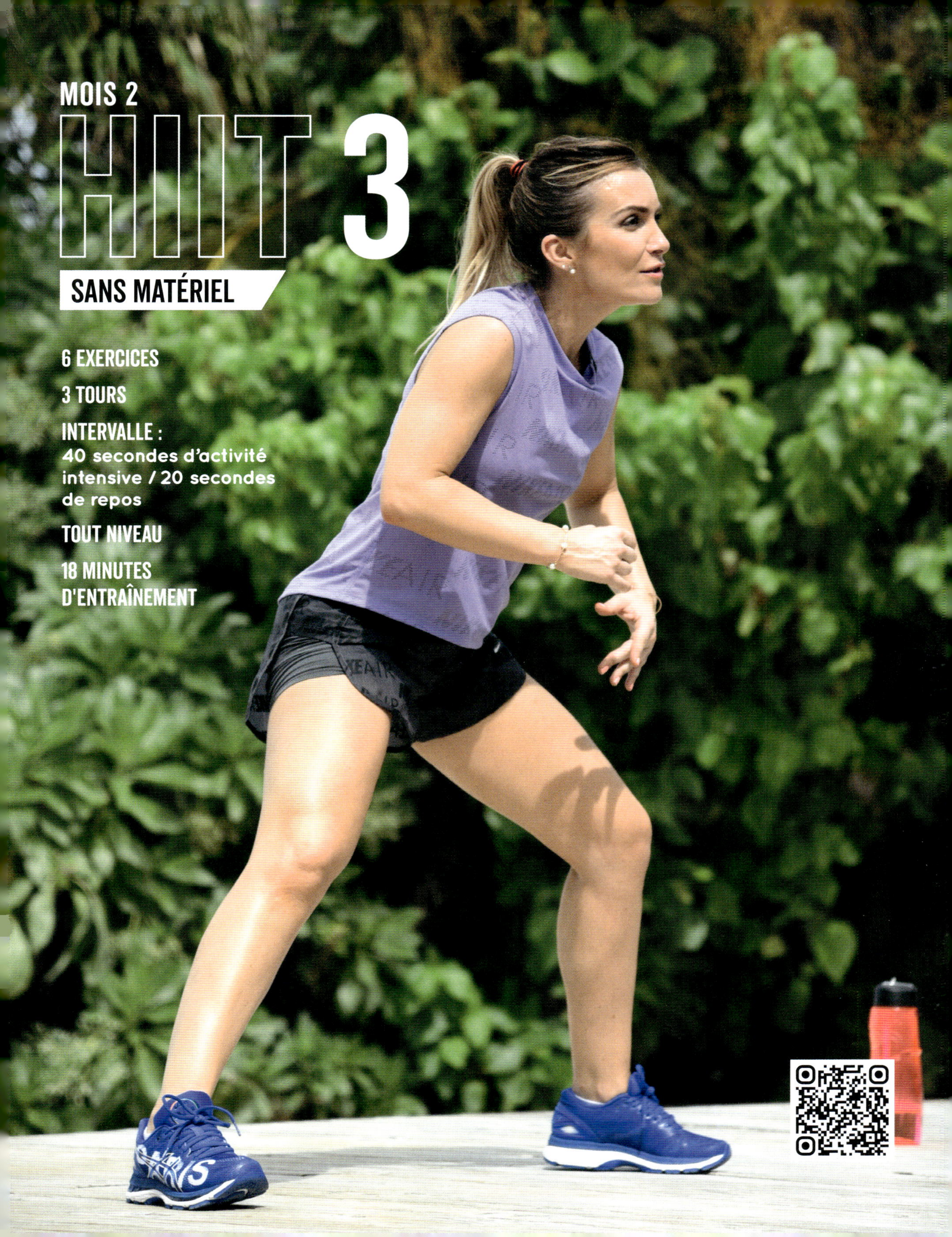

EXERCICE 1. □

SQUAT JUMP

Debout, les pieds espacés de la largeur des hanches, faites un squat et remontez en effectuant un saut vertical. **Option :** sans sauter (exécutez un squat, puis redressez-vous en levant vos bras au ciel).

CONSEILS DU COACH :

Sur le squat, gardez votre buste droit, abaissez vos fesses vers l'arrière et vers le sol.
Ancrez vos talons dans le sol pour sécuriser vos genoux à la descente.

EXERCICE 2. □

POMPES BRAS LEVÉ
SUR LE RETOUR EN ALTERNANCE

Mettez-vous en appui sur les mains, genoux au sol. Fléchissez vos bras, amenez la poitrine vers le sol, puis remontez et levez une main. Reposez-la. Fléchissez les bras et reprenez l'enchaînement avec l'autre main
Options : 1. À genoux, angle à 90° (plus facile). 2. Sans lever la main du sol (plus facile). 3. Sur les pointes de pieds (option plus avancée).

CONSEILS DU COACH :

Positionnez-vous les mains écartées de la largeur des épaules, coudes serrés près du buste à la descente, pour solliciter davantage les triceps ; ou les mains plus écartées que la largeur des épaules, coudes ouverts à la descente, pour solliciter davantage les pectoraux.
Restez bien gainé pour éviter les blessures du dos.

1.

SQUAT JUMP

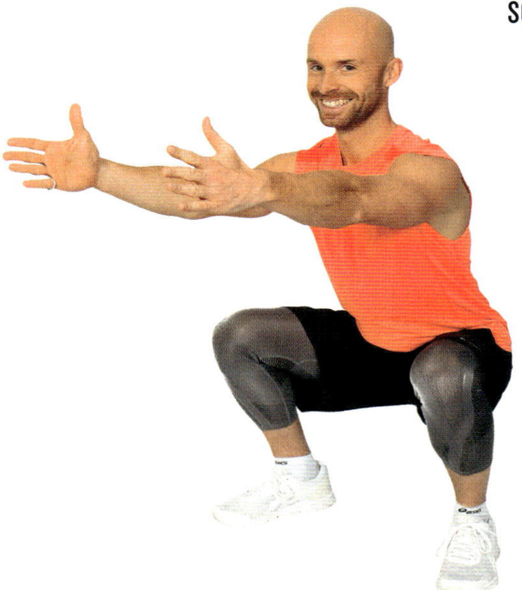

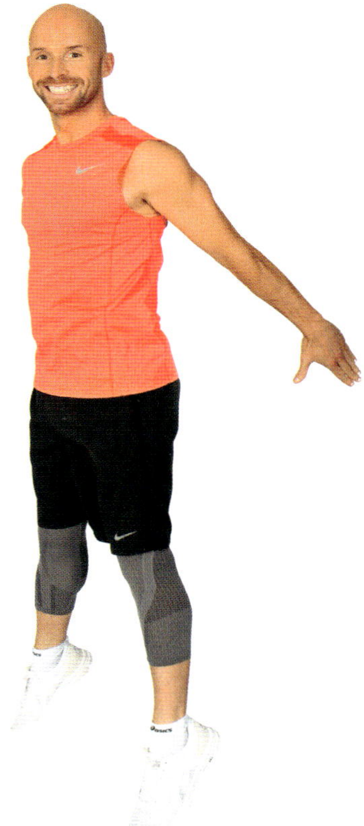

2.

POMPES BRAS LEVÉ SUR LE RETOUR EN ALTERNANCE

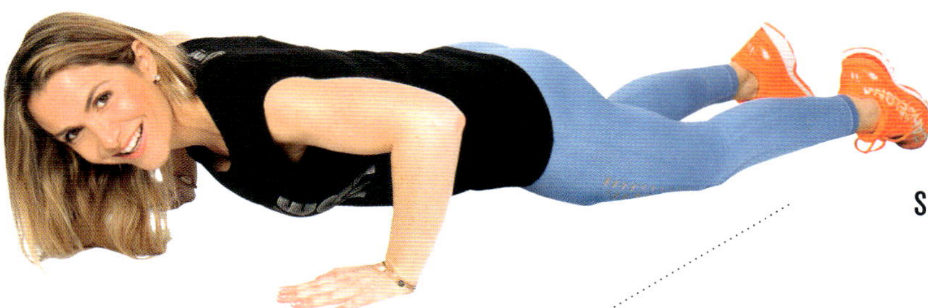

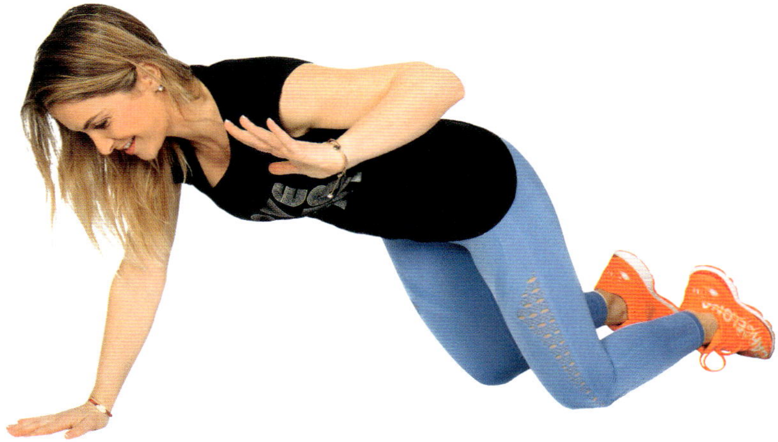

EXERCICE 3. □

FENTES SAUTÉES
PROFIL / FACE / PROFIL

Vous êtes debout, pieds espacés de la largeur des hanches. Sautez et atterrissez en fente, jambe droite devant (angle à 90° sur les deux jambes). Sautez de nouveau en effectuant un quart de tour et atterrissez en fente, jambe gauche devant. Puis sautez encore en effectuant un quart de tour et changez de jambe avant, etc.
Option : sans sauter.

CONSEILS DU COACH :

Maintenez le buste droit, regard loin devant.
Gardez le talon avant dans le sol, soulevez le talon arrière du sol.
Gardez vos pieds espacés de la largeur des hanches sur chaque fente, afin de conserver un bon équilibre.

EXERCICE 4. □

TIPPING

En position de départ, vous êtes debout, jambes espacées un peu plus que la largeur des hanches, bras tendus devant vous, mains jointes. Piétinez maintenant sur place en exécutant de tout petits mouvements toniques, le plus rapidement possible.
Option : montée de genoux alternée sans sauter (plus facile).

CONSEIL DU COACH :

Gardez les talons décollés du sol.

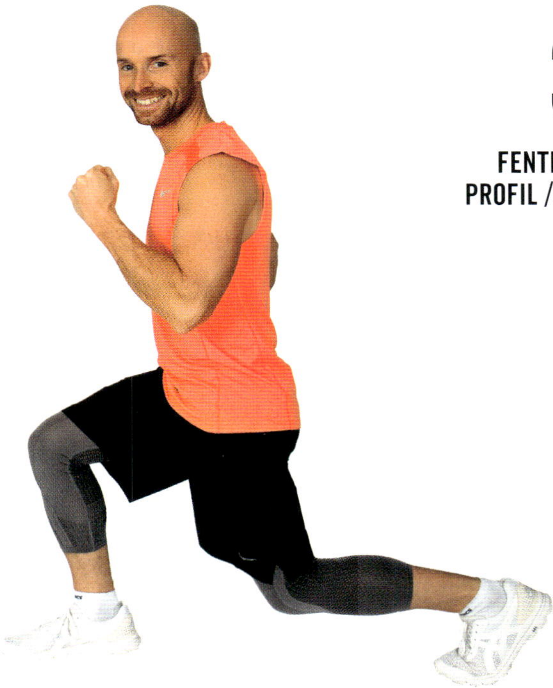

3.

FENTES SAUTÉES
PROFIL / FACE / PROFIL

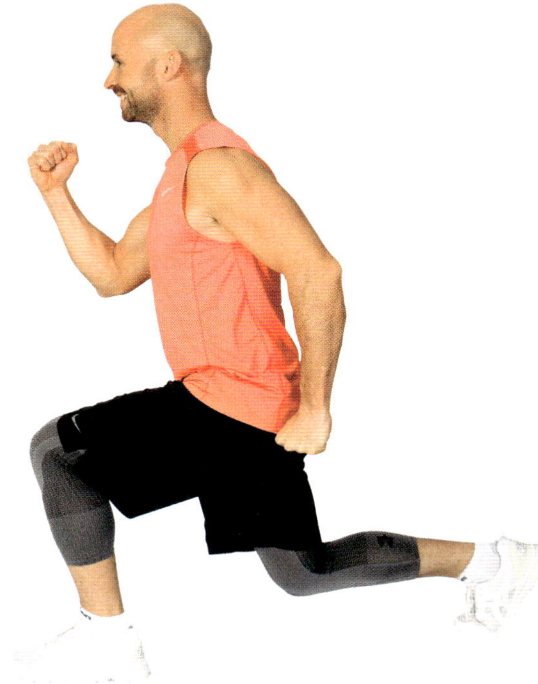

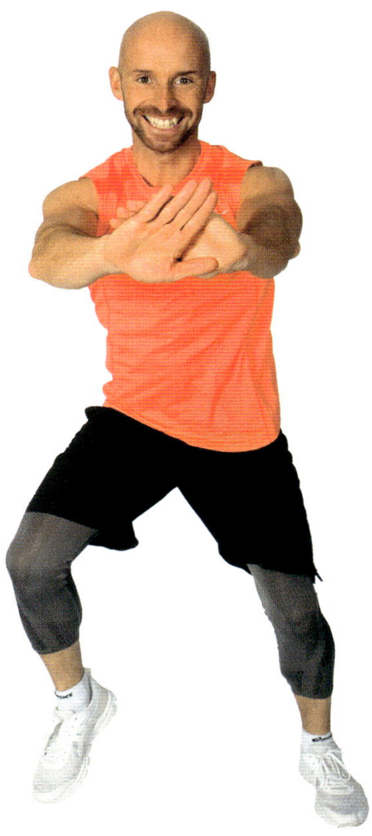

4.

TIPPING

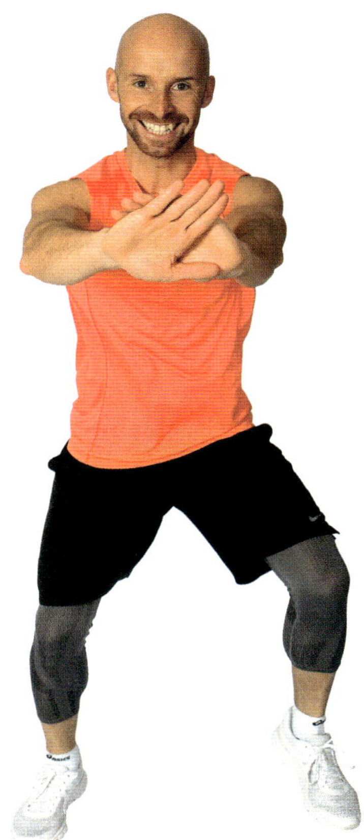

EXERCICE 5.

GAINAGE AVEC PIEDS
EN STEP-TOUCH

Positionnez-vous en planche faciale (gainage) en appui sur les pieds. Maintenez la position de gainage et alternez des step-touch avec vos pieds : écartez le pied droit, ramenez le pied gauche ; écartez le pied gauche, serrez le pied droit ; et ainsi de suite...
Option : à genoux.

CONSEILS DU COACH :

Repoussez le sol avec vos avant-bras de façon à éloigner vos oreilles de vos épaules. La tête est dans l'axe de votre colonne vertébrale.
Nombril aspiré, transverse engagé.

5.

GAINAGE AVEC PIEDS EN STEP-TOUCH

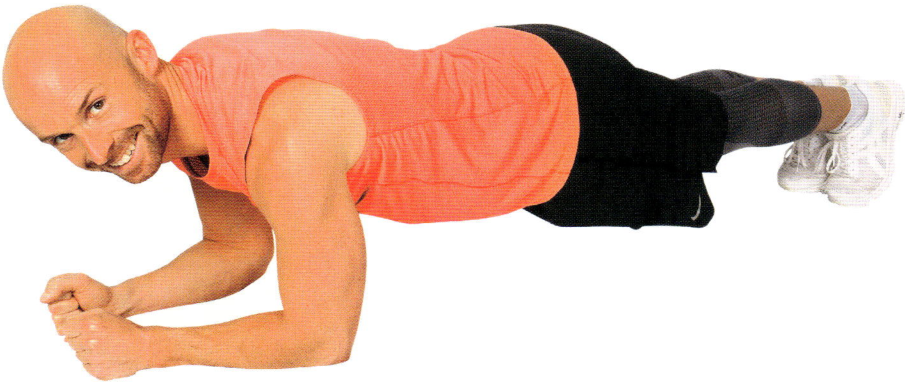

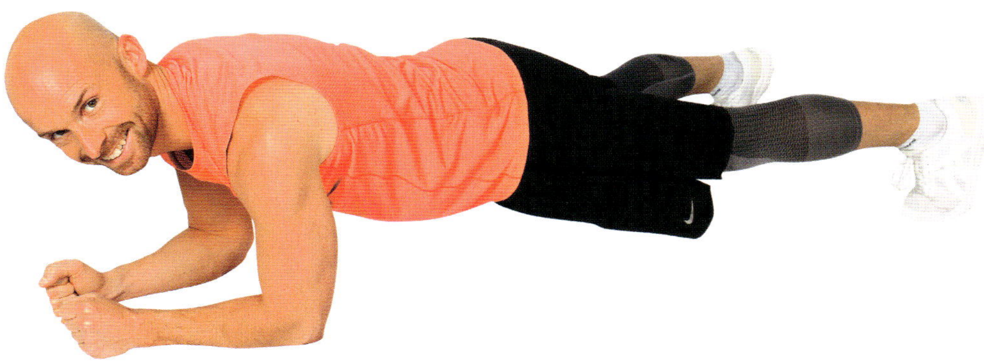

EXERCICE 6.

BURPEES

Debout, faites l'enchaînement suivant sans vous arrêter :
- descendez en squat mains au sol (a),
- sautez en planche faciale (b),
- faites une pompe (c),
- revenez en position accroupie (d),
- effectuez un saut vertical (e).

Reprenez cet enchaînement sans vous arrêter.

Options : 1. Déplacez vos pieds l'un après l'autre en planche au lieu de sauter. 2. Pompe sur les genoux au lieu des pieds. 3. Revenez en squat un pied après l'autre au lieu de sauter. 4. Sans saut vertical à la fin.

CONSEILS DU COACH :

Les épaules sont au-dessus des poignets lors de la planche ; les abdominaux, engagés. Restez bien gainé. Pour cet exercice, mieux vaut privilégier la qualité à la quantité en restant vigilant sur votre gainage. Prenez le temps de bien faire chaque mouvement sans vous blesser avant d'augmenter la cadence.

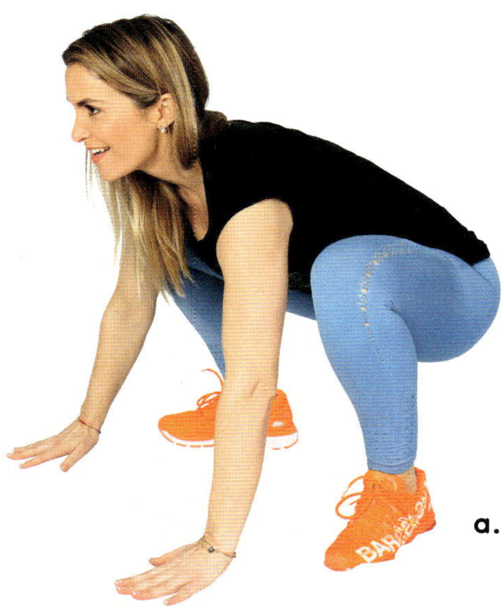

a.

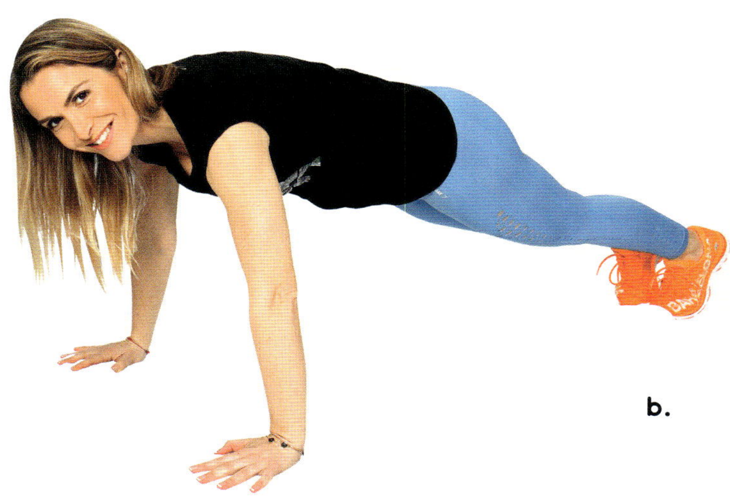

b.

6.

BURPEES

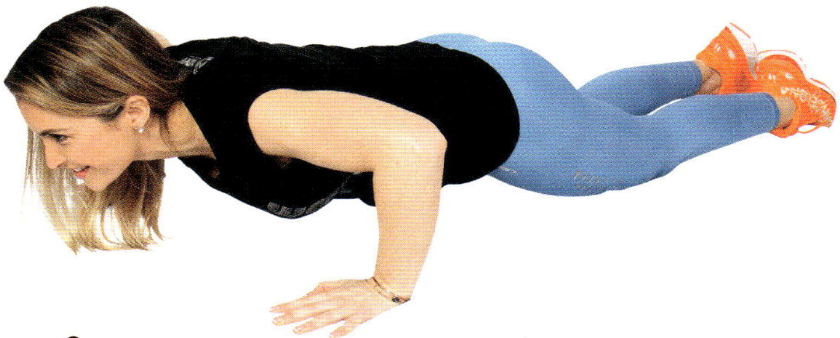

c.

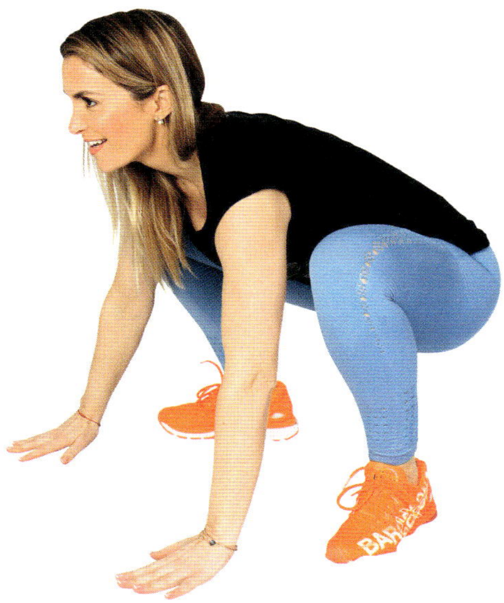

d.

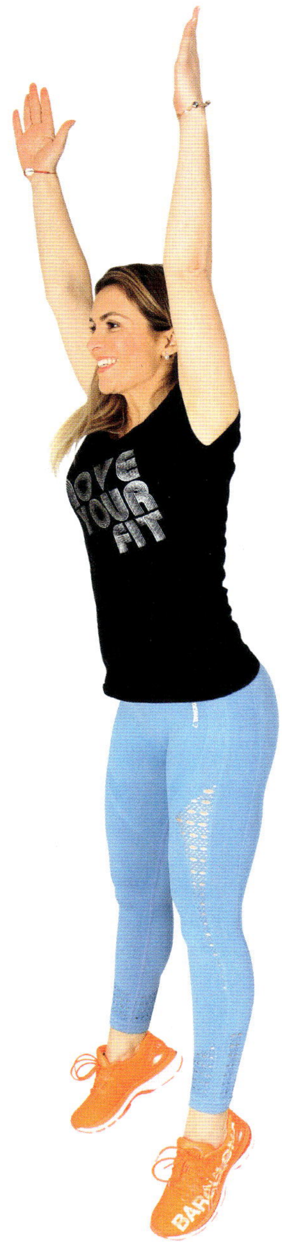

e.

BUVEZ, BUVEZ, BUVEZ !

Vous savez que l'hydratation est importante, peut-être pas à quel point.

Boire permet d'éliminer les toxines plus facilement. Voyez l'hydratation comme une douche intérieure. Prendriez-vous une douche avec un verre d'eau ? C'est insuffisant pour être propre. Il vous faut une grande bouteille ! 1,5 à 2 litres d'eau par jour feront bien l'affaire.

VOUS N'AIMEZ PAS L'EAU ?

Buvez du thé vert de qualité, pour bénéficier de ses riches propriétés. Faites le plein d'antioxydants et de polyphénols. Profitez de ses vertus drainantes.
Cela ne fonctionne que pour du thé vert ou le thé noir (un tout petit peu moins) de bonne qualité. Buvez-en 2 ou 3 tasses par jour, à 20 minutes de votre repas, pour ne pas inhiber les effets du fer présent dans les aliments.

Vous ne trouvez pas de « bons » thés ? Pour notre Team T12S, nous avons spécialement créé la marque de thé Fitness-Thé, afin de garantir sa qualité et vous faire enfin aimer le thé.

“VOUS POUVEZ Y ARRIVER !”

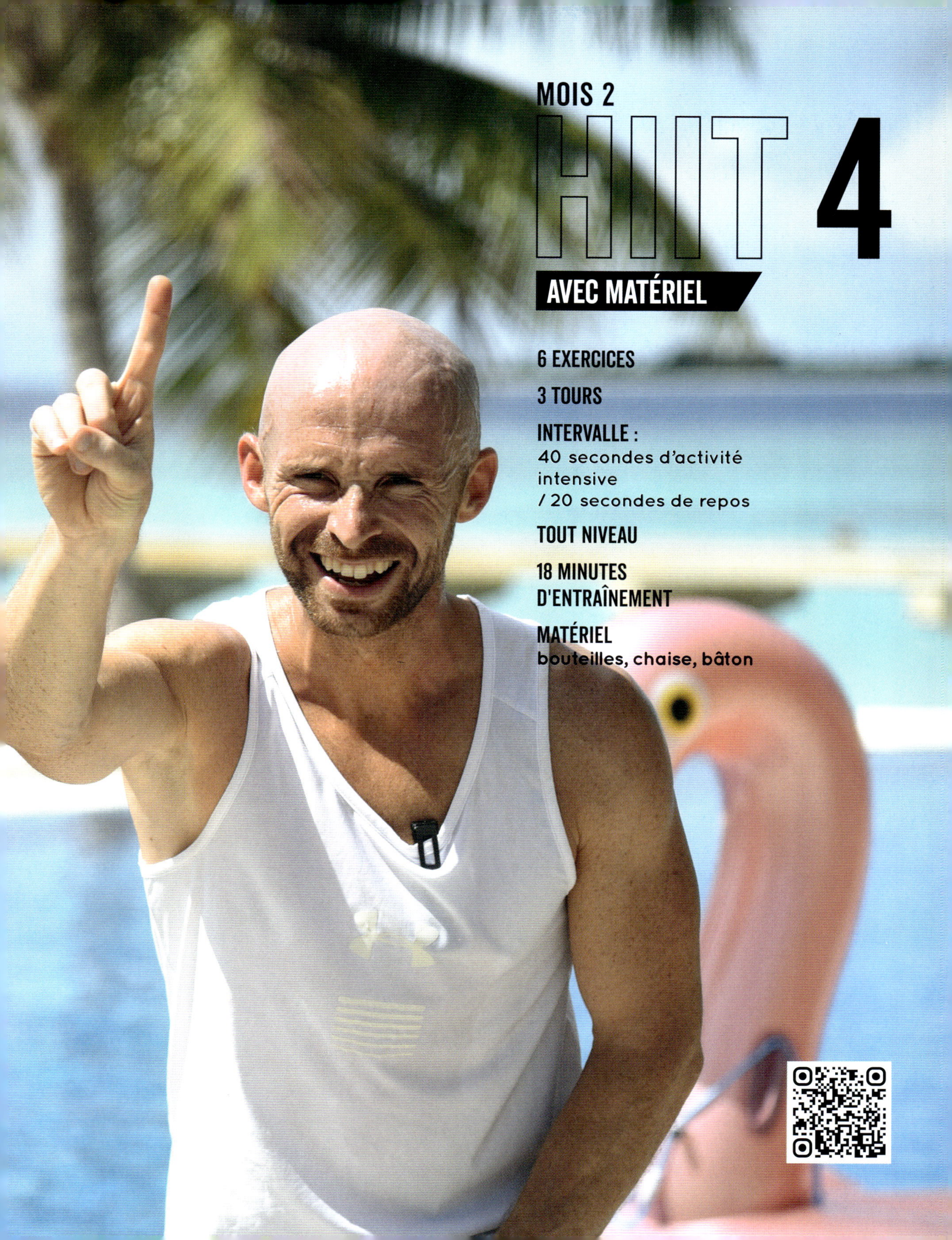

MOIS 2

HIIT 4

AVEC MATÉRIEL

6 EXERCICES

3 TOURS

INTERVALLE :
40 secondes d'activité intensive / 20 secondes de repos

TOUT NIVEAU

18 MINUTES D'ENTRAÎNEMENT

MATÉRIEL
bouteilles, chaise, bâton

EXERCICE 1. ☐

SQUAT OVERHEAD AVEC BÂTON

Debout, pieds espacés de la largeur des hanches (ou un peu plus), vous tenez un bâton dans les mains, bras tendus au-dessus de la tête. Descendez en squat. Poussez vos fesses vers l'arrière et le bas, puis remontez en maintenant votre bâton au-dessus de votre tête, bras tendus durant toute la série.
Option : réduisez l'amplitude.

CONSEILS DU COACH :

Allongez votre colonne vertébrale. Gardez votre buste droit. Dégagez vos oreilles de vos épaules. Gardez vos talons en contact avec le sol. Amenez vos ischios (arrière des cuisses) parallèles au sol.
Ne verrouillez pas vos articulations lors de la remontée.

HIIT 4

MOIS **2**

EXERCICE 2. ☐

COURSE AVANT/ARRIÈRE

AUTOUR DU BÂTON PLACÉ AU SOL

Positionnez-vous debout à l'extrémité du bâton posé au sol. Courez en avançant sur le côté droit du bâton et courez en reculant sur le côté gauche du bâton.
Option : marcher avec du rythme.

CONSEILS DU COACH :

Pliez bien vos jambes, descendez sur vos appuis.
Éloignez-vous du bâton pour ne pas risquer de glisser dessus.

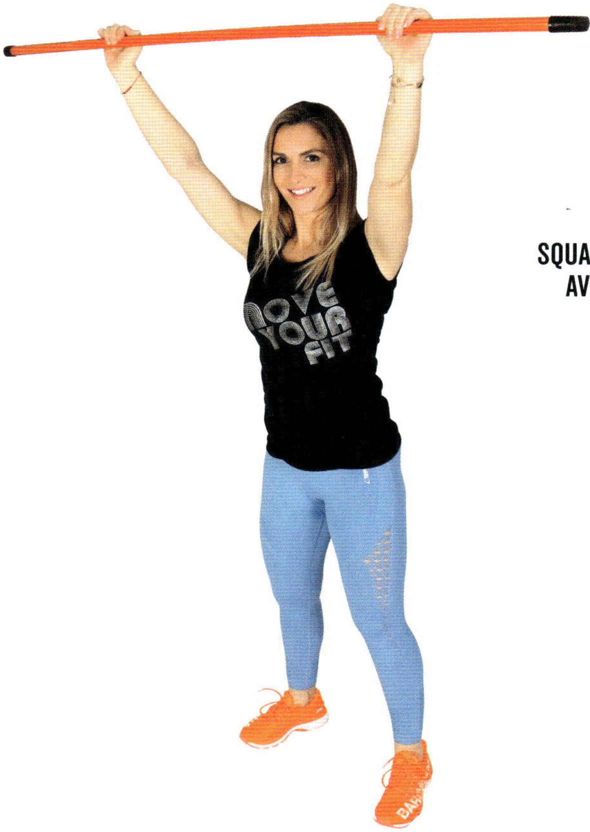

1.

SQUAT OVERHEAD AVEC BÂTON

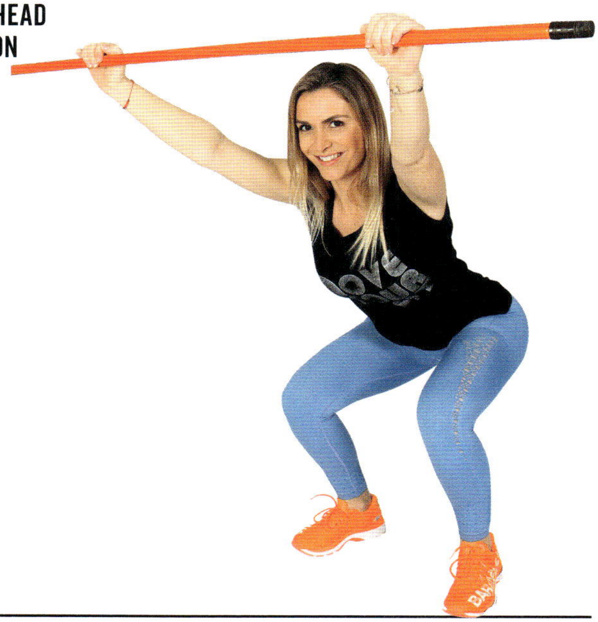

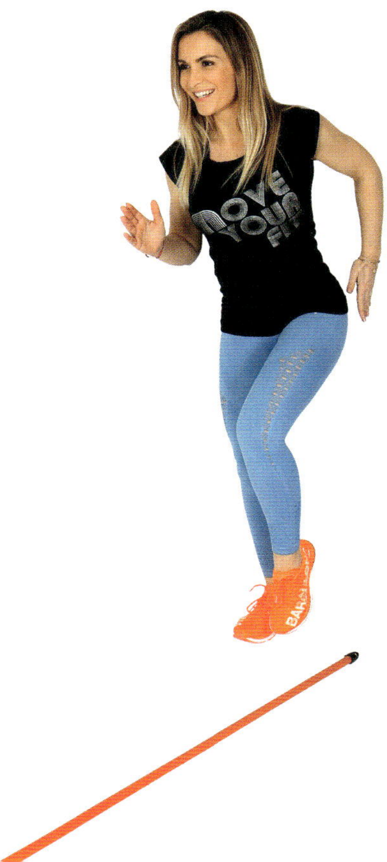

2.

COURSE AVANT / ARRIÈRE AUTOUR DU BÂTON PLACÉ AU SOL

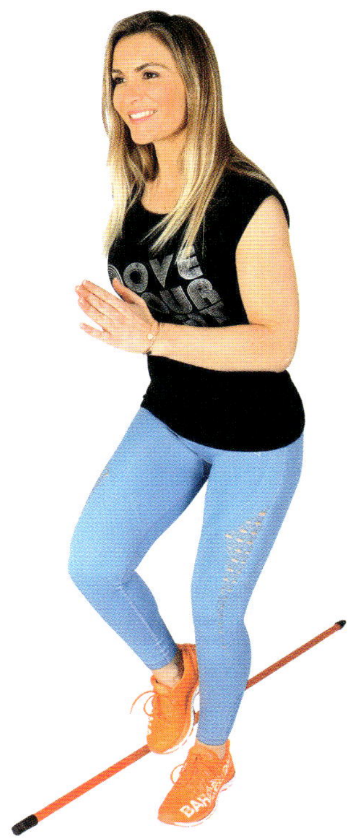

EXERCICE 3.

EXTENSIONS TRICEPS
BUSTE INCLINÉ AVEC BOUTEILLES

Prenez la position de départ : debout, pieds espacés de la largeur des hanches, buste incliné vers l'avant, genoux légèrement fléchis, une bouteille d'eau dans chaque main (les paumes sont tournées l'une vers l'autre, et les mains, à hauteur de la taille). Tendez vos deux bras simultanément vers l'arrière et revenez en position initiale.
Option : sans charge, les poings serrés.

CONSEILS DU COACH :

Le poids du corps est sur les talons. La colonne vertébrale est allongée. Les coudes sont dirigés vers le haut et l'un vers l'autre ; les épaules, basses ; les omoplates, serrées dans le dos.

EXERCICE 4.

PAS CHASSÉS
BOUTEILLES AU SOL À DEUX EXTRÉMITÉS OPPOSÉES, ALLER TOUCHER LES BOUTEILLES

Vous êtes debout, avec deux bouteilles au sol, placées à deux extrémités opposées. Déplacez-vous rapidement de l'une à l'autre en pas chassés latéraux, en donnant de l'impulsion. Allez toucher une des bouteilles au sol avec votre main extérieure, puis redressez-vous au maximum, faites un saut et repartez en pas chassés pour aller toucher l'autre. Et ainsi de suite.
Option : sans sauter.

CONSEILS DU COACH :

Mettez de l'amplitude dans vos déplacements ! Descendez bas pour toucher le sol et redressez-vous le plus possible lors des pas chassés.

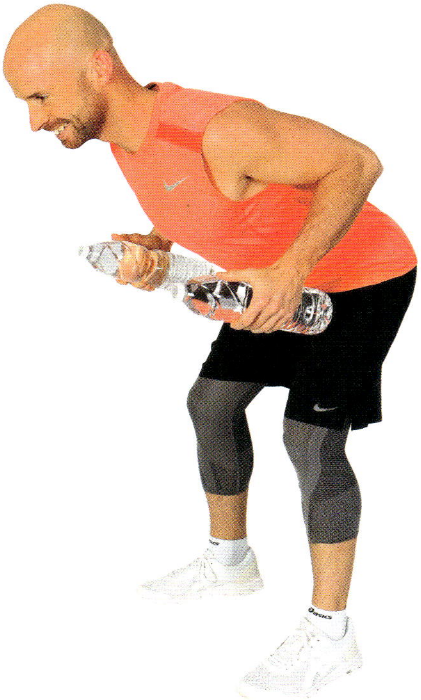

3.

EXTENSIONS TRICEPS BUSTE INCLINÉ AVEC BOUTEILLES

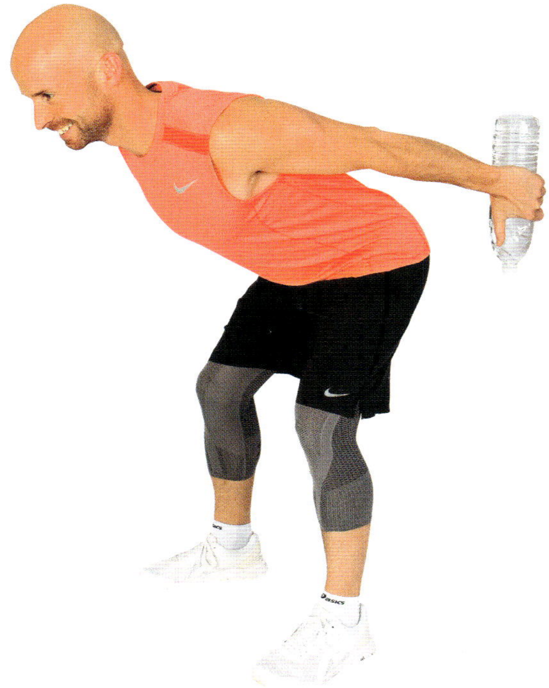

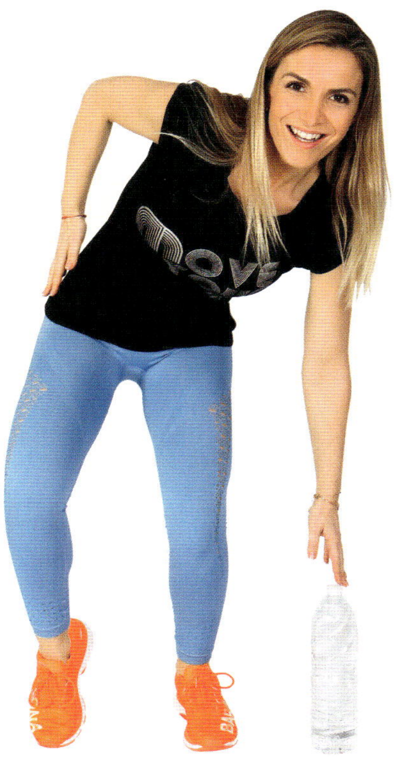

4.

PAS CHASSÉS BOUTEILLES AU SOL À DEUX EXTRÉMITÉS OPPOSÉES, ALLER TOUCHER LES BOUTEILLES

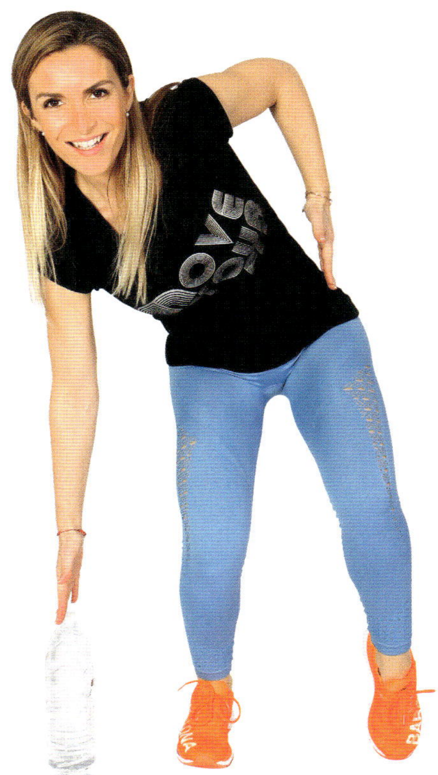

EXERCICE 5. ☐

MOUNTAIN CLIMBERS

OBLIQUES AVEC PIEDS SUR CHAISE

Mettez-vous en planche faciale gainage, les pieds sur une chaise, les mains en appui sur le sol. Maintenant, amenez latéralement un genou après l'autre en direction de vos coudes.
Options : 1. Réduisez la cadence. 2. Effectuez l'exercice au sol.

CONSEILS DU COACH :

Gardez les épaules au-dessus de vos poignets, les oreilles dégagées de vos épaules, la tête dans l'axe de votre colonne vertébrale. Aspirez votre nombril vers votre colonne vertébrale.
Le gainage est la clé pour réussir cet exercice en préservant votre dos.

EXERCICE 6. ☐

ABDOS CISEAUX

ASSIS SUR CHAISE

Asseyez-vous, les mains agrippées à la chaise. Soulevez et tendez vos jambes devant vous. Effectuez des ciseaux et croisez vos jambes l'une par-dessus l'autre alternativement.
Option : effectuez l'exercice jambes fléchies.

CONSEIL DU COACH :

Rétroversez légèrement votre bassin pour protéger vos lombaires.

5.

MOUNTAIN CLIMBERS OBLIQUES AVEC PIEDS SUR CHAISE

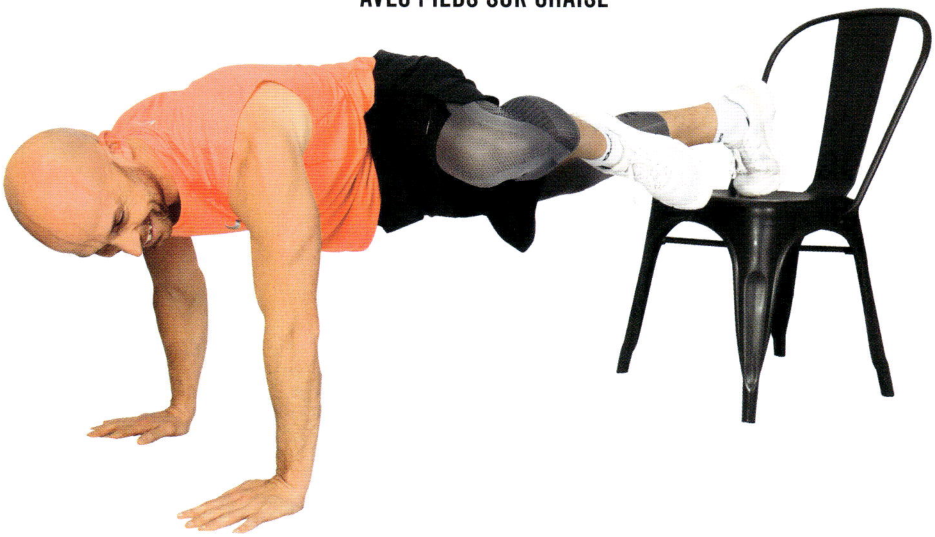

6.

ABDOS CISEAUX ASSIS SUR CHAISE

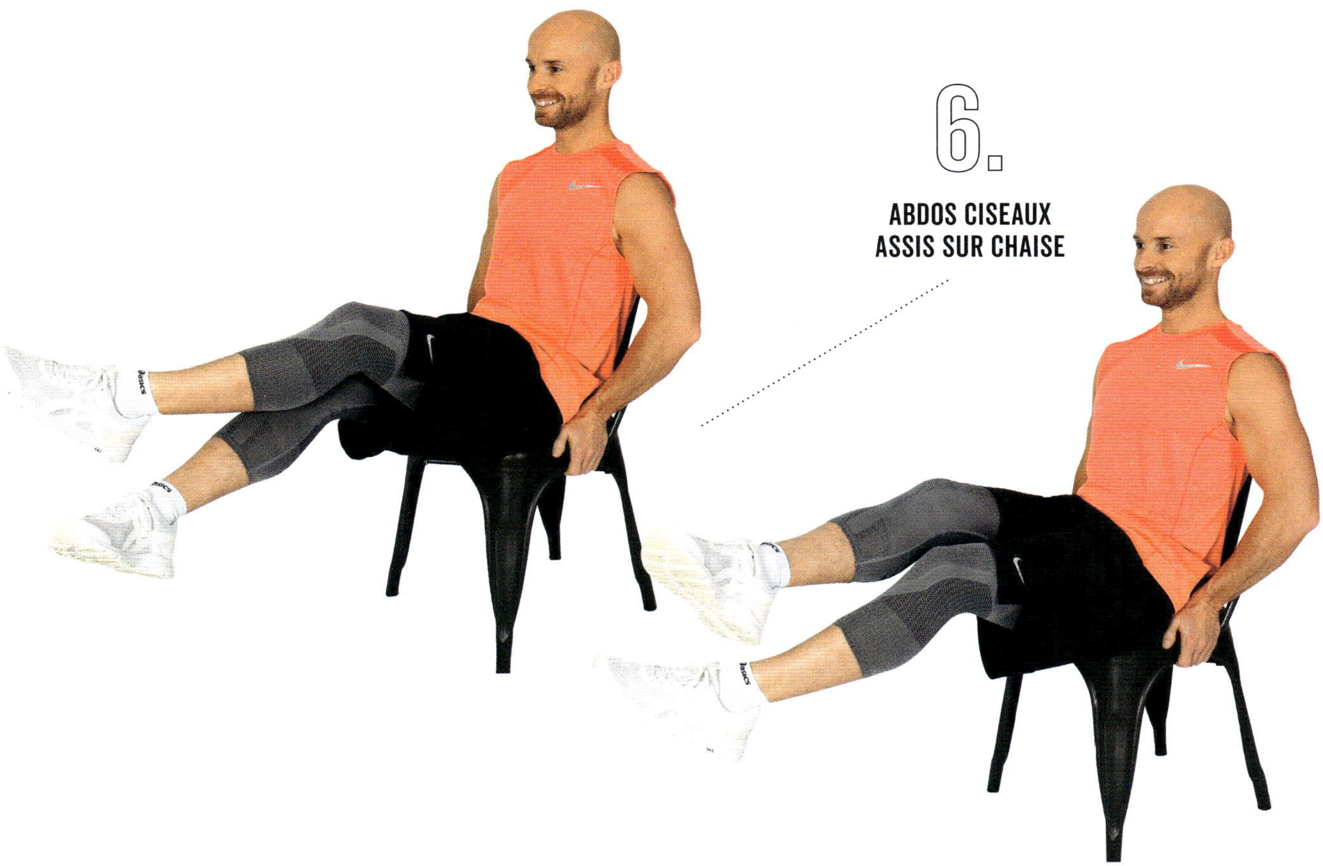

LE MIEUX EST L'ENNEMI DU BIEN !

Vous nous posez souvent la question sur les réseaux sociaux ou sur YouTube : « Puis-je faire plusieurs séances de HIIT dans la journée pour avoir des résultats plus rapides ? »

En réalité, si vous avez encore de l'énergie pour faire une deuxième séance de HIIT dans la journée, cela signifie que vous n'avez pas tout donné (comme il le faut pour cramer du gras) lors de votre séance.

Or, pour que la transformation s'opère, vous devez être « dans le rouge » à la fin de votre entraînement. Il vous est impossible d'ajouter une deuxième séance, si ce n'est pas le cas, allez-y plus fort lors de vos séries la prochaine fois.

Nous déconseillons donc de faire une deuxième séance dans la journée. Le but est de faire du bien à notre corps en lui offrant du sport adapté, et non de lui infliger une surdose d'entraînement pour assouvir notre impatience de résultats.

LA RÉGULARITÉ = LA CLÉ DU SUCCÈS

Faites juste « le job ». Si vous faites 4 entraînements par semaine à fond et que vous respectez les fondamentaux de l'alimentation santé T12S, vous vous transformerez, c'est certain.
Faites votre séance et ne loupez jamais aucune séance.

LE MEILLEUR HORAIRE D'ENTRAÎNEMENT

À jeun ? Le soir ? Quand vous avez la motivation ? Quand vous êtes en forme ? Quand vous avez le temps ?
N'attendez pas d'avoir tous ces éléments pour vous y mettre, il faut seulement démarrer.
Gardez ça en tête : **l'inactivité vous fatigue, le sport vous donne de l'énergie, et non l'inverse !**

“LE JOB EST FAIT”

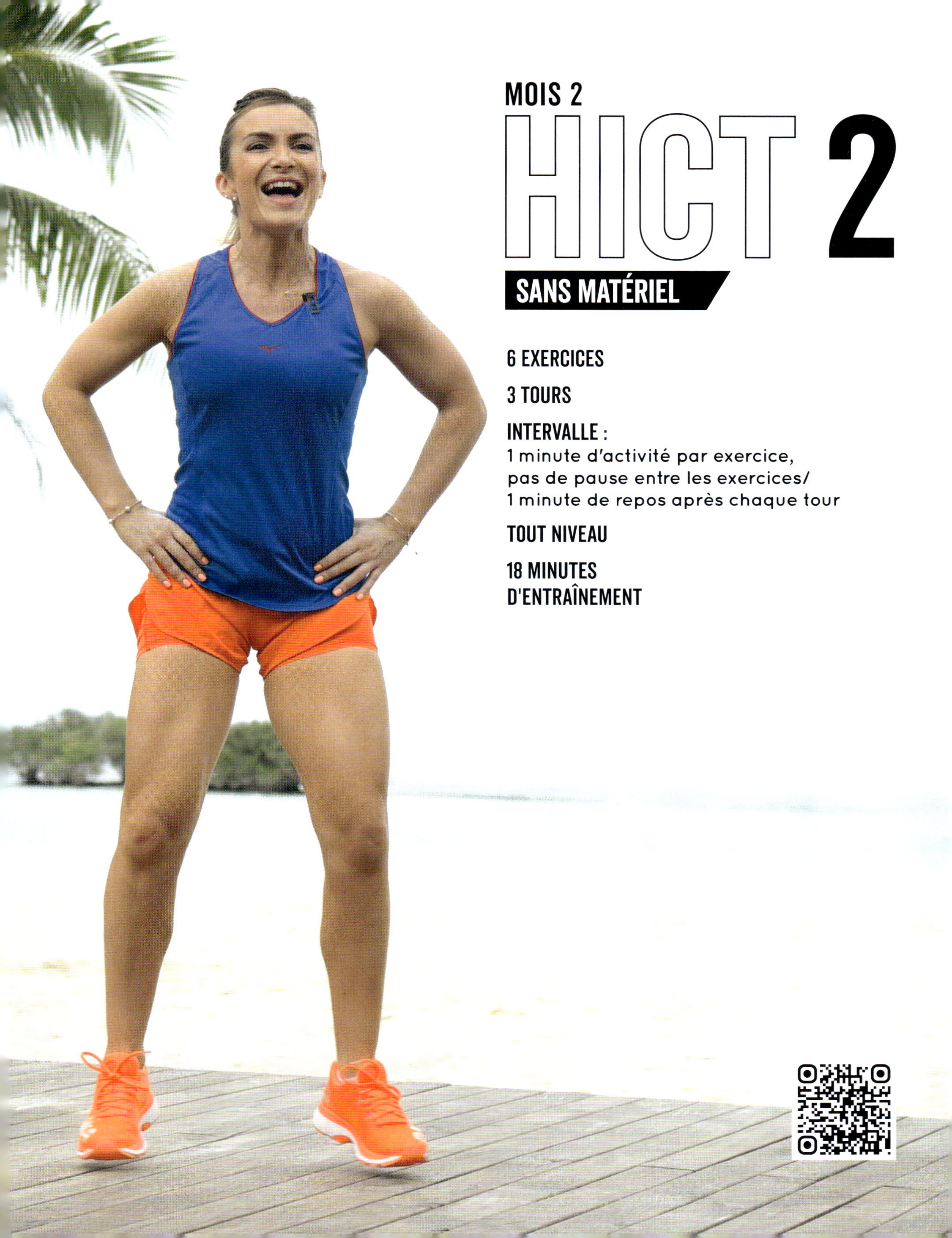

MOIS 2

HICT 2

SANS MATÉRIEL

6 EXERCICES

3 TOURS

INTERVALLE :
1 minute d'activité par exercice,
pas de pause entre les exercices/
1 minute de repos après chaque tour

TOUT NIVEAU

**18 MINUTES
D'ENTRAÎNEMENT**

EXERCICE 1. ☐

4 PETITS SQUATS EN BAS + 4 GENOUX CÔTÉ OBLIQUE EN RESTANT DEBOUT

HICT 2

MOIS **2**

POUR LES SQUATS

Debout, les pieds espacés de la largeur de hanches (ou un peu plus), abaissez les fesses vers l'arrière et le bas tout en maintenant le buste droit, puis remontez à mi-hauteur sur 3 mouvements et revenez en position debout sur le 4e. Donnez une grande amplitude à votre mouvement.

CONSEILS DU COACH :

Imaginez que vous allez vous asseoir sur une chaise.
Repoussez le sol avec vos talons à la remontée pour engager davantage vos muscles fessiers.
Ancrez vos talons dans le sol à l'aller comme au retour, pour protéger les articulations des genoux. Vos pieds ne doivent jamais se soulever du sol.

POUR LES GENOUX CÔTÉ OBLIQUE EN RESTANT DEBOUT

Tenez-vous debout, les pieds espacés de la largeur des hanches, les bras fléchis sur les côtés, les poings serrés près des oreilles. Levez votre genou droit à l'oblique haute et inclinez votre buste latéralement à droite. Rapprochez votre genou du coude puis éloignez-le (rapprochez, éloignez, rapprochez, éloignez). Faites 4 répétitions, puis changez de côté, et ainsi de suite.

CONSEIL DU COACH :

Ouvrez vos coudes.

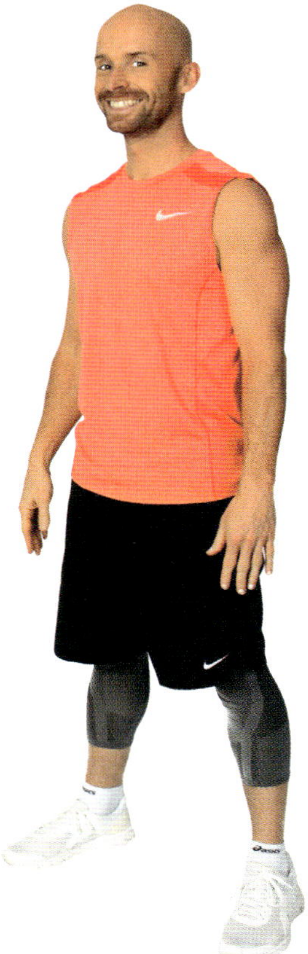

1.

4 PETITS SQUATS EN BAS

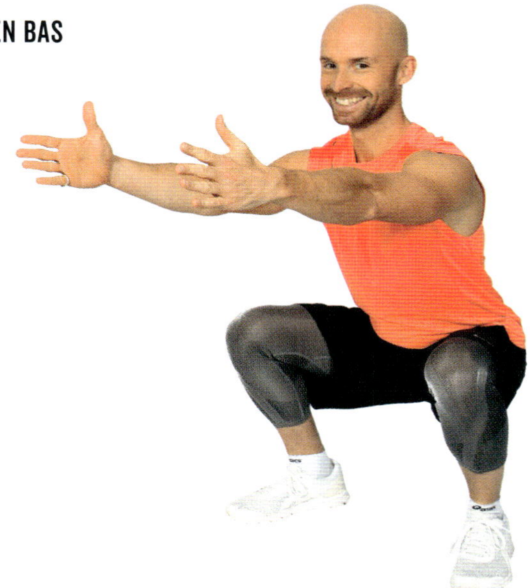

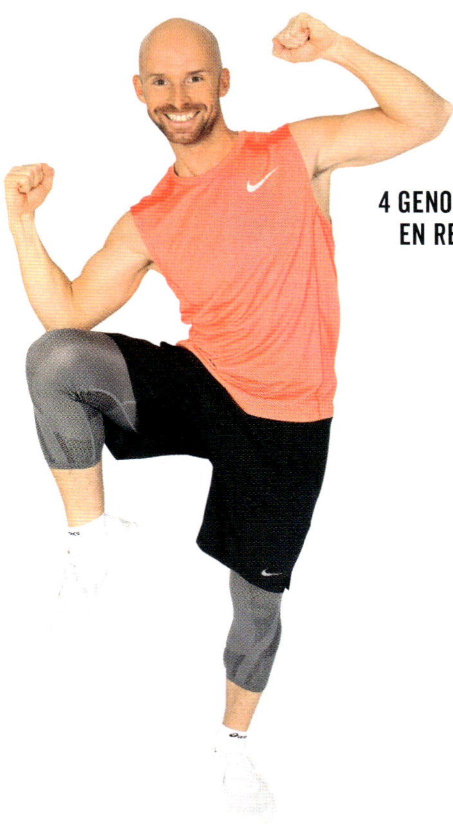

4 GENOUX CÔTÉ OBLIQUE
EN RESTANT DEBOUT

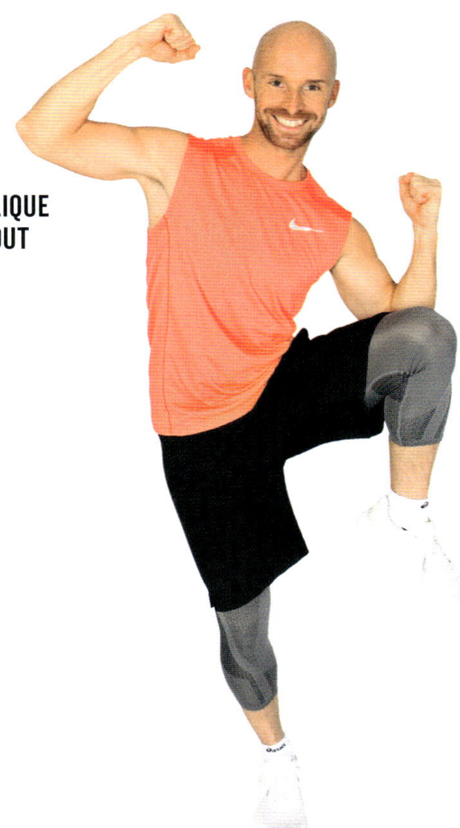

EXERCICES 2. 3.

PLANCHE FACIALE

GENOU-POITRINE QUI SE TERMINE EN JAMBE TENDUE À L'ARRIÈRE GAUCHE PUIS DROITE

Mettez-vous en planche faciale en appui sur les mains, bras tendus, et sur les pieds (gainage). Amenez le genou gauche à la poitrine, puis tendez la jambe gauche à l'arrière. Changez de jambe : amenez le genou droit à la poitrine, puis tendez la jambe droite à l'arrière.
Option : à genoux.

CONSEILS DU COACH :

Le nombril est aspiré vers la colonne vertébrale ; le transverse, engagé. Les épaules se trouvent au-dessus de vos poignets. Engagez bien votre sangle abdominale pour ne pas vous blesser au niveau des lombaires.

EXERCICE 4.

PATINEUR

SANS LES BRAS ET EN LEVANT LES GENOUX EN ALTERNANCE

Tenez-vous debout, pieds joints. Glissez d'un côté à l'autre en effectuant un slide (une « glissade » comme si vous faisiez du patin à glace) à droite, puis à gauche. Terminez chaque slide par une montée du genou de votre jambe intérieure (celle qui vient de se déplacer).
Options : 1. Sans le sursaut. 2. Avec moins d'amplitude. 3. Step-touch : on écarte la jambe droite et on ramène la gauche, puis on écarte la jambe gauche et on ramène la droite, etc.

CONSEILS DU COACH :

Imitez le mouvement d'un patineur, mais sans les bras. Effectuez un petit sursaut lorsque vous montez votre genou.

2.3.

PLANCHE FACIALE GENOU-POITRINE QUI SE TERMINE EN JAMBE TENDUE À L'ARRIÈRE GAUCHE PUIS DROITE

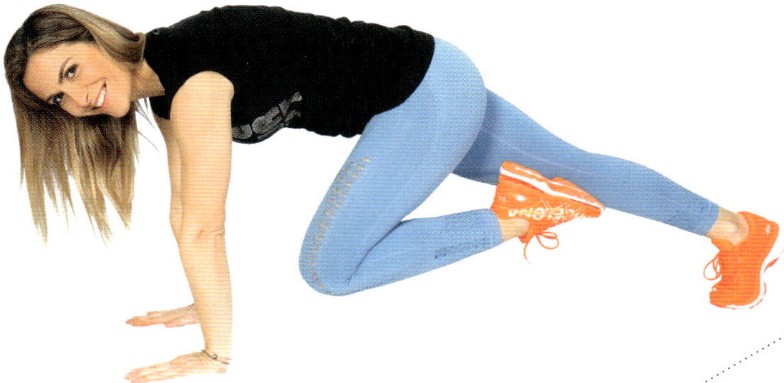

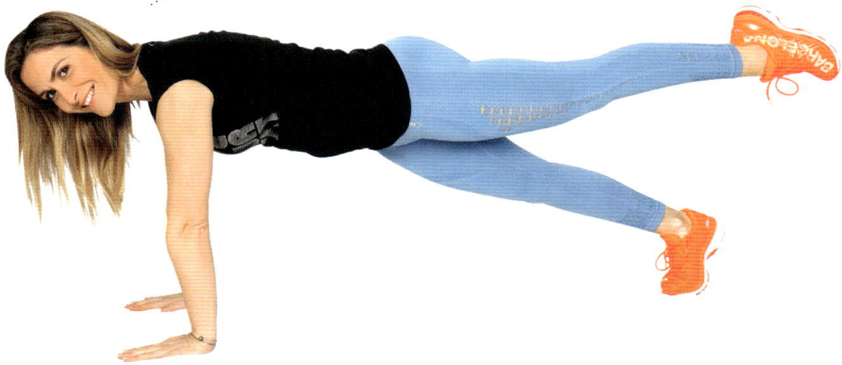

4.

PATINEUR SANS LES BRAS ET EN LEVANT LES GENOUX EN ALTERNANCE

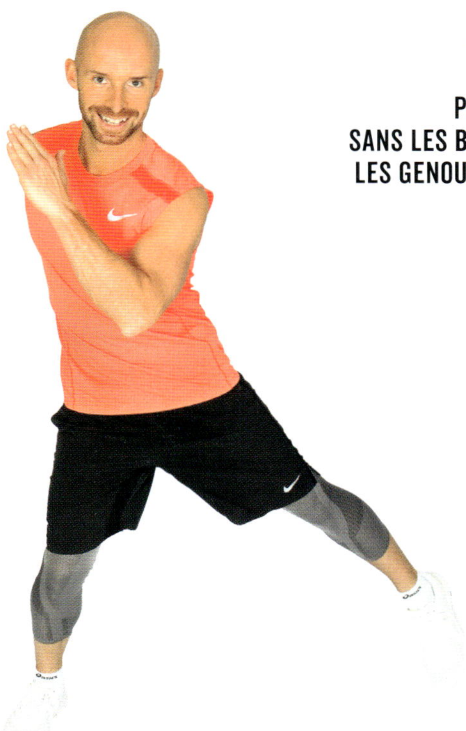

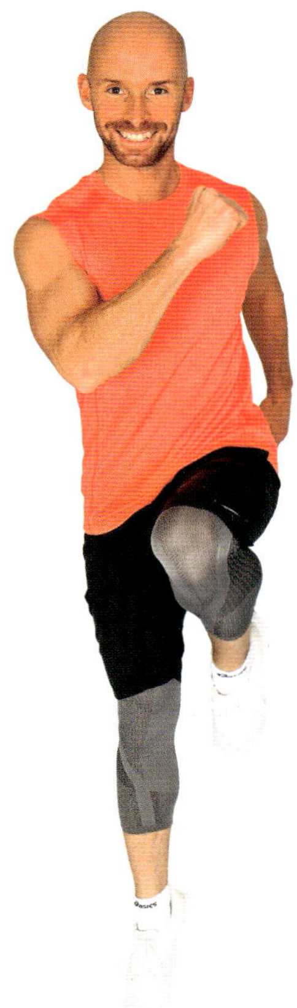

EXERCICE **5.**

4 FENTES SAUTÉES + 4 MONTÉES DE GENOUX

HICT 2

MOIS **2**

POUR LES FENTES SAUTÉES

Vous êtes debout, pieds espacés de la largeur des hanches. Sautez et atterrissez en fente, jambe droite devant (angle à 90° sur les deux jambes). Sautez de nouveau en effectuant un quart de tour et atterrissez en fente, jambe gauche devant. Puis sautez encore en effectuant un quart de tour et changez de jambe avant, etc.
Option : sans sauter.

CONSEILS DU COACH :

Maintenez le buste droit, regard loin devant.
Gardez le talon avant dans le sol, soulevez le talon arrière du sol.
Gardez vos pieds espacés de la largeur des hanches sur chaque fente, afin de conserver un bon équilibre.

POUR LES MONTÉES DE GENOUX

Debout, les pieds espacés de la largeur du bassin, montez vos genoux alternativement le plus haut possible, en sautant.
Option : sans sauter.

CONSEILS DU COACH :

Gardez le buste droit et votre regard loin devant. Amenez bien vos genoux en direction de la poitrine, et non l'inverse. Vous risqueriez de vous blesser le dos !

5.

4 FENTES SAUTÉES

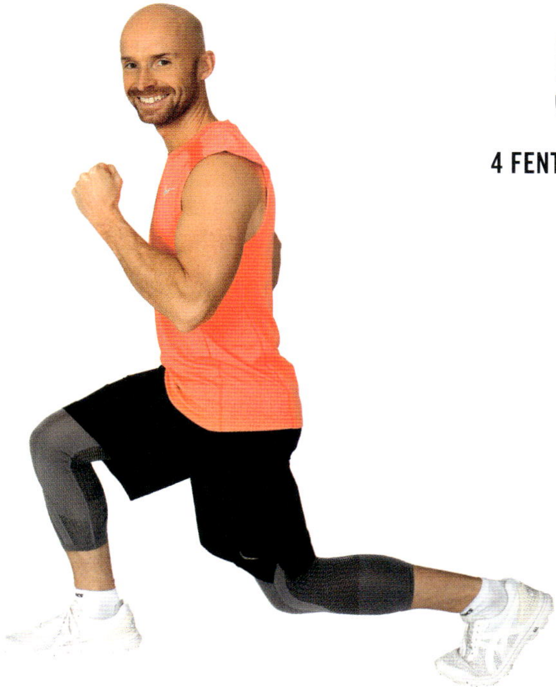

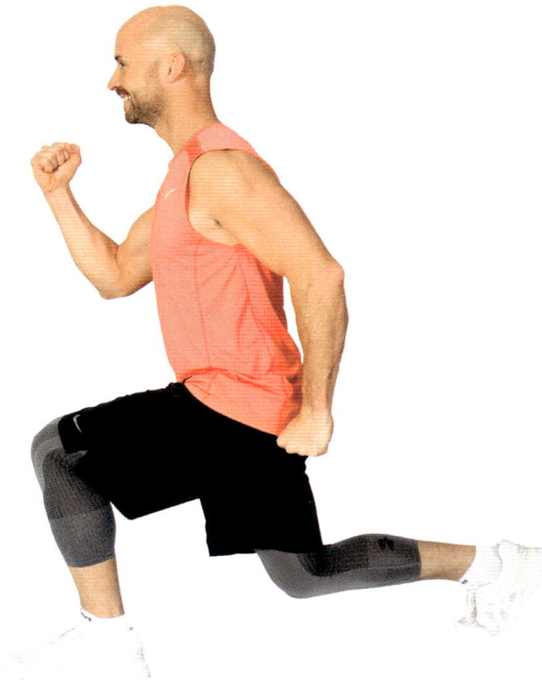

4 MONTÉES DE GENOUX

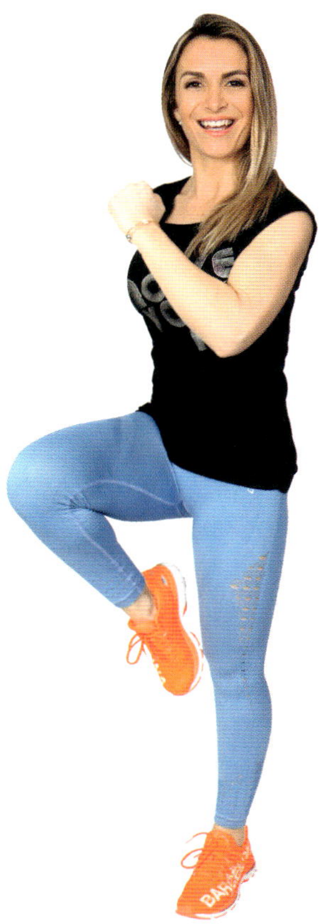

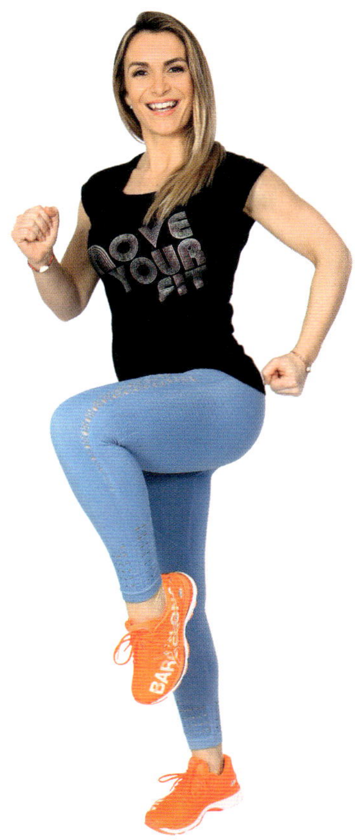

EXERCICE 6.

ABDOS SUR LE DOS BATTEMENTS DE JAMBES ALTERNÉS

Allongez-vous, la tête et le dos au sol, les genoux étant au-dessus de vos hanches. Effectuez des battements de jambes alternés : tendez la jambe droite et à la verticale sans tendre le genou ; procédez de même avec la jambe gauche ; et ainsi de suite.
Options : 1. Gardez les jambes fléchies, pieds au sol, et relevez une jambe après l'autre. 2. Soulevez le haut de votre buste (menton légèrement à la poitrine).

HICT 2

MOIS **2**

CONSEILS DU COACH :

Rentrez le ventre.
Placez vos mains sous vos fesses si vous ressentez des tensions dans le bas de votre dos.

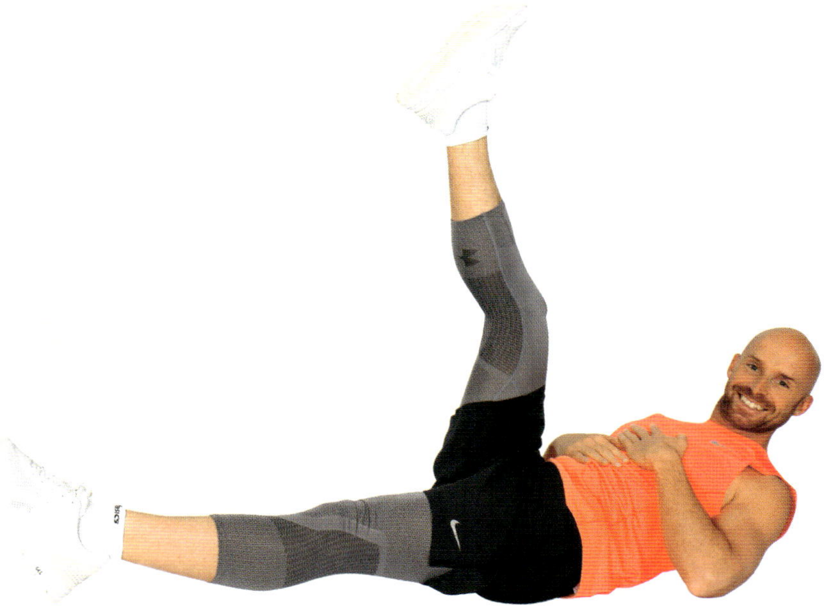

6.

ABDOS SUR LE DOS BATTEMENTS DE JAMBES ALTERNÉS

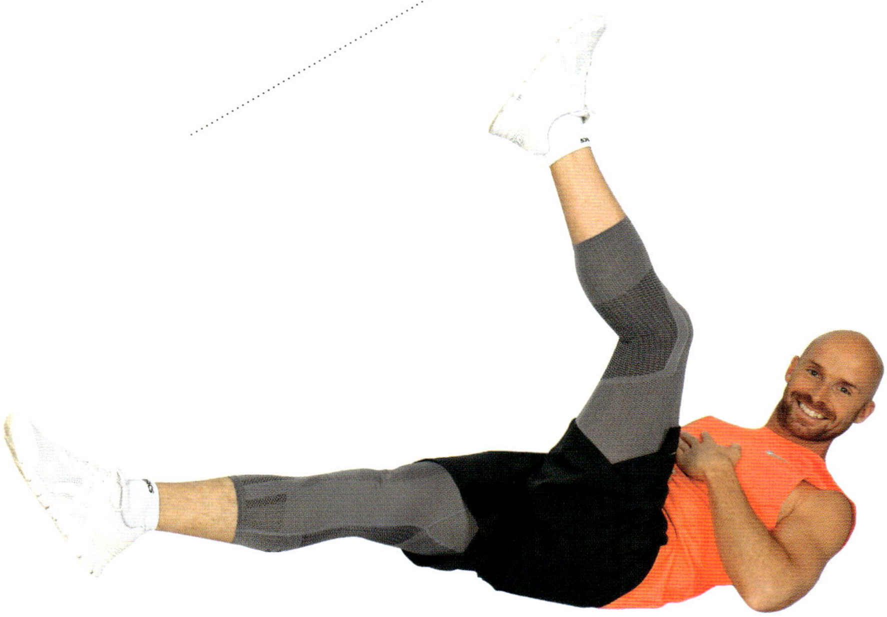

BILAN MOIS 2 DATE : ....

FACE	PROFIL	DOS

MENSURATIONS

- Votre poids : ....
- Votre taille : ....
- Votre tour de poitrine : ....
- Votre tour de taille : ....
- Votre tour de hanche : ....
- Votre tour de bras : ....
- Votre tour de cuisse : ....

"CROYEZ EN VOUS"

FAIRE LE POINT

- Tonus : ☆ ☆ ☆ ☆ ☆
- Humeur : ☆ ☆ ☆ ☆ ☆
- Digestion et transit : ☆ ☆ ☆ ☆ ☆
- Sommeil : ☆ ☆ ☆ ☆ ☆
- Confiance en soi : ☆ ☆ ☆ ☆ ☆
- Bien-être : ☆ ☆ ☆ ☆ ☆

MOIS 3

HIIT 5

SANS MATÉRIEL

6 EXERCICES

3 TOURS

INTERVALLE :
45 secondes d'activité intensive /
15 secondes de repos

TOUT NIVEAU

18 MINUTES D'ENTRAÎNEMENT

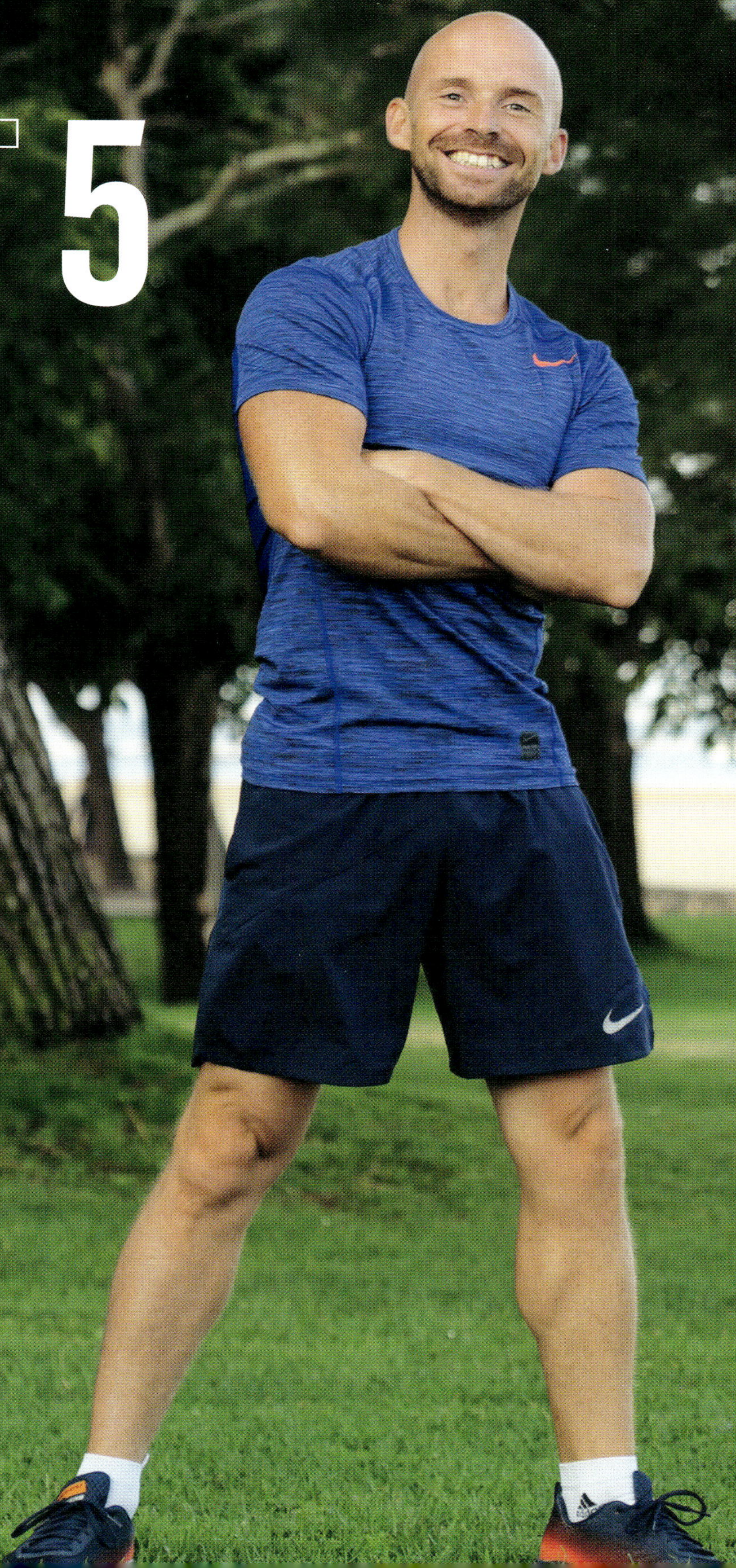

EXERCICE 1.

SQUAT + AIR JACK

Debout, les pieds espacés de la largeur des hanches, descendez en squat, les bras tendus devant vous. Remontez en effectuant un air jack (saut vertical jambes écartées, bras verticaux écartés).
Option : pas de saut. Faites un squat et un dégagé alterné jambe droite, puis gauche.

CONSEILS DU COACH :

Pour le squat, gardez le buste droit, le poids du corps étant sur les talons.
Pour l'air jack, tirez sur vos pointes de pieds. Donnez de l'amplitude à vos sauts.
Amortissez bien la réception de vos sauts (pas de jambes tendues lors de l'atterrissage).

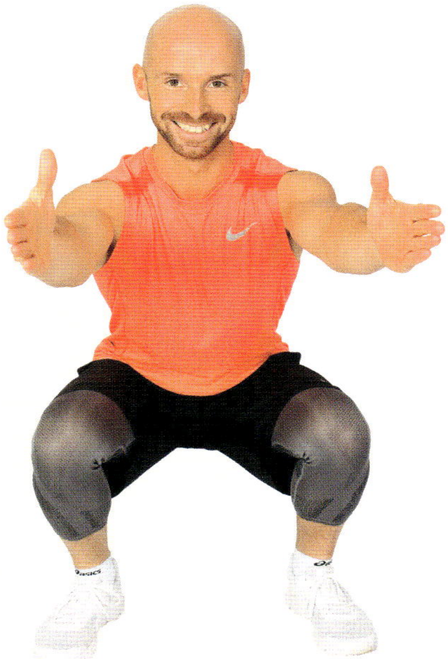

1.

SQUAT + AIR JACK

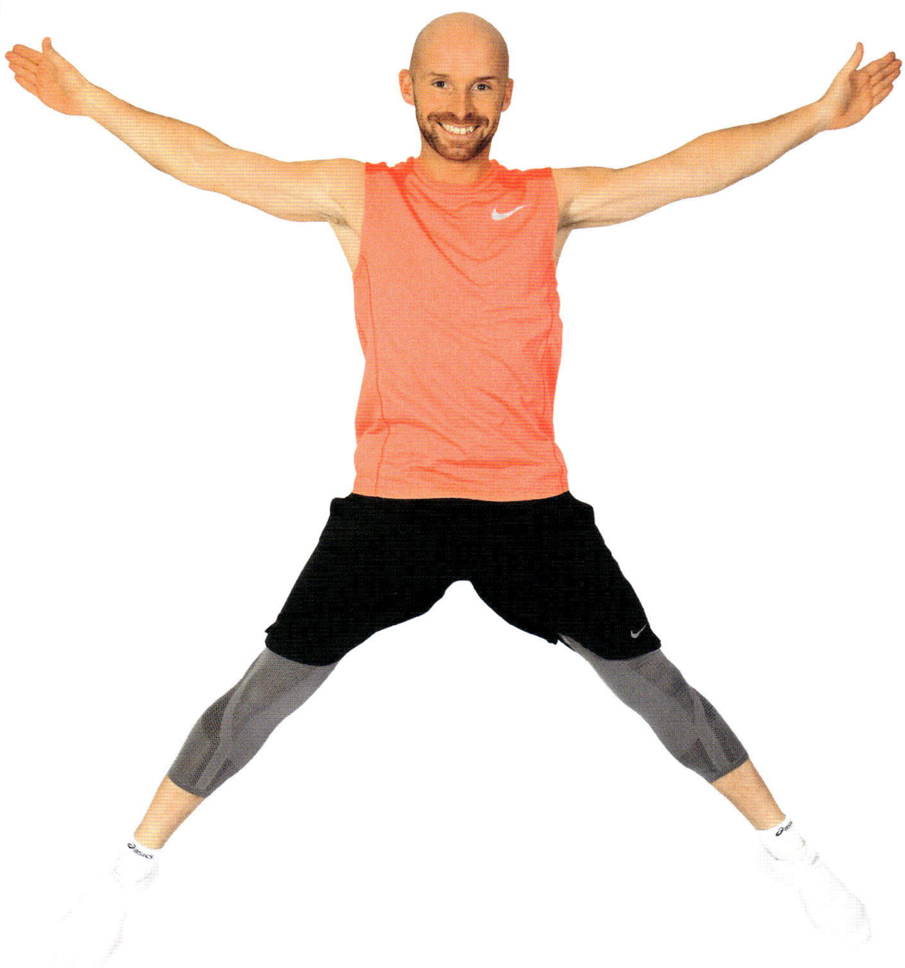

EXERCICE 2.

GAINAGE COMMANDO

Au départ, vous êtes en gainage, en planche faciale en appui sur les mains et sur les pieds, ces derniers étant espacés de la largeur du bassin (a). Descendez un avant-bras au sol (b), puis l'autre (c), puis remontez en appui sur une main (d), puis l'autre, etc.
Options : 1. À genoux (en retrait, éloignés de votre buste) en gainage. 2. À genoux (sous les hanches) à 90° (encore plus facile).

CONSEILS DU COACH :

Épaules au-dessus des poignets, abdos et fessiers serrés, transverse engagé, maintenez un maximum de stabilité. Gardez la tête dans l'axe de votre colonne vertébrale. Ne vous déhanchez pas. Votre bassin reste le plus fixe possible.

2.

GAINAGE COMMANDO

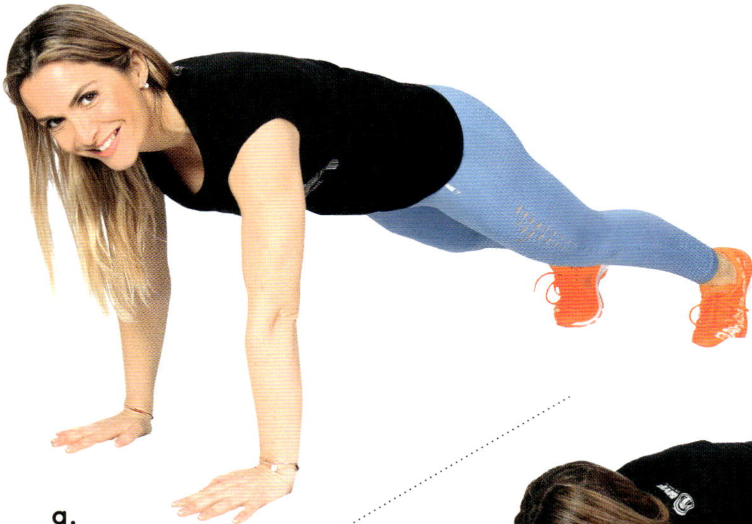

a.

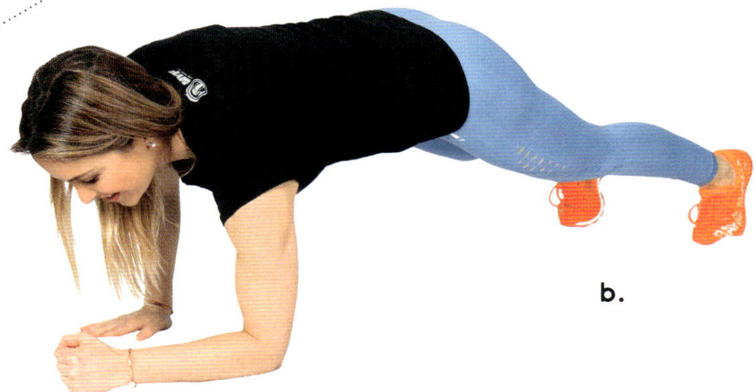

b.

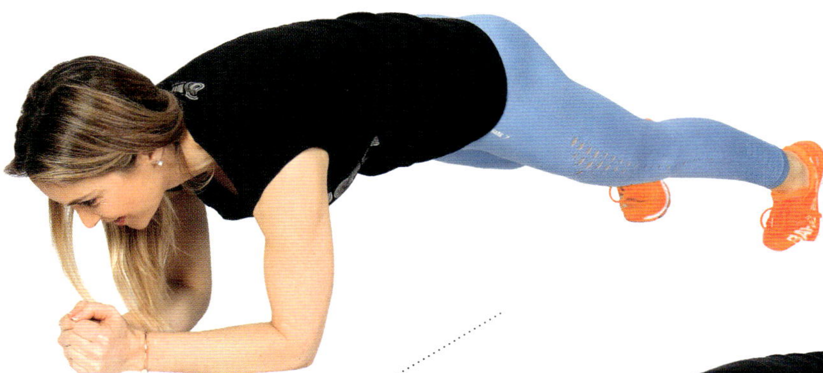

c.

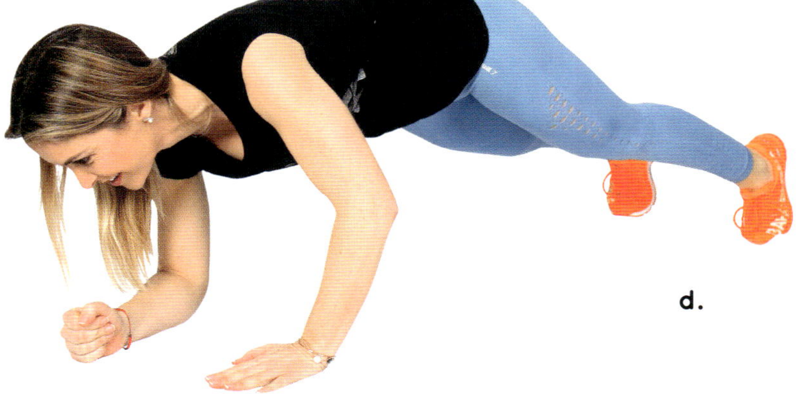

d.

EXERCICE **3.** ☐

MONTÉES DE GENOUX ALTERNÉES × 8 CISEAUX ALTERNÉS × 8

HIIT 5

MOIS **3**

POUR LES MONTÉES DE GENOUX

Debout, les pieds espacés de la largeur des hanches, amenez vos genoux alternativement à hauteur du bassin (ou plus) en adoptant une cadence très soutenue. Amenez vos genoux en direction de la poitrine, et non l'inverse (ce n'est pas le buste qui se rapproche des genoux).
Option : marchez sur place en levant vos genoux le plus haut possible tout en mettant de l'énergie à cette action.

POUR LES CISEAUX

Debout, les pieds espacés de la largeur des hanches, placez vos coudes devant vous à hauteur de votre poitrine. Alternez des ciseaux de jambes combinés avec des ciseaux de bras le plus rapidement possible en sautant. Restez bien gainé. Votre respiration est régulière.
Option : dégagez vos jambes alternativement vers l'arrière sans sauter. De même que pour l'alternative au jumping jack, vous êtes alors solide sur vos appuis, votre bassin est fixe, et les dégagés arrière sont contrôlés.

CONSEILS DU COACH :

Mettez du rythme et de l'amplitude dans vos écarts de jambes.
Votre dos reste droit et votre regard porte loin vers l'avant. Restez bien gainé. Amortissez les impacts en gardant toujours une petite flexion dans vos genoux.

3.

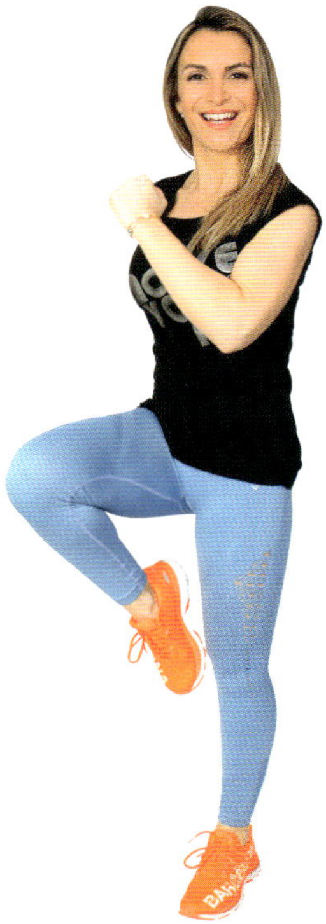

MONTÉES DE GENOUX
ALTERNÉES × 8

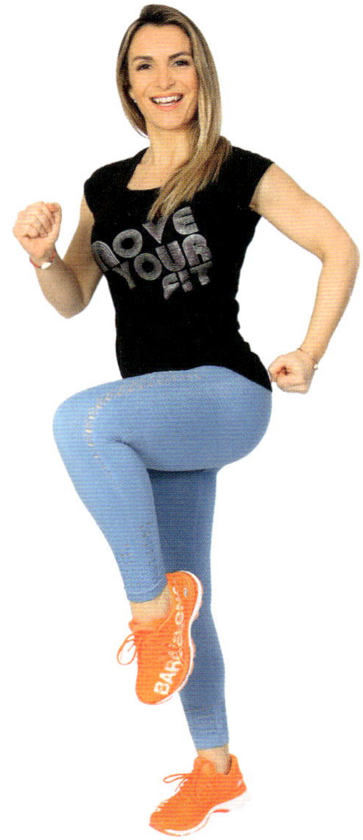

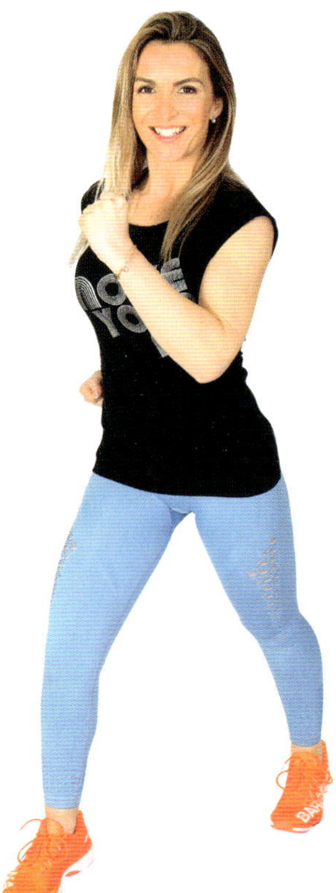

CISEAUX ALTERNÉS × 8

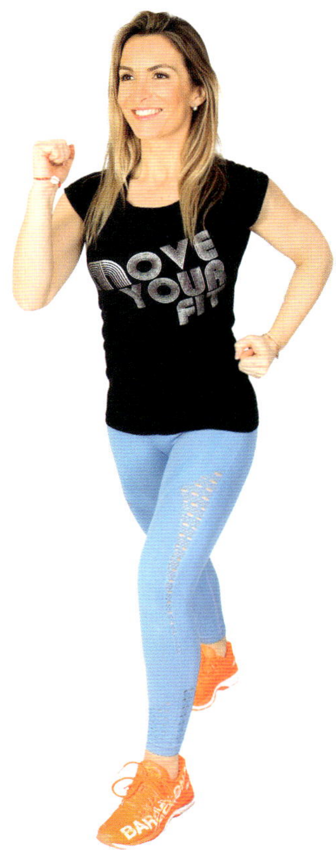

EXERCICE 4.

PLANCHE DORSALE
GENOUX FLÉCHIS, MAINS AU SOL TOUCHER PIED / MAIN OPPOSÉE

En position de départ, vous êtes assis, les mains près des fesses, les doigts en direction des pieds ; les genoux sont fléchis, et les pieds, à plat au sol. Soulevez maintenant vos fesses pour vous retrouver en planche dorsale. Levez une jambe et venez toucher votre pied avec votre main opposée, et pareil de l'autre côté, alternez, et ainsi de suite.
Option : allongé sur le dos, mains derrière la tête, genoux fléchis, pieds au sol. Relevez le buste et allez chercher votre genou avec votre coude opposé (sans tirer sur la nuque !).

CONSEILS DU COACH :

Repoussez le sol avec vos mains et vos pieds. Serrez vos muscles fessiers. Rentrez votre ventre. Dégagez vos oreilles de vos épaules. L'angle des genoux est à 90°. Restez gainé.

EXERCICE 5.

PLANCHE FACIALE GAINAGE
LES PIEDS EFFECTUENT DES JUMPING JACKS

En planche faciale, en appui sur les mains et sur les pieds, ouvrez et fermez vos pieds en sautant.
Options : 1. Dégagez vos pieds alternativement sur les côtés sans sauter. 2. En appui sur les avant-bras. 3. Genoux au sol, dégagez alternativement vos genoux.

CONSEILS DU COACH :

Épaules au-dessus des poignets, tête alignée avec la colonne vertébrale, fesses serrées, abdominaux engagés. Attention à ne pas relâcher votre bassin, restez bien gainé pour ne pas vous blesser le dos.

4.

PLANCHE DORSALE GENOUX FLÉCHIS, MAINS AU SOL TOUCHER PIED / MAIN OPPOSÉE

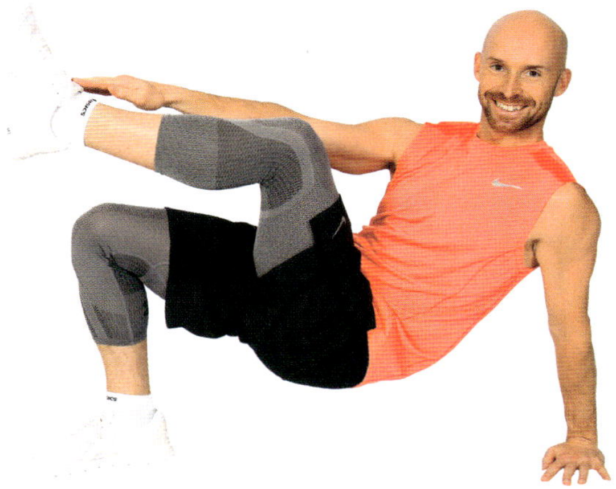

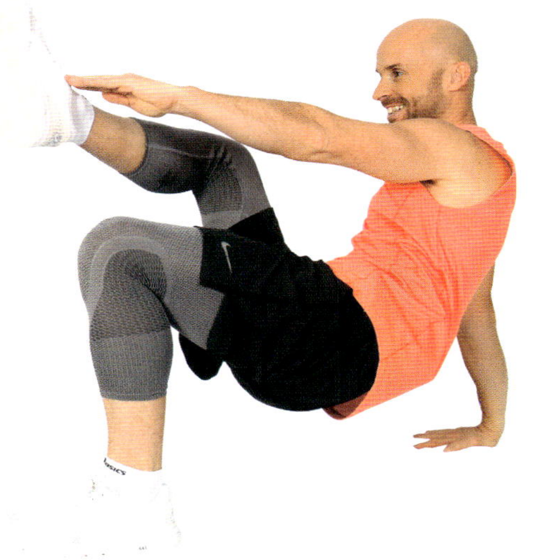

5.

PLANCHE FACIALE GAINAGE LES PIEDS EFFECTUENT DES JUMPING JACKS

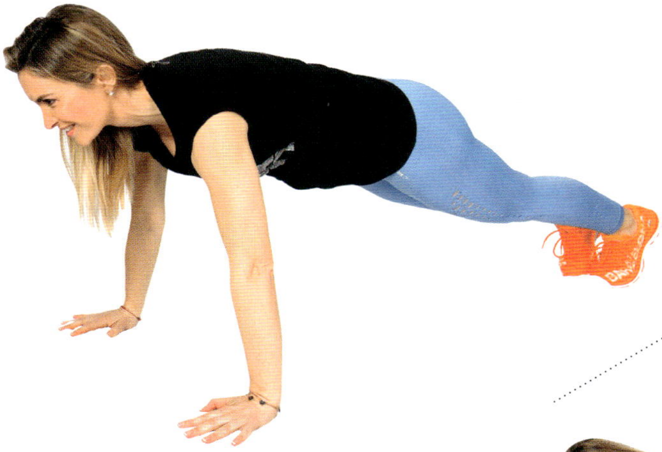

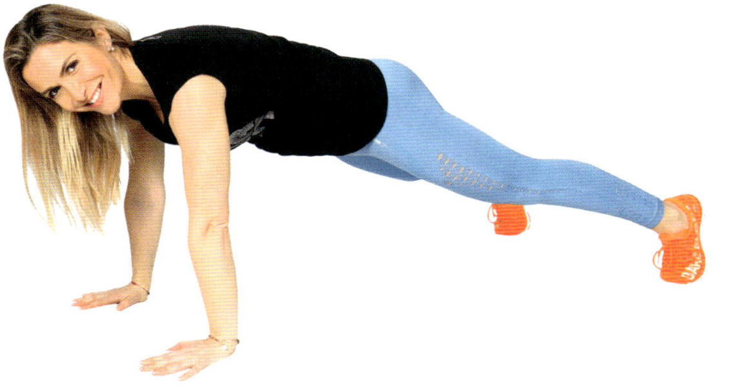

EXERCICE 6.

4 TIPPING + 2 BURPEES

POUR LE TIPPING

Debout, les jambes espacées un peu plus larges que les hanches, les bras tendus devant vous, mains jointes, piétinez sur place en exécutant de tout petits mouvements toniques le plus rapidement possible sur 4 secondes.

POUR LES BURPEES

Effectuez l'enchaînement suivant 2 fois :
- descendez en squat mains au sol (a),
- sautez en planche faciale (b),
- faites une pompe (c),
- revenez en position accroupie (d),
- effectuez un saut vertical (e).

Options : pour le tipping, effectuez des montées de genoux alternées sans sauter (plus facile).
Pour les burpees : 1. Déplacez vos pieds l'un après l'autre en planche. 2. Pompe sur les genoux. 3. Revenez en squat un pied après l'autre. 4. Sans saut vertical à la fin.

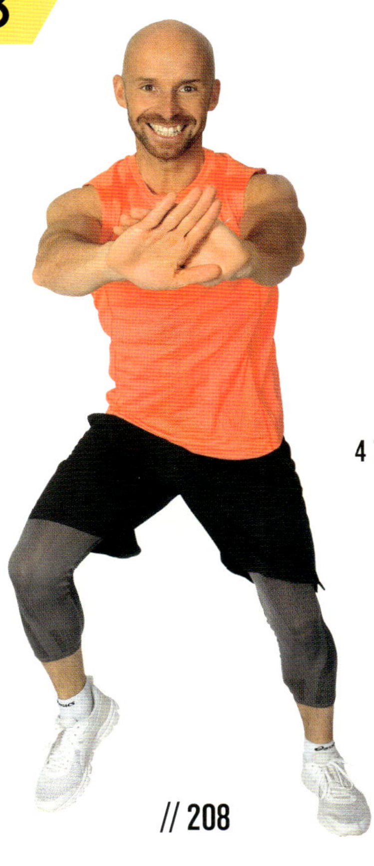

6.

4 TEMPS DE TIPPING

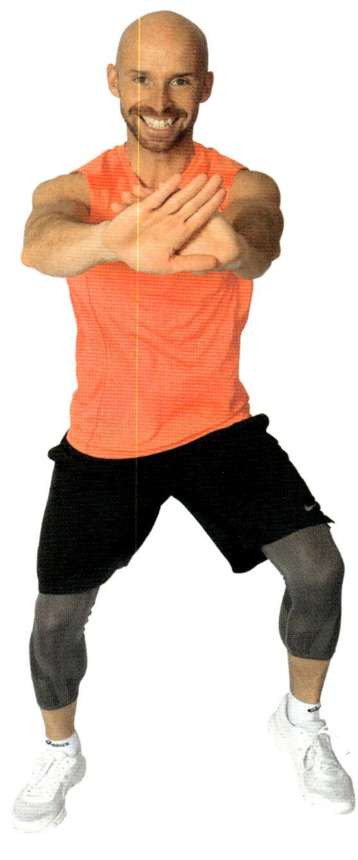

2 BURPEES

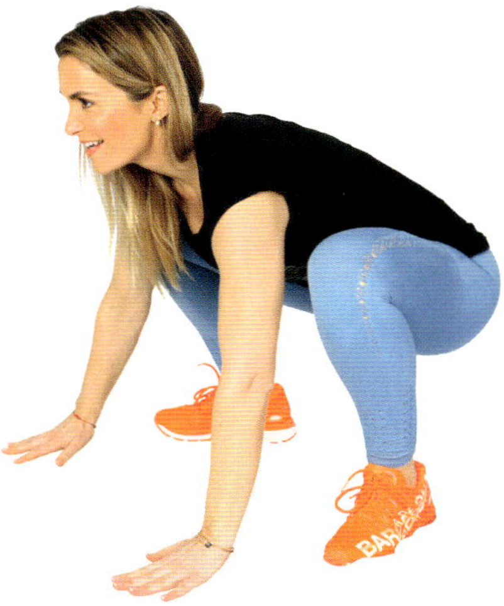

a.

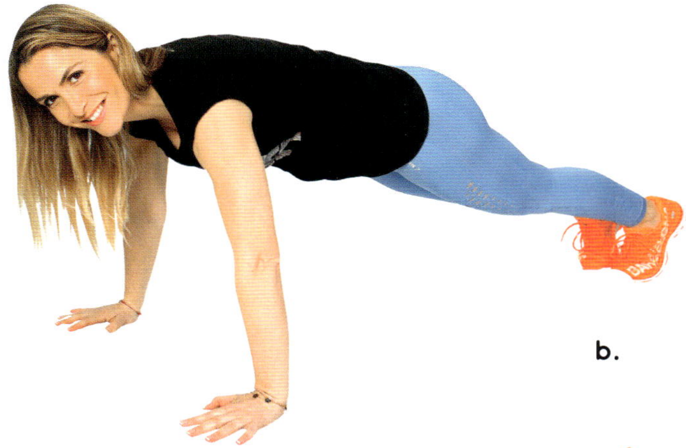

b.

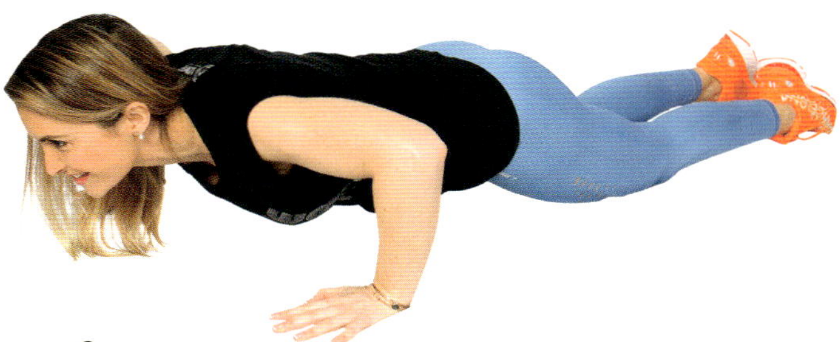

c.

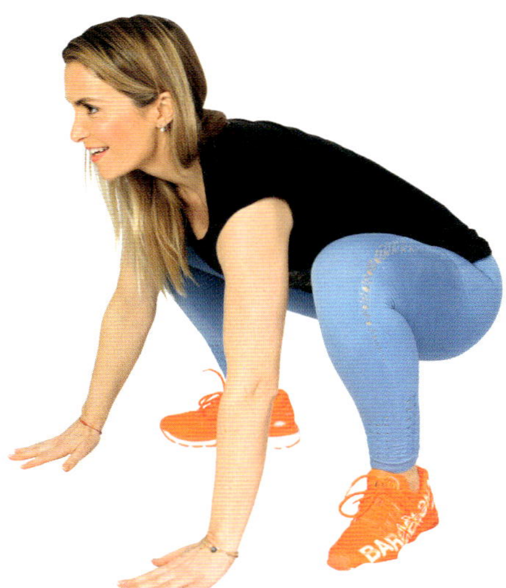

d.

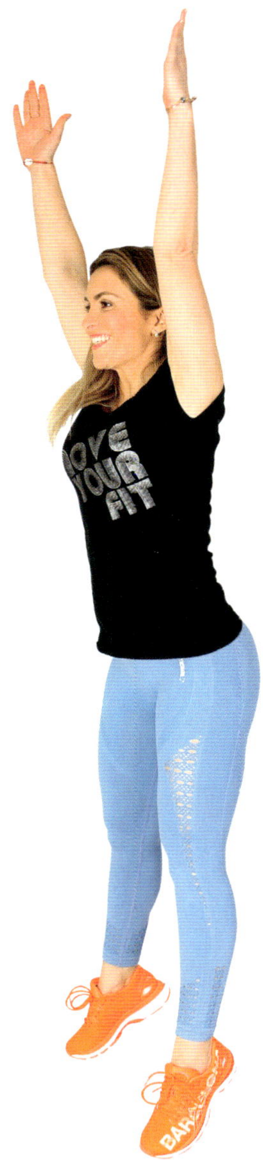

e.

N'ÉCOUTEZ PLUS LES AUTRES !

TROUVEZ VOTRE MOTIVATION

Vous êtes dans une démarche active pour sortir de votre zone de confort, et cela peut provoquer l'incompréhension de vos proches qui seront, malgré eux, maladroits avec vous. Ne leur en voulez pas, suivez votre chemin. Le fait que vous ne changiez pas les rassure quant à leur façon de vivre.
Votre désir de changement leur fait craindre un échec pour vous, mais votre réussite les renvoie aussi à leur propre échec. La transformation est votre démarche, pas la leur. Si vous faites face à des critiques, faites valoir votre droit d'exister et d'être respecté.
Votre motivation vient de votre « pourquoi » à vous, qui est très personnel, et profond.
Échangez sur le sujet avec des personnes qui veulent se transformer, elles aussi, pour vous sentir compris. Pour vous motiver, comptez sur la Team T12S.

“SÉANCE CHECK”

LE GROUPE PRIVÉ T12S POUR VOUS AIDER

Le groupe privé T12S est une communauté bienveillante de personnes qui sont dans la même démarche que vous, avec qui vous pourrez partager vos expériences, vous entraider au quotidien et, surtout, ne pas vous juger !
Vous vous y sentirez bienvenu, compris, respecté.
Chacun a un parcours, une histoire différente avec l'alimentation ou le sport. Chacun avance à son rythme, et les encouragements leur donnent de la force.
Le groupe est géré par des coachs.
Ensemble, on va plus loin. La communauté T12S est une bouffée de bienveillance pour vous aider à ne rien lâcher.

MOIS 3

HIIT 6

AVEC MATÉRIEL

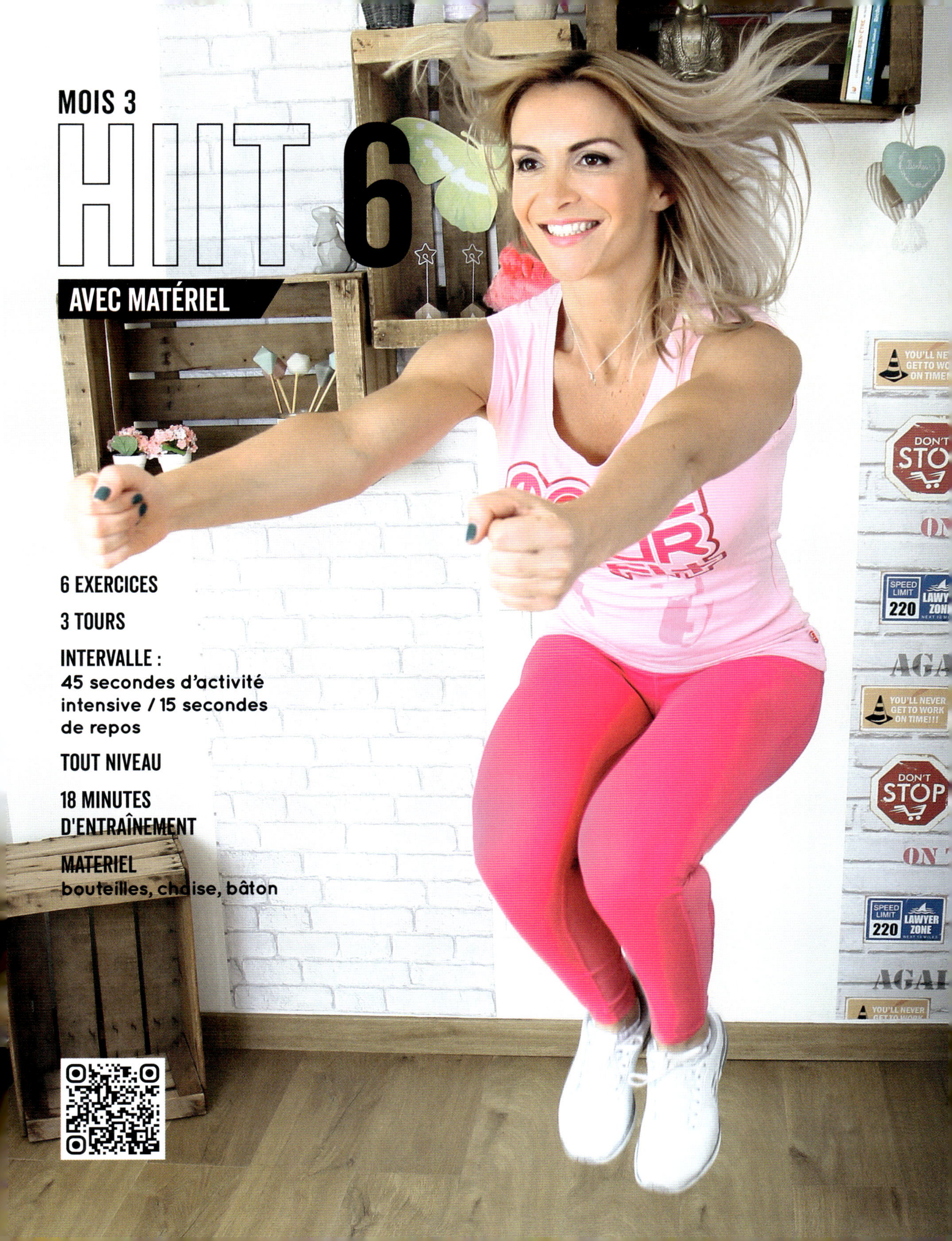

6 EXERCICES

3 TOURS

INTERVALLE :
45 secondes d'activité intensive / 15 secondes de repos

TOUT NIVEAU

18 MINUTES D'ENTRAÎNEMENT

MATERIEL
bouteilles, chaise, bâton

EXERCICE 1.

MONTÉES DE GENOUX SUR CHAISE

20 S JAMBE DROITE, 20 S JAMBE GAUCHE

Debout au sol face à votre chaise, mettez un pied dessus. Puis poussez et montez en élevant le genou de l'autre jambe vers le haut. Répétez ce mouvement le plus de fois possible en 20 secondes sur une même jambe. Puis faites de même sur l'autre.

Options : 1. Réduisez le rythme. 2. Réduisez l'amplitude. 3. Au sol.

CONSEILS DU COACH :

Montez bien le genoux au niveau de la hanche sur les élévations, comme si vous faisiez ce mouvement au sol. Développez bien votre fessier. Gardez le talon bien à plat sur la chaise. Pensez à bien caler votre chaise.

EXERCICE 2.

POMPES PIEDS SUR CHAISE

Vous êtes positionné en planche faciale gainage, pieds sur la chaise, les mains au sol espacées plus largement que vos épaules. Amenez votre poitrine vers le sol en fléchissant vos coudes et repoussez sur vos mains pour remonter.

Options : 1. À genoux sur la chaise. 2. Au sol.

CONSEILS DU COACH :

Vos coudes restent toujours alignés au-dessus de vos poignets. Éloignez vos oreilles de vos épaules.
Ne verrouillez pas vos articulations sur les remontées.

1.

MONTÉES DE GENOUX SUR CHAISE
20 SECONDES JAMBE DROITE,
20 SECONDES JAMBE GAUCHE

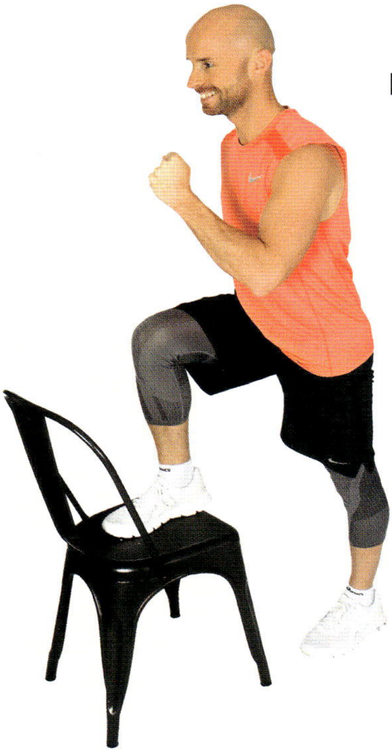

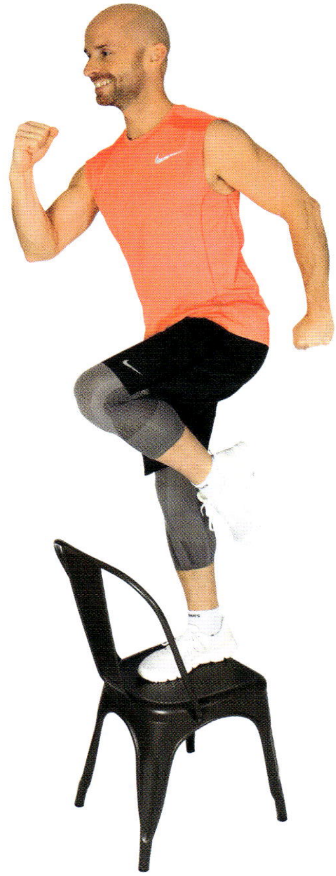

2.

POMPES
PIEDS SUR CHAISE

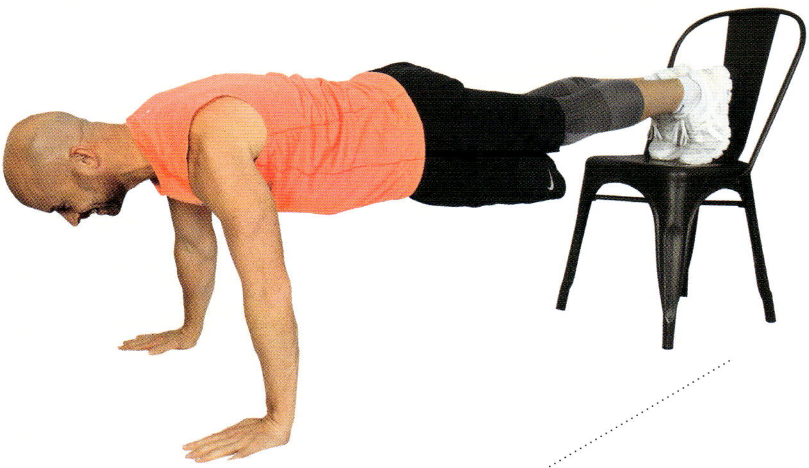

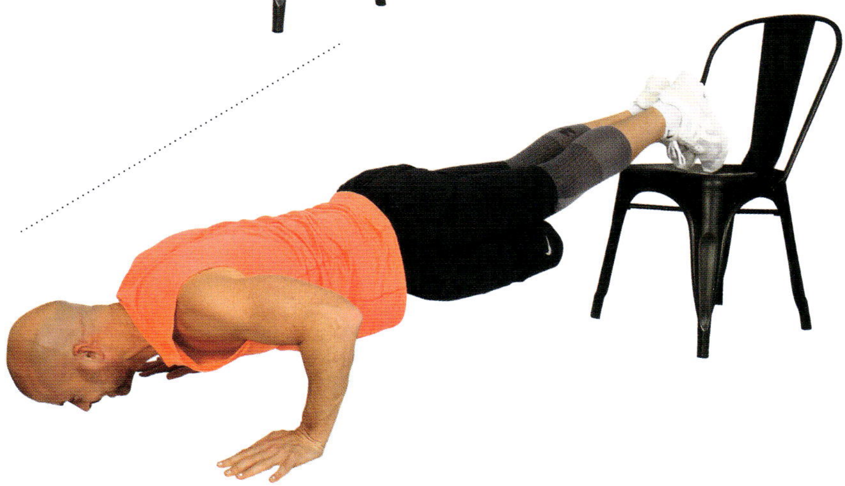

EXERCICE 3. ☐

JUMPING JACK
DÉVELOPPÉ ÉPAULES AVEC BOUTEILLES

Debout, pieds joints, vous tenez une bouteille d'eau dans chaque main. En sautant, écartez vos pieds en amenant vos bras au-dessus de la tête, puis refermez vos pieds en ramenant vos mains à la hauteur des épaules.
Option : sans sauter, dégagez alternativement vos jambes de chaque côté.

CONSEILS DU COACH :

Regard loin devant, buste droit, vous êtes fier comme un « i ». Fléchissez bien vos genoux à l'écart. Dirigez les coudes vers le bas à la descente.
Ancrez vos talons dans le sol. Gardez les genoux légèrement fléchis lors de vos réceptions jambes serrées.

EXERCICE 4. ☐

2 SUPERMAN
AVEC BOUTEILLES
+ 2 POMPES SANS BOUTEILLE

Au départ, vous êtes allongé sur le ventre, les bras tendus devant dans le prolongement du dos, avec une bouteille dans chaque main.
Pour le superman, soulevez simultanément votre buste et vos jambes en amenant vos bras le long du corps, puis devant vous dans le prolongement du dos, et ce, sans toucher le sol. Effectuez 2 fois ce mouvement de bras.
Pour les pompes triceps, lâchez les bouteilles, placez-vous en planche faciale gainage, descendez en pompes triceps, puis relevez-vous. Répétez 2 fois.
Options : 1. Lors du superman, gardez les pieds au sol si vous sentez un pincement au niveau du dos. 2. Effectuez les pompes triceps à genoux.

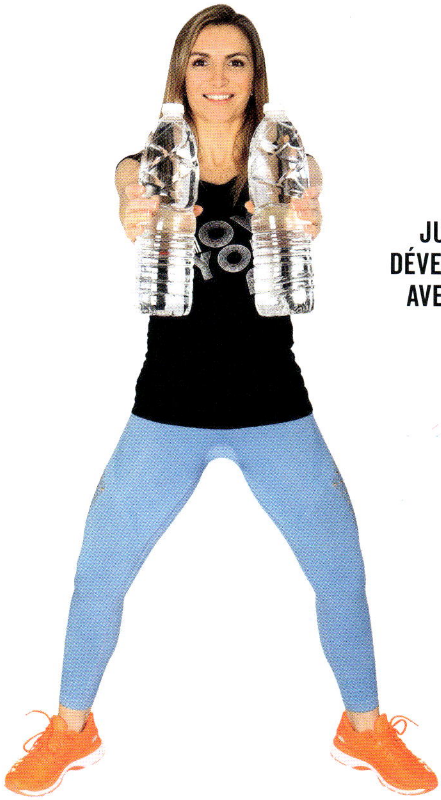

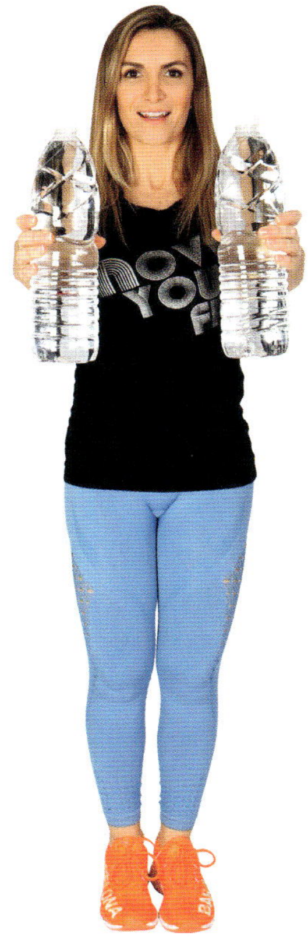

3.

**JUMPING JACK
DÉVELOPPÉ ÉPAULES
AVEC BOUTEILLES**

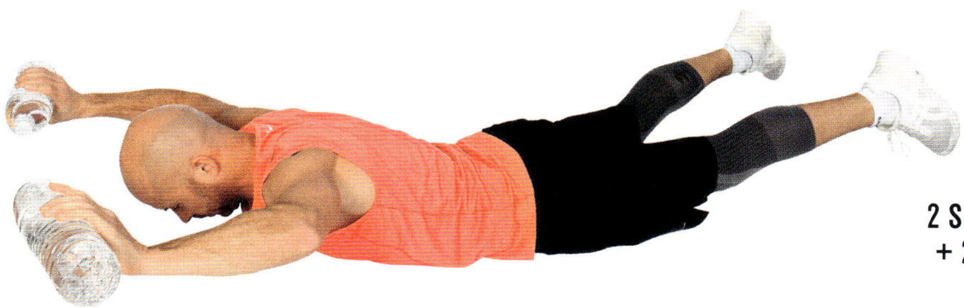

4.

**2 SUPERMAN AVEC BOUTEILLES
+ 2 POMPES SANS BOUTEILLE**

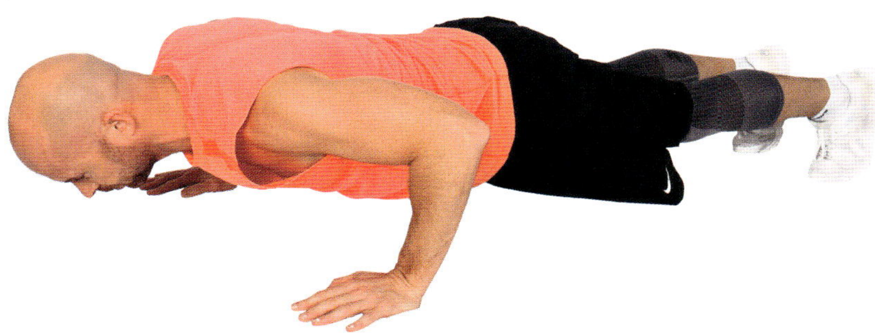

EXERCICE 5.

ABDOS ASSIS
AVEC BÂTON PAR-DESSUS GENOUX ET PIEDS LEVÉS

Assis au sol, les jambes fléchies, pieds au sol, vous avez un bâton dans les mains. Maintenant, soulevez vos pieds du sol, bras tendus devant vous, et amenez alternativement le bâton de chaque côté de votre buste, en effectuant une rotation au niveau de votre taille.
Option : pieds au sol.

CONSEILS DU COACH :

Imaginez que vous ramez.
Engagez vos abdominaux pour protéger votre dos.

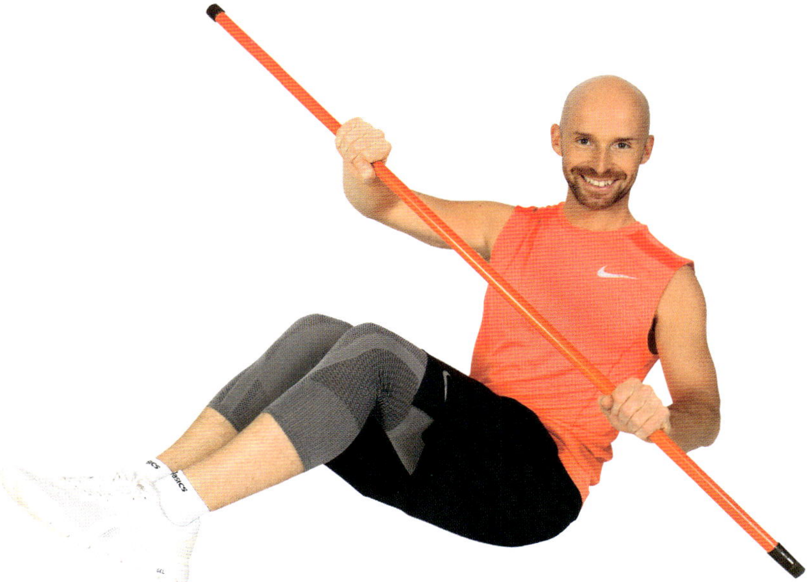

5.

ABDOS ASSIS
AVEC BÂTON PAR-DESSUS
GENOUX ET PIEDS LEVÉS

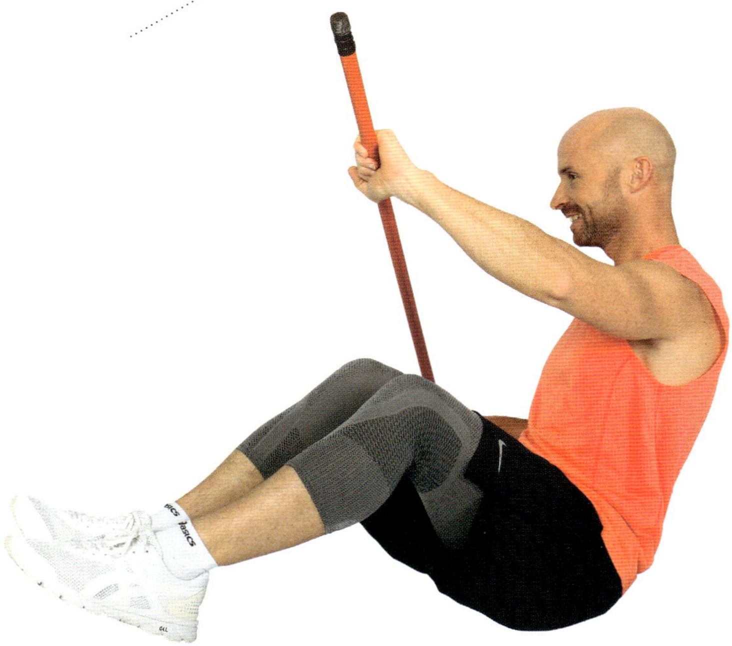

EXERCICE 6.

BURPEES
PAR-DESSUS LE BÂTON DROITE / GAUCHE

Vous êtes debout, un bâton posé au sol. Effectuez l'enchaînement suivant :
- descendez en squat mains au sol (a),
- sautez en planche faciale (b),
- faites une pompe (c),
- revenez en position accroupie (d),
- effectuez un saut vertical par-dessus votre bâton (e).

Reprenez cet enchaînement sans vous arrêter.

Options : 1. Pour vous mettre en planche, déplacez vos pieds l'un après l'autre au lieu de sauter. 2. Pompe sur les genoux au lieu des pieds. 3. Revenez en squat un pied après l'autre au lieu de sauter. 4. Sans saut vertical à la fin.

CONSEILS DU COACH :

Respectez les consignes du squat, de la planche faciale et de la pompe. Gardez les épaules au-dessus des poignets lors de la planche, abdominaux engagés. Restez vigilant quant à votre gainage pour ne pas vous blesser le dos.

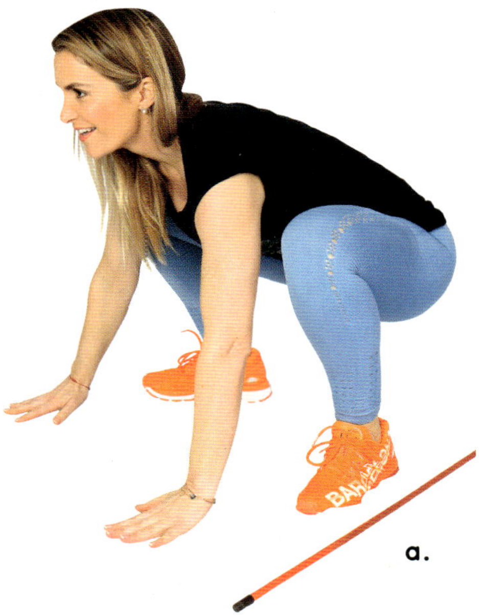

a.

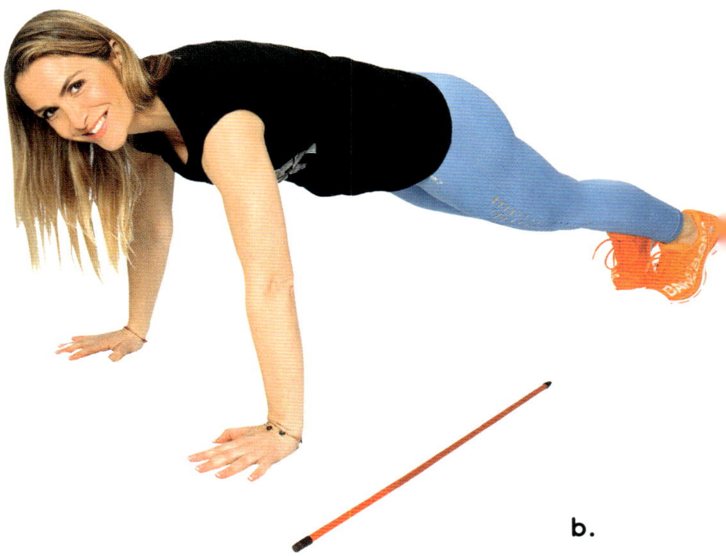

b.

6.

BURPEES PAR-DESSUS LE BÂTON DROITE / GAUCHE

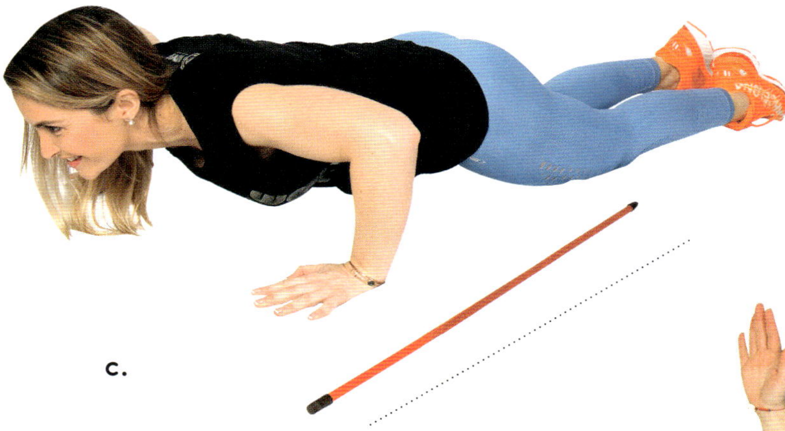

c.

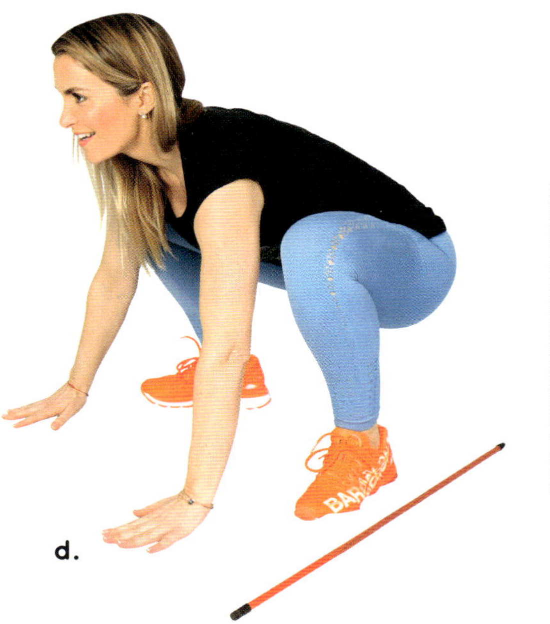

d.

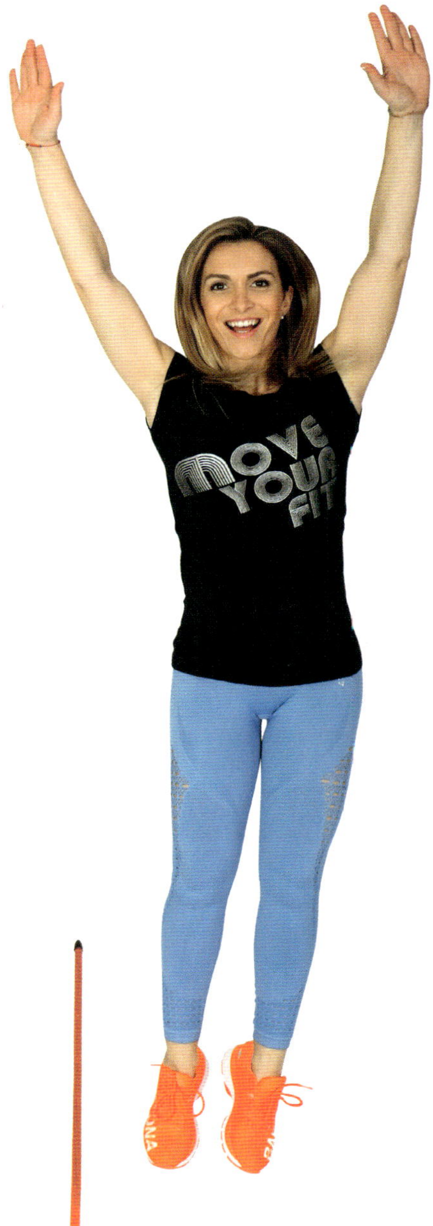

e.

SOYEZ INDULGENT AVEC VOUS-MÊME

Cessez de vous dire que vous menez un « combat », qu'il va falloir vous « battre » ou que vous devez être un *warrior*...
Vous donnez à votre corps ce dont il a toujours eu besoin : de bons aliments et de l'activité sportive.
Cela n'a rien d'une guerre. Au contraire, on fait la paix et on se réconcilie avec son corps. On le délivre de la sédentarité et de la malbouffe !

C'est un nouveau bonheur qui s'annonce à vous. Puisque chaque nouvelle habitude est adoptée dans l'acceptation et dans l'amour, alors elle sera ancrée et définitive. On est très loin de la privation, de la frustration, des aliments interdits ou du sport punition. Il n'y a plus de « combat contre soi-même ».

Et d'ailleurs, vous constaterez dès le début un changement positif en vous.

“ALLEZ AU BOUT DE VOTRE SÉANCE !”

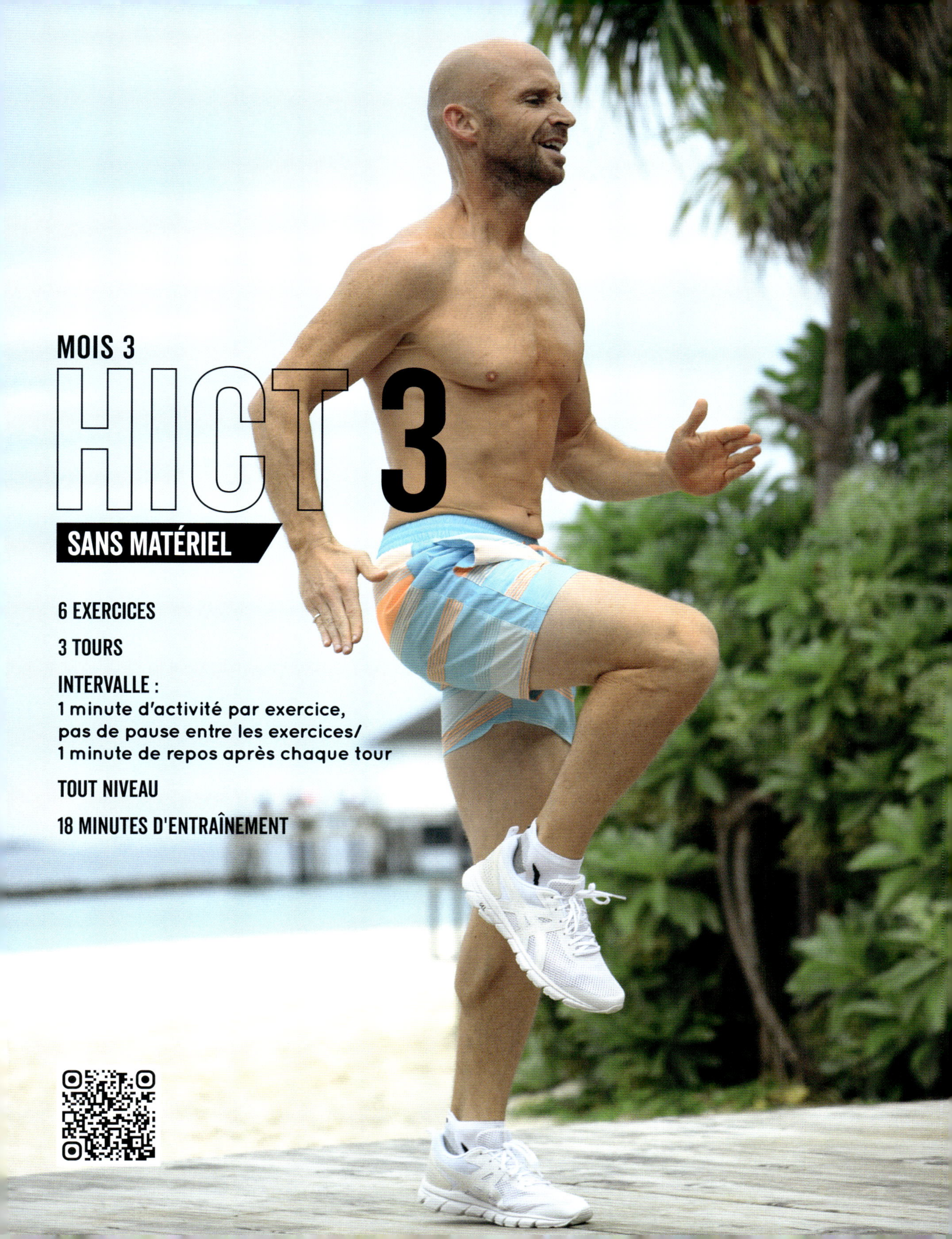

MOIS 3

HICT 3

SANS MATÉRIEL

6 EXERCICES

3 TOURS

INTERVALLE :
1 minute d'activité par exercice,
pas de pause entre les exercices/
1 minute de repos après chaque tour

TOUT NIVEAU

18 MINUTES D'ENTRAÎNEMENT

EXERCICE 1.

BURPEES

Debout, faites l'enchaînement suivant sans vous arrêter :
- descendez en squat mains au sol (a),
- sautez en planche faciale (b),
- faites une pompe (c),
- revenez en position accroupie (d),
- effectuez un saut vertical (e).

Reprenez cet enchaînement sans vous arrêter.
Options : 1. Déplacez vos pieds l'un après l'autre en planche au lieu de sauter. 2. Pompe sur les genoux au lieu des pieds. 3. Revenez en squat un pied après l'autre au lieu de sauter. 4. Sans saut vertical à la fin.

CONSEILS DU COACH :

Les épaules sont au-dessus des poignets lors de la planche ; les abdominaux, engagés. Restez bien gainé. Pour cet exercice, mieux vaut privilégier la qualité à la quantité en restant vigilant sur votre gainage.
Prenez le temps de bien faire chaque mouvement sans vous blesser avant d'augmenter la cadence.

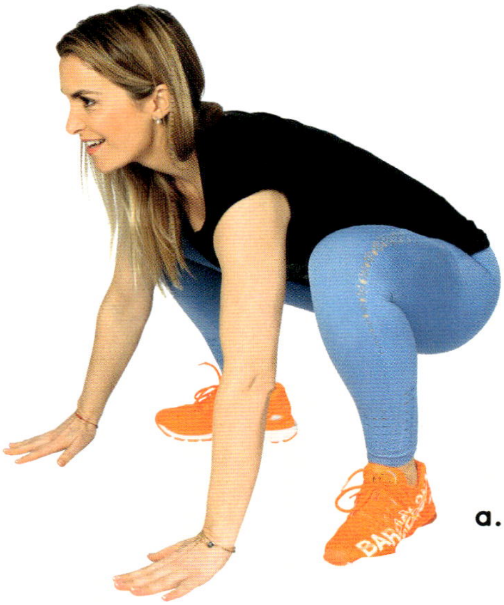

a.

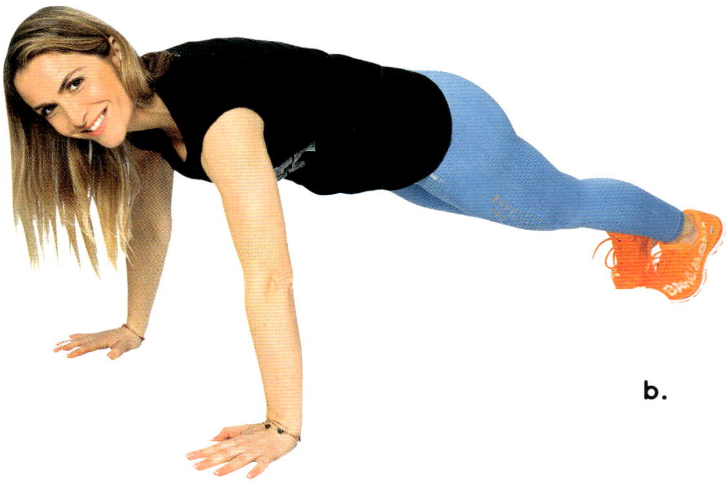

b.

1.

BURPEES

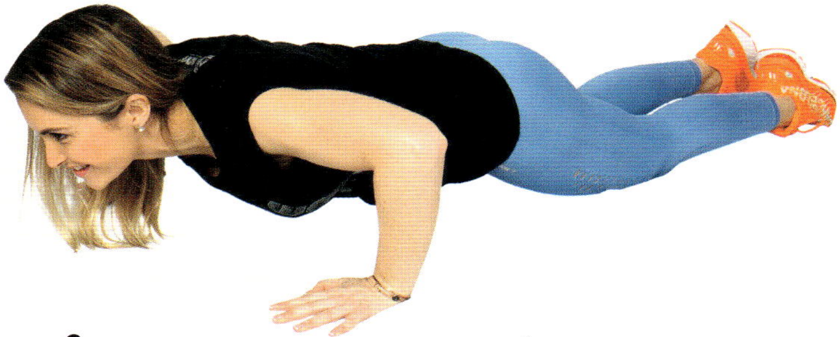

c.

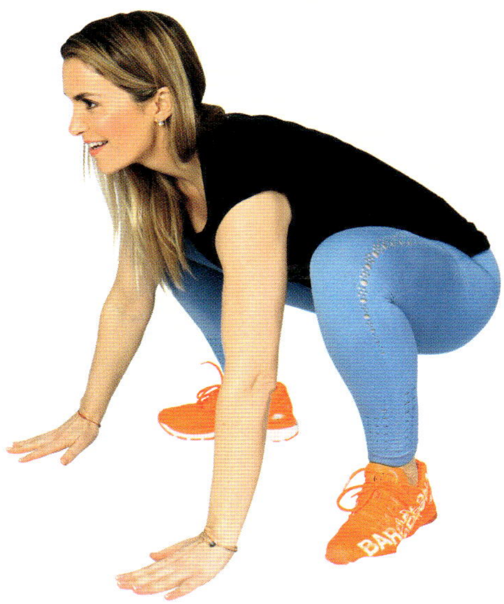

d.

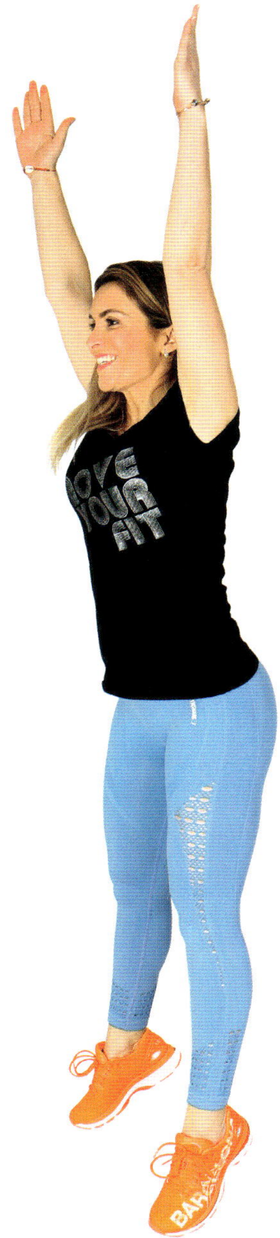

e.

EXERCICE 2. ☐

FENTES CROISÉES

Debout, les pieds espacés de la largeur des hanches, déplacez un de vos pieds vers l'arrière en le croisant avec votre jambe de devant. Effectuez une fente et revenez en position initiale. Même chose de l'autre côté.
Options : 1. Réduisez l'amplitude. 2. Sans croiser.

CONSEILS DU COACH :

Le pied arrière se retrouve plus loin sur l'extérieur que votre pied avant.
Gardez toujours votre genou avant dans l'axe de votre cheville, pour protéger votre articulation.

EXERCICE 3. ☐

KICKS ALTERNÉS

Vous vous tenez debout, les pieds espacés de la largeur des hanches, le buste droit, les épaules basses, le regard loin devant. Levez une jambe tendue en maintenant votre buste droit et vos abdominaux engagés, puis ramenez-la au sol. Alternez ainsi jambe droite, jambe gauche, droite, gauche, en mettant du rythme et en sautillant.
Options : 1. Réduisez le rythme. 2. Réduisez l'amplitude. 3. Sans sursauter.

CONSEILS DU COACH :

Ne relâchez pas vos abdominaux. Tenez-vous bien droit. Ce sont vos jambes qui se lèvent vers le haut, et non votre buste qui s'incline vers l'avant.
Engagez bien votre sangle abdominale et votre périnée.

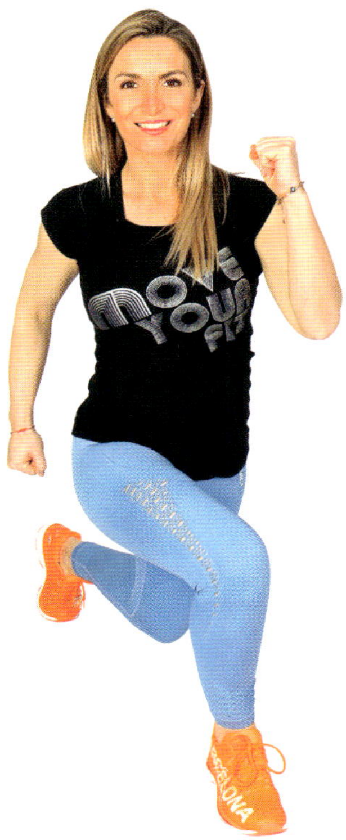

2.

FENTES CROISÉES

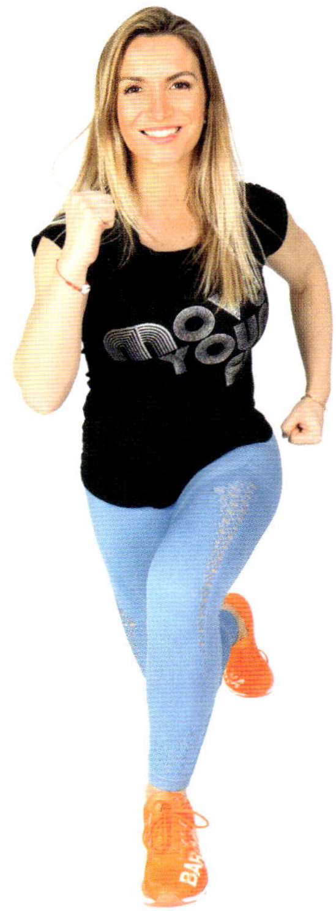

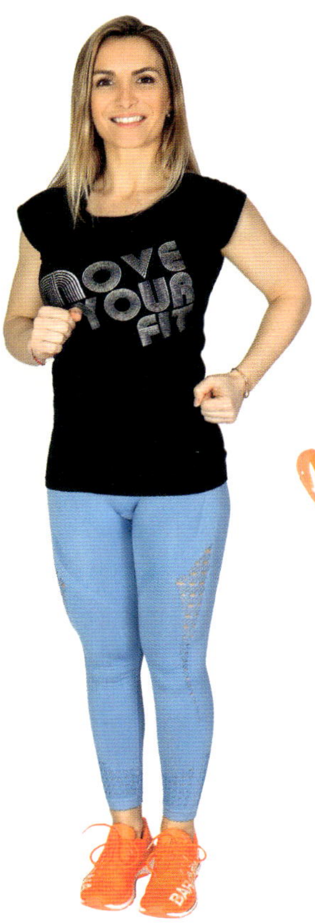

3.

KICKS ALTERNÉS

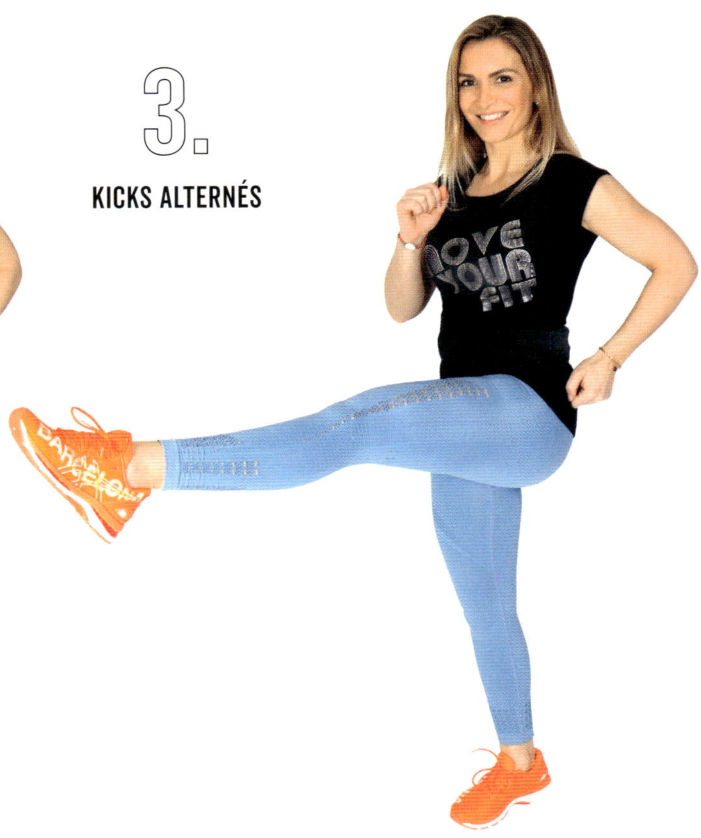

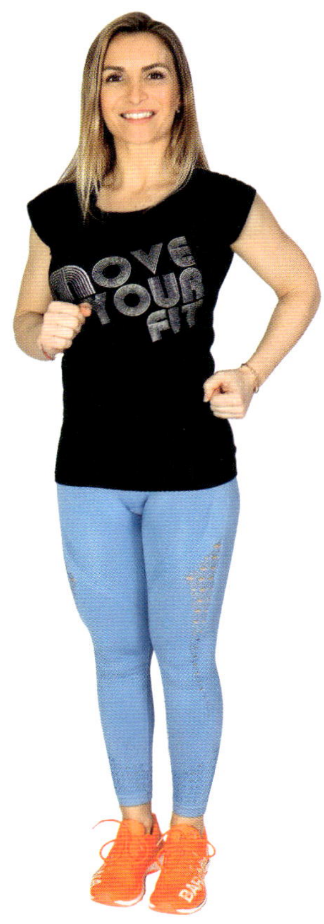

EXERCICE **4.**

PLANCHE FACIALE

LEVER UNE JAMBE, PUIS L'AUTRE
DESCENDRE EN POMPE
SUPERMAN AU SOL, REMONTER EN POMPE

HICT 3

MOIS **3**

Une fois que vous êtes en planche faciale, en appui sur les mains et les pieds (a), réalisez l'enchaînement suivant :
- levez la jambe gauche tendue (b) et reposez-la. Levez la jambe droite tendue (c) et reposez-la,
- descendez au sol en faisant une pompe et allongez-vous sur le ventre,
- soulevez votre buste et vos jambes tendues en position du superman (d),
- placez vos mains près du buste à la hauteur de la poitrine et repoussez le sol en pompe (e), pour vous retrouver en planche faciale initiale (a).

Option : à genoux.

CONSEILS DU COACH :

Lors de la planche, gardez les épaules au-dessus des poignets, le transverse engagé, les fesses serrées, la tête dans l'axe de la colonne vertébrale.
Lors de la descente en pompe, maintenez les coudes au-dessus de vos poignets.
Lors du superman, serrez vos muscles fessiers, repoussez le sol avec vos hanches et rentrez le ventre.
Lors de la remontée en pompe, les coudes sont bien au-dessus des poignets.
En superman, ne repoussez pas le sol avec votre ventre.
Lors de la pompe, restez gainé.

4.

PLANCHE FACIALE
LEVER UNE JAMBE, PUIS L'AUTRE
DESCENDRE EN POMPE
SUPERMAN AU SOL
REMONTER EN POMPE

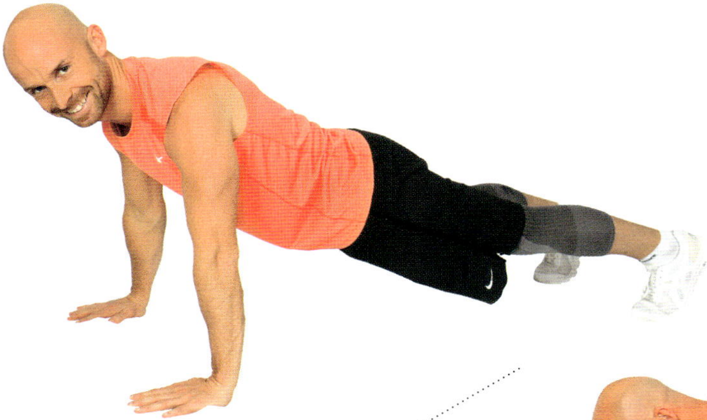

a.

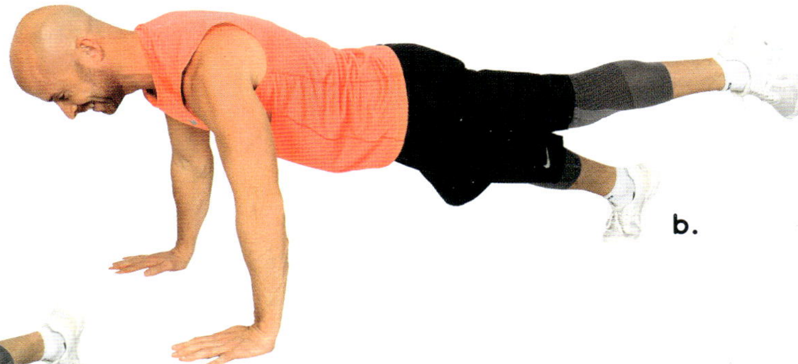

b.

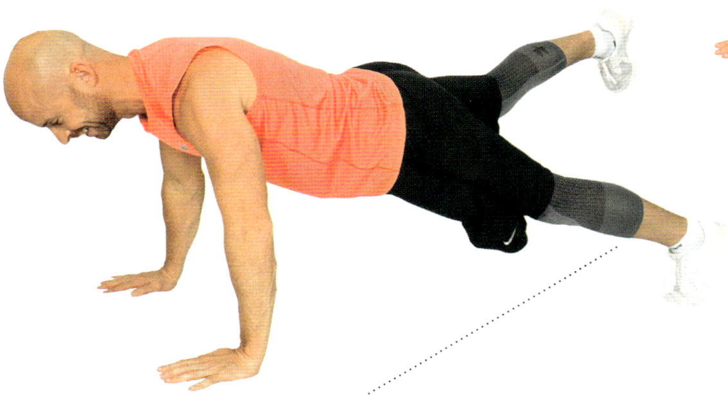

c.

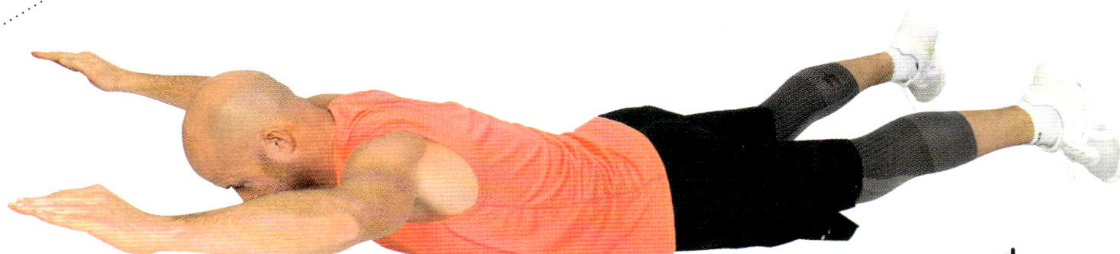

d.

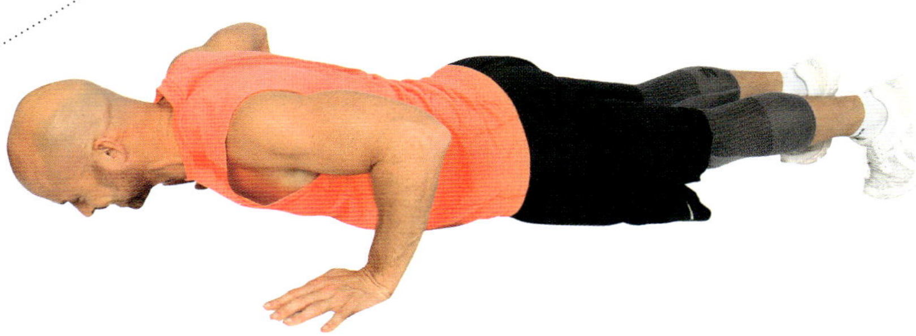

e.

EXERCICE 5. ☐

DÉPLACEMENT LATÉRAL SUR 3 APPUIS

TERMINÉ EN LEVÉS DE GENOUX A/R

Debout, pieds joints, effectuez un déplacement latéral avec impacts vers la droite sur 3 petits pas : ouvrez (a), fermez (b), ouvrez (c), levez le genou (d).
Procédez de même sur la gauche. Faites des allers-retours.
Option : sans sauter.

CONSEILS DU COACH :

Allez le plus vite possible, mettez du rythme, levez haut votre genou pour clôturer chaque mouvement, cherchez l'amplitude.

5.

DÉPLACEMENT LATÉRAL SUR 3 APPUIS TERMINÉ EN LEVÉS DE GENOUX A/R

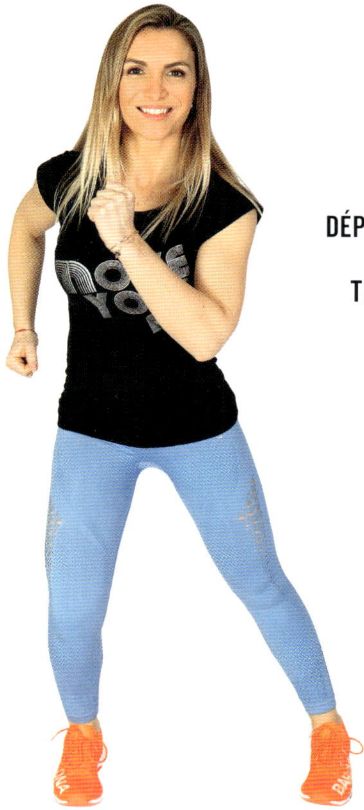

a.

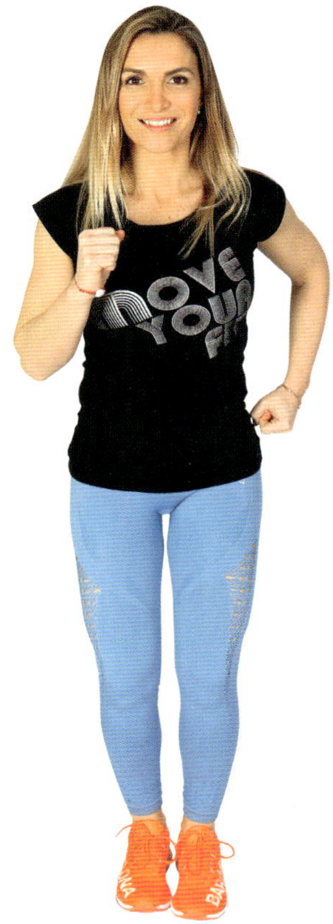

b.

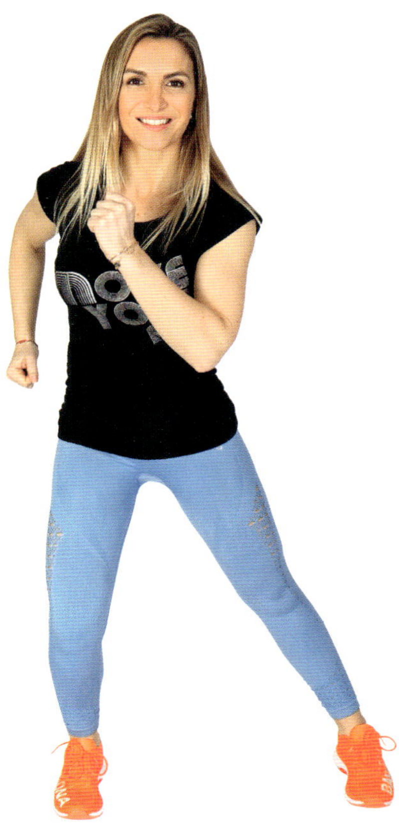

c.

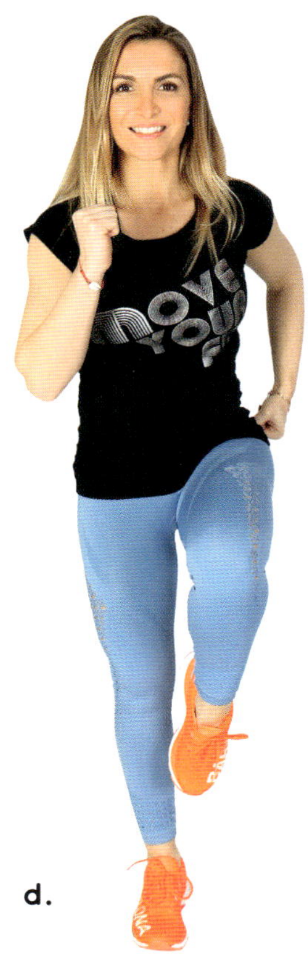

d.

EXERCICE 6.

GAINAGE TWIST LATÉRAUX

Vous démarrez en planche faciale, en appui sur les pieds et les avant-bras. Effectuez un twist alternativement à droite et à gauche avec votre bassin.
Option : à genoux en gainage.

CONSEILS DU COACH :

Serrez vos abdominaux et vos muscles fessiers. Gardez vos épaules au-dessus de vos poignets.
Restez bien gainé. Attention à ne pas cambrer au niveau du dos.

6.

GAINAGE TWIST LATÉRAUX

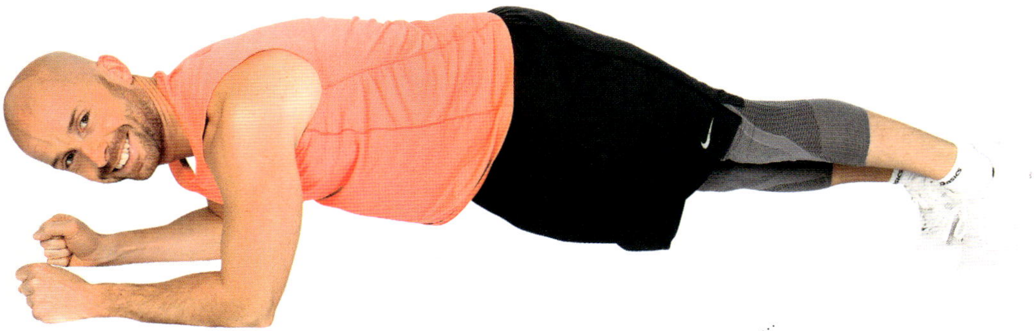

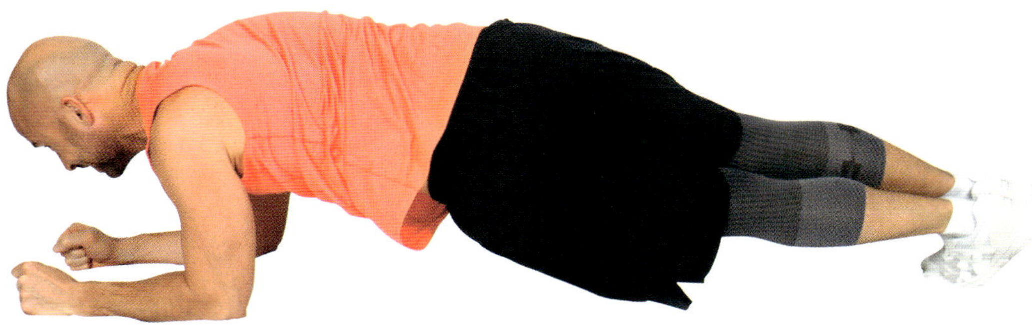

BILAN MOIS 3 DATE : ....

FACE

PROFIL

DOS

MENSURATIONS

- Votre poids : ....
- Votre taille : ....
- Votre tour de poitrine : ....
- Votre tour de taille : ....
- Votre tour de hanche : ....
- Votre tour de bras : ....
- Votre tour de cuisse : ....

"OBJECTIF ATTEINT !"

FAIRE LE POINT

- Tonus : ☆ ☆ ☆ ☆ ☆
- Humeur : ☆ ☆ ☆ ☆ ☆
- Digestion et transit : ☆ ☆ ☆ ☆ ☆
- Sommeil : ☆ ☆ ☆ ☆ ☆
- Confiance en soi : ☆ ☆ ☆ ☆ ☆
- Bien-être : ☆ ☆ ☆ ☆ ☆

FAITES-VOUS CONFIANCE !

La transformation est en route.
Faites vos 4 entraînements par semaine à fond, changez vos habitudes alimentaires étape par étape, et vous allez vous transformer, c'est certain. Si vous avez des moments de doute, posez-vous cette question : « De quoi mon corps a-t-il besoin ? » De sport et d'aliments santé. Vous avez la réponse en 3 secondes, alors agissez dans les 3 secondes.
Soit vous vous y mettez immédiatement, soit vous prenez votre agenda et vous y notez votre séance. Vous pouvez aussi aller sur le groupe privé T12S pour partager vos pensées du moment.

Vous n'êtes pas un extraterrestre. Nous avons tous diverses contraintes et les meilleurs arguments du monde pour reporter nos actions à demain. Souvenez-vous qu'on a toujours le choix. Vous êtes maître de votre vie. Construisez maintenant votre santé de demain, en faisant simplement T12S.

Lorsque vous aurez terminé le programme, deux options s'offriront à vous :
• Si votre objectif est atteint, vous pourrez maintenir vos résultats en conservant 2 séances de votre choix par semaine.
• Si vous souhaitez poursuivre la perte de gras, recommencez le programme sportif jusqu'à atteindre votre objectif.
Gardez le mode de vie T12S,
c'est bon pour votre santé !

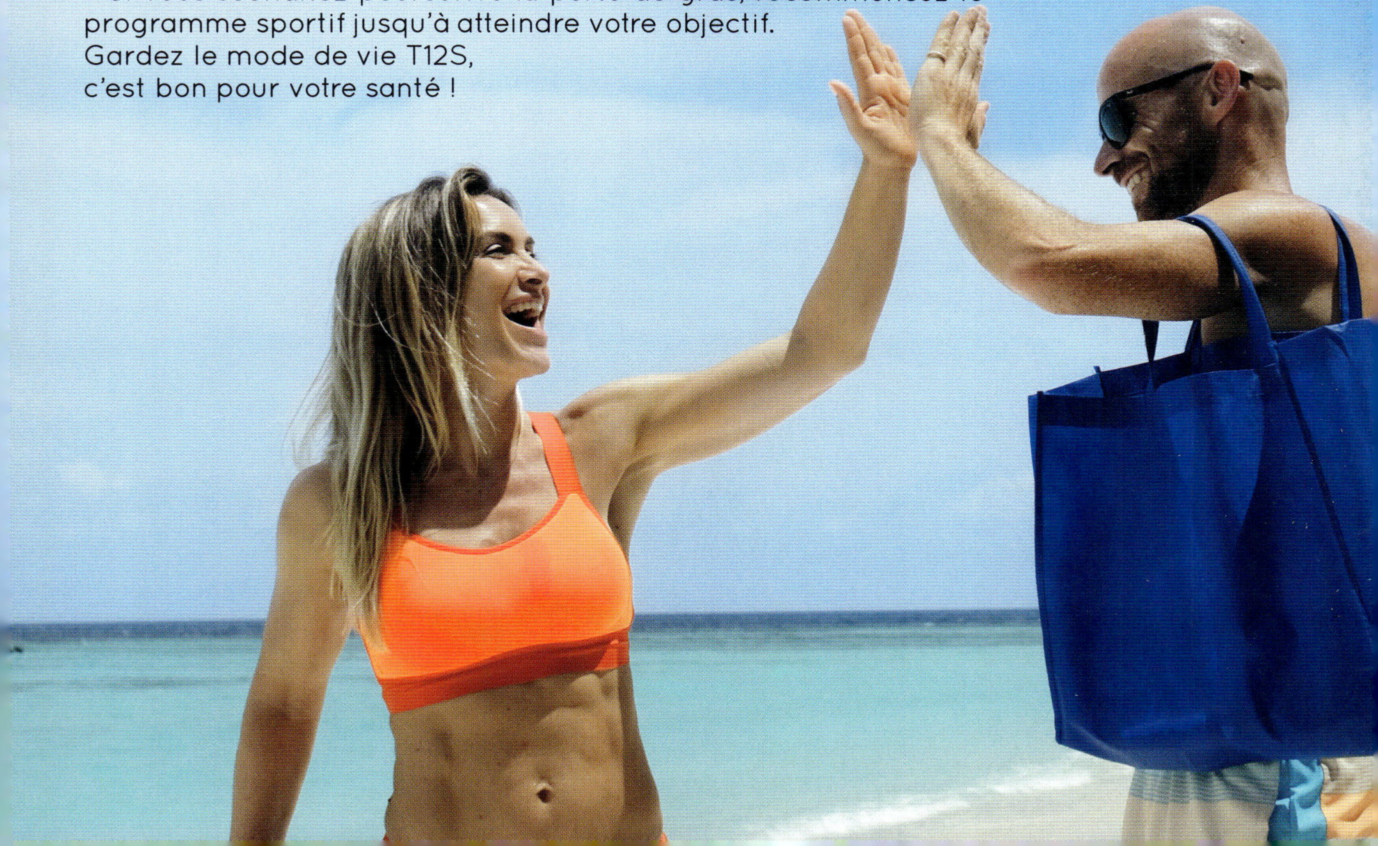

LES TRANSFORMÉS DE LA TEAM T12S

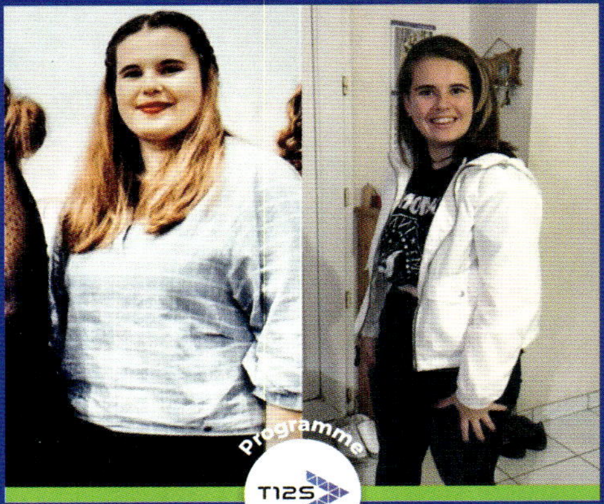

Bérénice -30kg

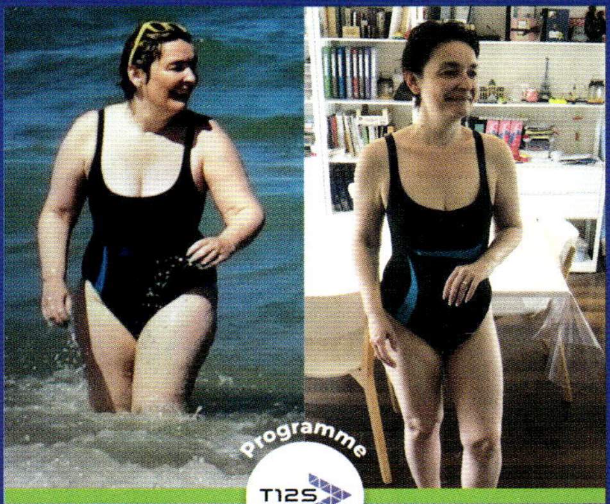

Nathalie -18kg

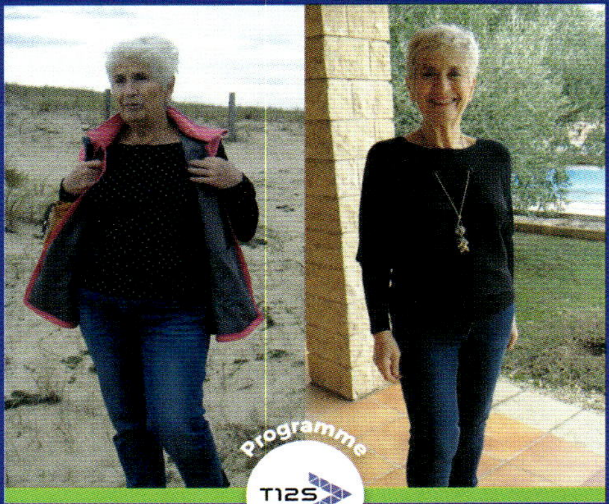

Elisabeth -21kg

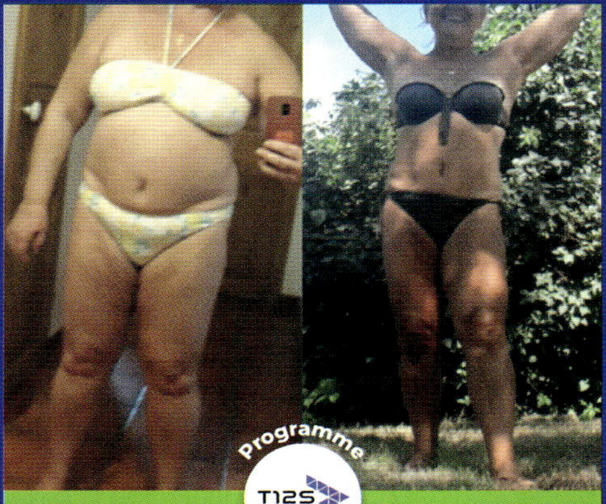

Catherine -10kg

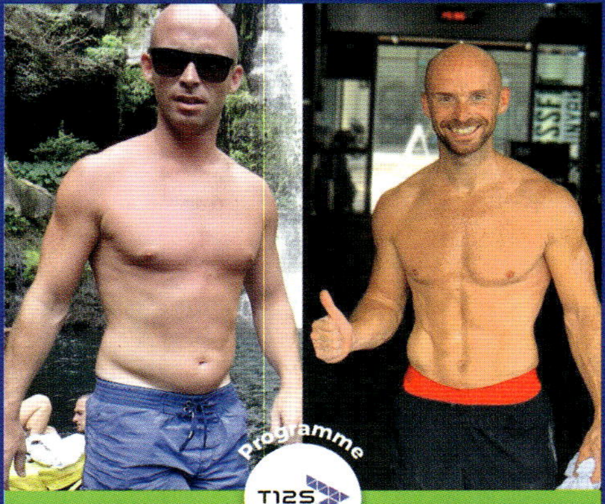

Alexandre -8kg

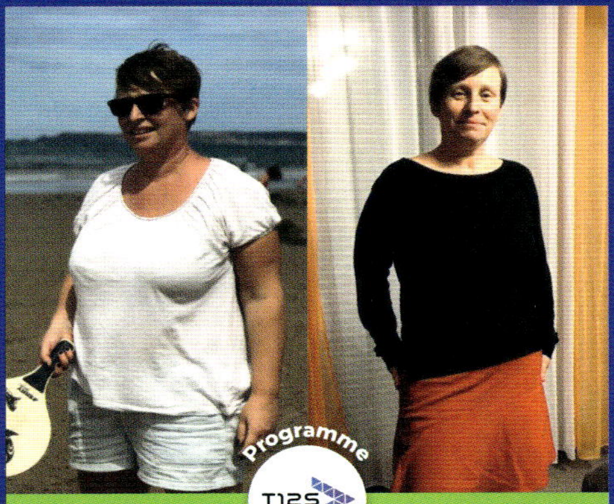

Anne-Sophie -12kg

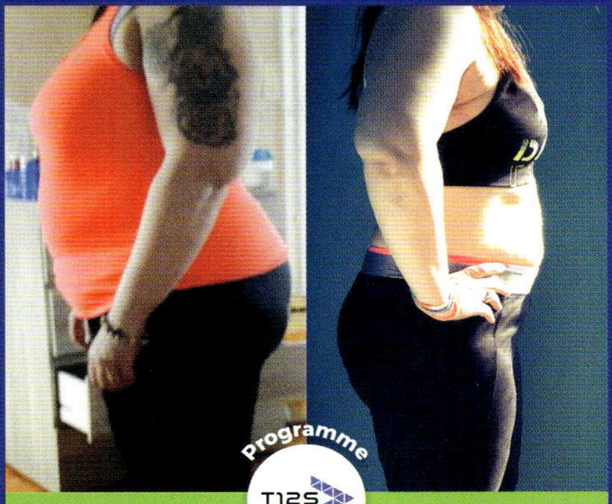

Gaëlle -25kg

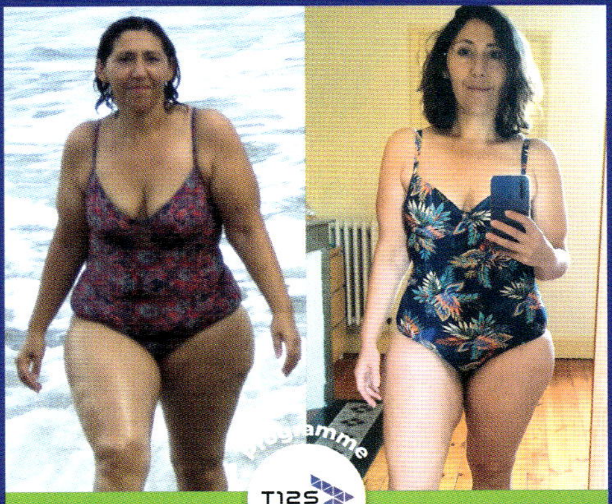

Christelle -10kg

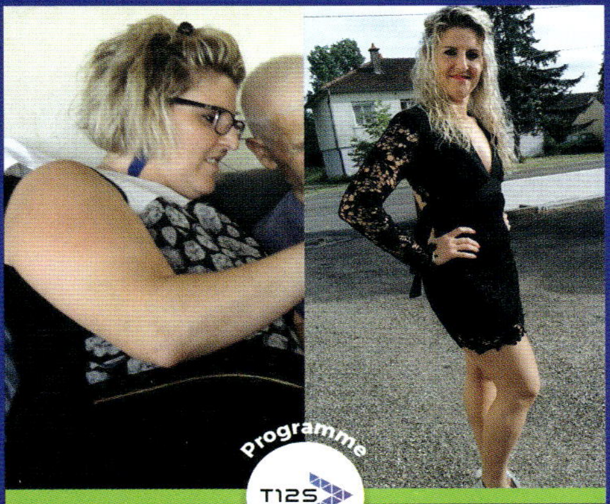

Jessica -15kg

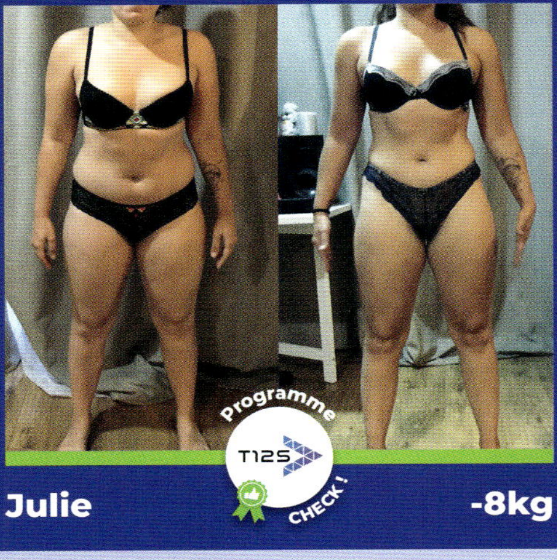

Julie -8kg

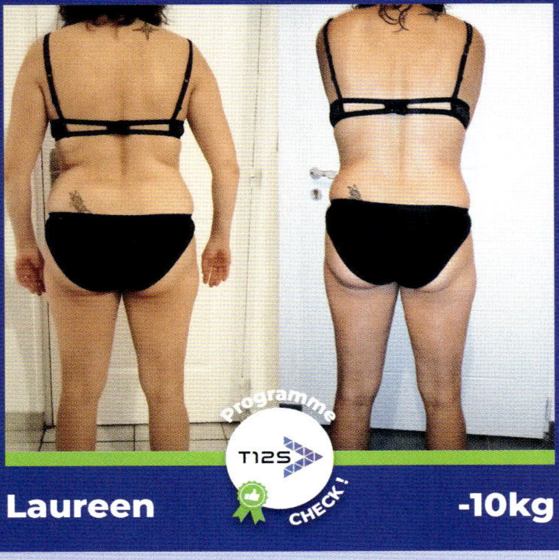

Laureen -10kg

STÉPHANIE

Merci T12S, merci les coachs, merci la Team ! 12 semaines qui passent si vite et qui changent tout, 12 semaines pour se redécouvrir, apprendre à être indulgent avec soi, à se dépasser... 12 semaines et un bilan absolument fou : 10 kg en moins et plus de 70 cm perdus sur l'ensemble du corps. C'est aussi deux tailles de vêtements en moins, mais surtout de l'énergie gagnée et un mental plus fort. L'aventure continue. On ne lâche rien.

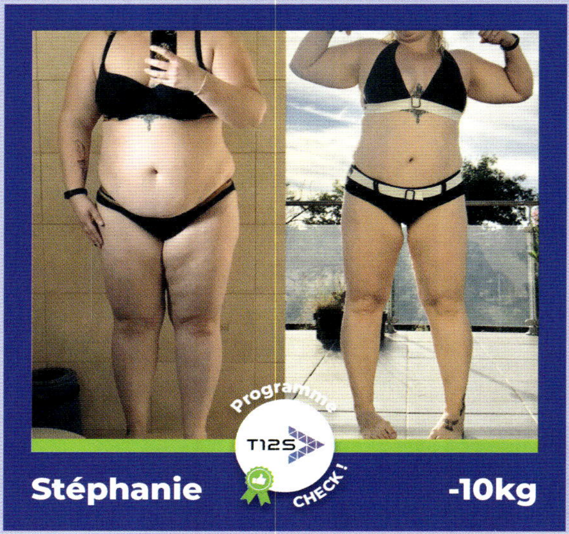

ÉLODIE

Voilà un an que j'ai démarré le programme T12S, et à ce jour, j'en suis à - 24 kg ! C'est un programme très complet qui a vraiment changé ma vie ! Les séances de sport sont courtes, mais très efficaces et adaptables au niveau de chacun. J'ai repris goût au sport et j'ai vu ma progression tout au long du programme. J'ai même repris la danse ! Une grande passion que j'avais laissée de côté pendant très longtemps, car je ne m'en sentais pas physiquement capable. Côté alimentation, je ne me suis jamais sentie frustrée, je mange à ma faim et je me fais plaisir ! J'ai changé mes habitudes alimentaires de façon progressive et j'ai adopté les nouvelles habitudes de T12S définitivement. J'apprécie vraiment cette alimentation saine ! J'ai beaucoup plus d'énergie, je n'ai plus de problèmes de dos depuis la reprise du sport. Je me sens plus tonique et musclée, et

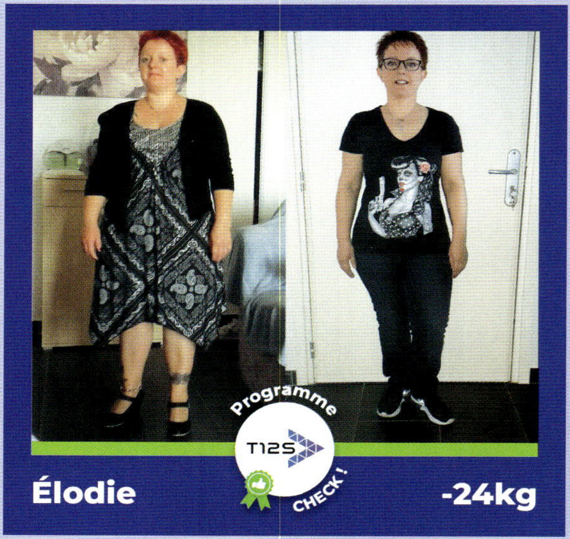

j'aime ma nouvelle silhouette ! Mes proches ont aussi vu le changement, et finalement, dans ma famille et chez mes amis, il y en a plusieurs qui ont rejoint l'aventure !

JESSICA

Le programme T12S a tout simplement amélioré ma qualité de vie. J'ai appris à manger ce qui est bon pour la santé. Il m'a donné plus d'assurance, de confiance en moi, mais aussi la silhouette et l'énergie dont j'ai toujours rêvé. J'ai appris ce qu'est le sport aussi, et à l'aimer surtout. Et tout cela grâce aux professionnels compétents qui ont créé ce programme, indispensable selon moi pour suivre une bonne hygiène de vie. C'est un peu comme un code de vie. T12S fait partie intégrante de la mienne, j'aime la personne que je suis devenue avec lui, grâce à lui. L'essayer, c'est l'adopter.

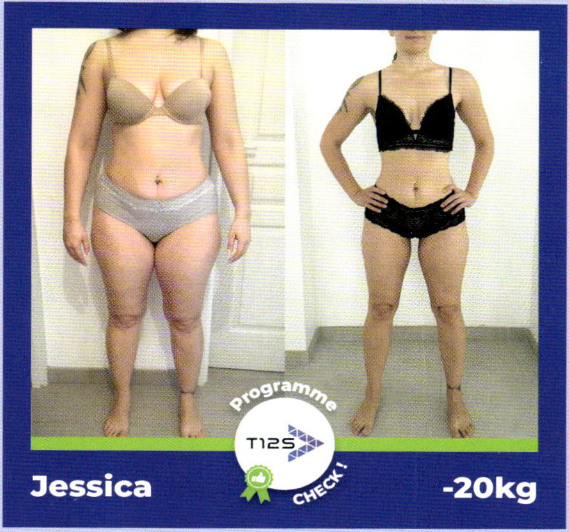

MAÉVA

Merci T12S, merci pour votre professionnalisme, votre sourire, votre gentillesse, votre bienveillance, votre savoir, votre motivation. Vous m'avez tellement apporté.

• Un exemple pour mes enfants au quotidien : comment vivre en bonne santé et, surtout, un mental fort pour atteindre ses objectifs dans la vie et ne jamais baisser les bras malgré la difficulté (c'est dans l'inconfort qu'on devient plus fort).

• Relativiser sur l'alimentation et changer mon rapport avec la nourriture ; on peut vivre normalement et sainement en ayant une bonne hygiène de vie avec toute les bonnes choses de la vie.

T12S, c'est un programme, mais pas seulement, c'est prendre conscience que notre corps est notre ami, qu'on vivra avec lui toute notre vie et qu'il faut le chérir.

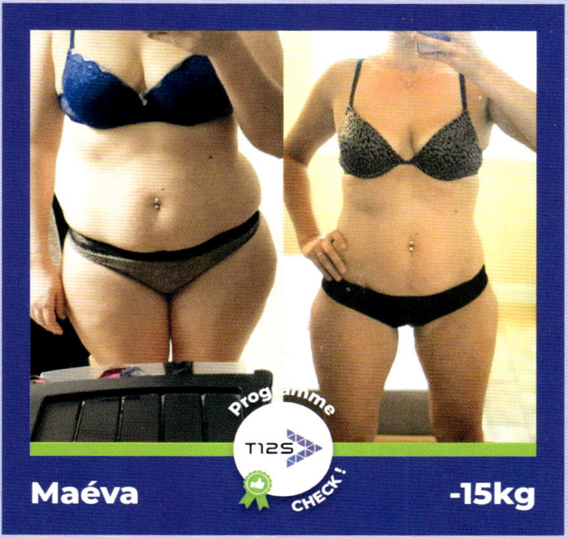

GREG

Grâce au programme, j'ai perdu 15 kg pendant les 12 semaines. J'ai appris à aborder les choses autrement, et ce, même dans la vie de tous les jours. Une vraie aventure, des coachs et une communauté au top. On ne lâche rien. « La Mascotte ».

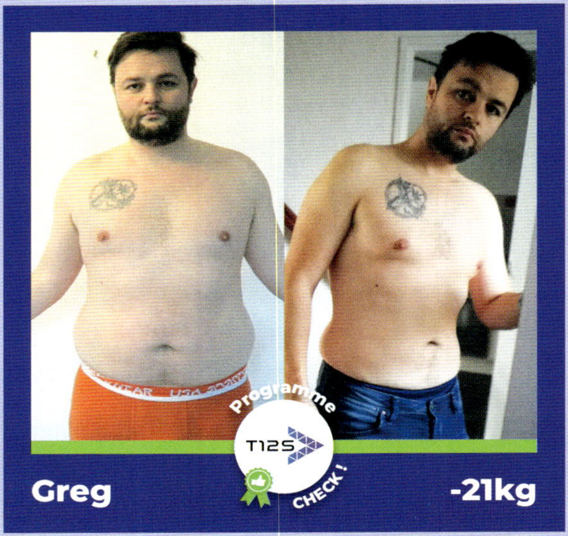

LUDIVINE

En quelques mois, ma vie a changé du tout au tout. Depuis que j'ai rencontré la Team Move Your Fit, je me sens VIVRE, je me sens MOI-MÊME, je me sens LIBÉRÉE et je me sens BIEN. Ça va faire plus d'un an et demi que j'ai décidé de perdre du poids, j'ai commencé en suivant Alexandre et Jessica sur leurs vidéos YouTube et, par la suite j'ai décidé de me mettre au T12S. À l'heure actuelle, je suis membre de tous leurs programmes. Quelle fierté, quelle joie et quel bonheur de les suivre au quotidien ! Ils sont mes rayons de soleil, nous sommes notre propre maître, mais grâce à eux, j'ai trouvé le chemin pour me sentir bien dans mon corps et dans ma tête ! Le principal est de croire en nous-mêmes, mais il faut aussi suivre les bonnes personnes dans cette aventure. Cette transformation est une révélation de moi-même.

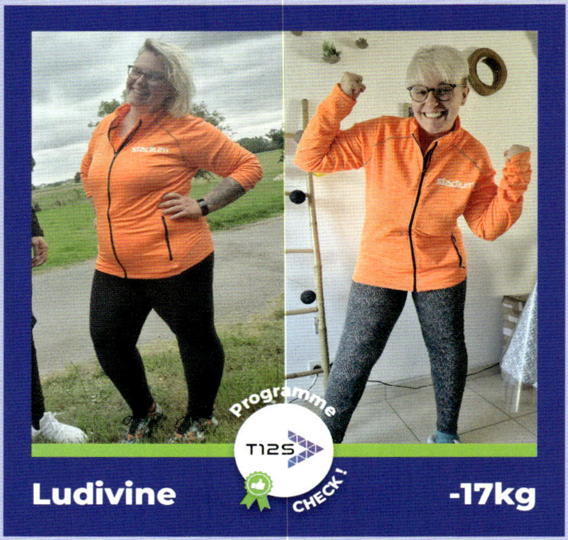

Un énorme MERCI à toute l'équipe... Et pour les personnes qui hésitent, je n'ai qu'un mot : FONCEZ !

ANTONY

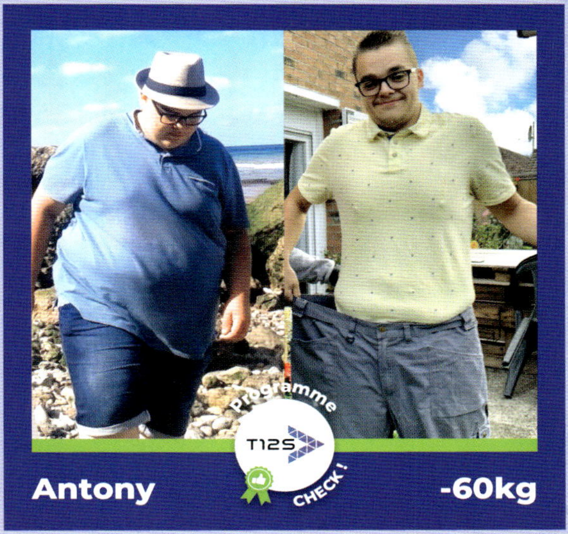

T12S a changé ma vie. Je pesais 148 kg en 2019, maintenant, je fais 83 kg. Je ne pensais jamais réussir à faire du sport, mais grâce aux conseils des coachs, je me suis transformé. J'ai totalement bouleversé mon hygiène de vie, maintenant, je mange sainement, j'ai une pratique du sport régulière et je déborde d'énergie. Maintenant, je danse, je chante, je m'habille normalement et je me redécouvre. Je me suis nettement amélioré dans mon travail, aussi bien physiquement qu'intellectuellement. Un millier de mercis ne suffiront pas. Les coachs m'ont offert une nouvelle vie, et ça, ça n'a pas de prix.

INGRID

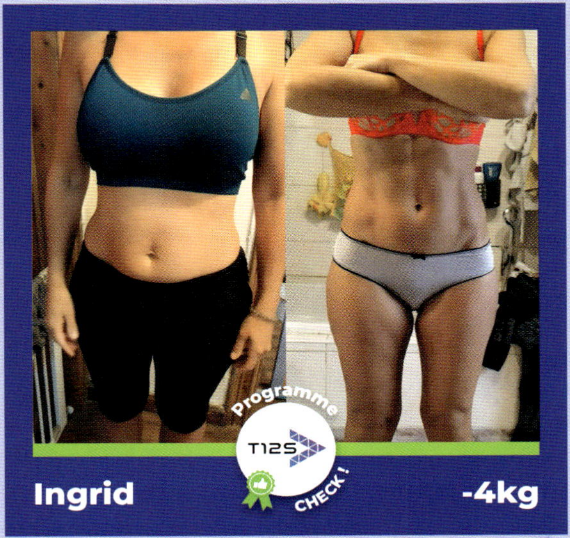

J'ai tout de suite accroché aux vidéos Move Your Fit et, même si je n'avais pas énormément de kilos à perdre (65 kg et taille 40), j'ai commencé le programme. J'ai adapté mon alimentation et j'ai arrêté tous les produits transformés. Je prends plaisir à mon petit-déjeuner, qui me rassasie jusqu'à 13 h, et à tous mes repas. Je ne peux plus rester trois jours sans faire du sport, c'est devenu un besoin, alors que je n'ai jamais été très sportive. Et pour la première fois de ma vie, je suis fière de moi ! J'ai repris confiance, et ça, c'est formidable. Je n'aurais jamais pensé revenir à une taille 36 à 41 ans. Mes centimètres se sont envolés. Merci à vous qui avez conçu ce programme génial. C'est super d'avoir des coachs qui répondent aux questions et font disparaître les doutes !

Remerciements

Merci à tous ceux qui nous ont aidés de près
ou de loin à la conception de notre livre T12S :
Agathe, Alison, Aurélie, Delphine, Estelle, Jérôme, Jonathan et Maylis,
la Team T12S qu'on appelle aussi « Team en or »
ou « Team de rêve »...
Merci pour toute la positivité
que vous nous envoyez en retour.

Direction de la publication : Isabelle Jeuge-Maynart et Ghislaine Stora
Direction éditoriale : Émilie Franc
Responsable éditoriale : Nathalie Cornellana
Préparation des textes : Élisabeth Andréani
Relecture-correction : Laurence Alvado
Directrice artistique : Géraldine Lamy
Conception graphique : Valentine Antenni
Adaptation et mise en page : Claire Morel Fatio
Fabrication : Donia Faiz

© Photos Atelier Sésame :
Stylisme culinaire : Sébastien Mouraud
Photographies : Typhanie Coulon

Toutes les autres illustrations : © Shutterstock

© Larousse, 2021
ISBN : 978-2-03-599964-1

PAPIER À BASE DE FIBRES CERTIFIÉES

LAROUSSE s'engage pour l'environnement en réduisant l'empreinte carbone de ses livres. Celle de cet exemplaire est de : 2,3 kg éq. CO_2
Rendez-vous sur www.larousse-durable.fr

Toute reproduction ou représentation intégrale ou partielle, par quelque procédé que ce soit, du texte et/ou de la nomenclature contenus dans le présent ouvrage, et qui sont la propriété de l'Éditeur, est strictement interdite.

Les Éditions Larousse utilisent des papiers composés de fibres naturelles, renouvelables, recyclables et fabriquées à partir de bois issus de forêts qui adoptent un système d'aménagement durable. En outre, les Éditions Larousse attendent de leurs fournisseurs de papier qu'ils s'inscrivent dans une démarche de certification environnementale reconnue.

Imprimé en Espagne par Macrolibros
Dépôt légal : février 2021
326876/05 - 11047409 - mars 2021